WISSENSCHAFTLICHE BEITRÄGE
aus Forschung, Lehre und Praxis
zur Rehabilitation behinderter Kinder und Jugendlicher
Herausgegeben von K. Schulte

Berthold Lipp • Wolfgang Schlaegel

„Wege von Anfang an"
Frührehabilitation schwerst hirngeschädigter Patienten

 Neckar-Verlag GmbH · 78050 Villingen-Schwenningen

Die Deutsche Bibliothek - CIP Einheitsaufnahme

"Wege von Anfang an", Frührehabilitation schwerst hirngeschädigter Patienten / Berthold Lipp, Wolfgang Schlaegel – Villingen-Schwenningen: Neckar-Verlag, 1996
  (Wissenschaftliche Beiträge aus Forschung, Lehre und Praxis zur Rehabiltitation behinderter Kinder und Jugendlicher; Bd. 44)
  ISBN 3-7883-0283-6

NE: Berthold Lipp; Wolfgang Schlaegel; GT

Foto der Titelseite: Harald Reiterer, München

ISSN 0948-7989
ISBN 3-7883-0283-6
© 1996 Neckar-Verlag GmbH, 78045 Villingen-Schwenningen
Alle Rechte vorbehalten
Druck: WB-Druck & Co KG. Buchproduktions KG, 87669 Rieden bei Füssen

INHALTSVERZEICHNIS

Vorwort 11

I.
DIE NEUROLOGISCHE FRÜHREHABILITATION: KONZEPTIONELLE UND SPEZIFISCHE GRUNDLAGEN

I - 1:
Einleitung: Die neurologische Frührehabilitation –
Konzeptionelle und spezifische Grundlagen
B. Lipp, W. Schlaegel 17

I - 2:
Das Gründungskonzept Burgau
P. Meißner 22
1. Grundgedanken 26
2. Teamarbeit 27
3. Grundlagen der Therapie 29
4. Durchgängigkeit 32
5. Weiterbildung 32
6. Integration der Angehörigen 35
7. Qualitätssicherung 37

I - 3:
Frührehabilitation aus medizinischer Sicht:
Hauptstörungen, Komplikationen
und therapeutische Möglichkeiten
B. Lipp 40

I - 4:
Das interdisziplinäre Behandlungsteam
aus Sicht der Pflege
M. Streubelt 60

I - 5:
Das interdisziplinäre Behandlungsteam aus Sicht der Therapie
K. Nielsen 68

Zur Erfassung der Problematik des einzelnen Patienten 68
Zur Therapie 68
Zum Tagesablauf 71
Zur Verantwortung 73
Zur Mitarbeit der Angehörigen 75
Zur Einarbeitung und Schulung des Personals 75

I - 6:
Gespürte Interaktion im Alltag
F. Affolter, W. Bischofberger 77

Einführung 77
Ein kurzes Wort zum Begriff "Wahrnehmung". 77
1. Wenn es an gespürter Information mangelt, ... 77
    - 1.1 ... dann führt dies zu einem Versagen im Alltag 78
    - 1.2. ... dann weiß ich nicht, wo die Umwelt ist und wo ich bin 79
    - 1.3. ... dann kann ich Bewegung/Aktion als Ursache nicht zielgerichtet planen und die Wirkung nicht erfassen 80
    - 1.4. Visuelle Information allein genügt nicht, um zu erkennen, wo die Umwelt und wo der Körper sich befinden, sowie über Ursache/Wirkung Bescheid zu erhalten. 82
    - 1.5. Wie kann ich dem Patienten zu besserer gespürter Information verhelfen – visuelle/auditive kommt später "von selber dazu" 83
    - 1.5.1. Umwelt 84
    - 1.5.2 Die Person als Aktor 85
    - 1.5.3. Das Alltagsgeschehnis 86
2. Wenn die Organisation zerfällt 89
    - 2.1. Berühren der Umwelt – was geschieht mit meiner Wahrnehmung? – Wechseln können von einem Sinnesbereich auf einen anderen 90
    - 2.2. Wechsel von Informationsquellen innerhalb des taktilen Sinnessystems 91

3. Folgerungen 94

I - 7:
Spastik und Kontrakturen
P. Davies 99

1. Warum entstehen Kontrakturen? 103
2. Was können wir tun, um Kontrakturen zu vermeiden? 104
3. Was können wir tun, um schon vorhandene Kontrakturen zu überwinden? 109

Schlußgedanke 114

I - 8:
Befundaufnahme und Behandlung der neuralen Gegenspannung
G. Rolf 117

II.
REHABILITATION DES FACIO-ORALEN TRAKTES

II- 1:
Einleitung: Rehabilitation des facio-oralen Traktes
W. Schlaegel 125

II - 2:
Diagnostik und Therapie neurogener Schluckstörungen
M. Prosiegel 128

1. Definition 128
2. Diagnostik 129
3. Therapie 129

Funktionelle Schlucktherapie 129

II - 3:
Enterale Ernährung bei Patienten mit zentral bedingten Schluckstörungen
W. Schlaegel 131

II - 4:
Von der Ernährungssonde zum Essen am Tisch – Aspekte der Problematik, Richtlinien für die Behandlung
Kay Coombes 137

Einleitung 137

Die soziale Bedeutung von gemeinsamen Mahlzeiten 138

Problemstellung 138

Typische Symptome bei Patienten mit facio-oralen Problemen 139

Die Therapie des facio-oralen Traktes (FOTT) 141

Präorale Phase 143

Orale Phase 143

Pharyngeale Phase 143

Ösophageale Phase 143

II - 5:
Bedeutung und Aspekte der Mundhygiene
S. Seitz 152

1. Wohlbefinden und Sicherheit 152
2. Wachheit und Bewußtheit 153
3. Mund als Sinnesorgan 156
4. Mundschleimhaut, Zunge und Zähne, Essen und Sprache 157

II - 6:
Essen und Trinken als geführtes Alltagsgeschehnis
C. Gratz 165

Was bedeutet das aber? Wie fühlt es sich an? 167

III.
ALLTAG UND REHABILITATION

III - 1:
Einleitung: Alltag und Rehabilitation
W. Schlaegel 171

III - 2:
Pflegerisches Führen bei der Lagerung
M. Bihlmayr 174

III - 3:
Stehen mit dem bewußtlosen Patienten
P. Davies 179
Warum ist Stehen so wichtig für hirnverletzte Patienten? 180
Wie können bewußtlose Patienten zum Stehen gebracht werden? 183
Warum ist ein Kipptisch nicht zu empfehlen? 187

III - 4:
Geführte Interaktion in der Selbsthilfe
J. Carroll 189

III - 5:
Recreationstherapie – Therapeutisches Handeln in der „Freizeit"
W. Hoffmann 193
Zielsetzungen 193
Konkrete Aufgabenbereiche 194
Einzeltherapien 194
Gruppentherapien 194
Innen- und Außenaktivitäten 195
Zahlenbeispiele 195

IV.
REHABILITATION VON KOMMUNIKATION UND SPRACHE

IV - 1:
Einleitung: Rehabilitation von Kommunikation und Sprache
W. Schlaegel 199

IV - 2:
Dialogaufbau in der Frühphase mit komatösen Schädel-Hirn-Verletzten
A. Zieger 202

Inhaltsverzeichnis

1. Grundlagen und Voraussetzungen des Dialogaufbaus 202
   Dialogisches Prinzip 203
   Menschenbild und Entwicklung 203
   Koma als aktive Zurücknahme und Kompetenz unter pathologischen Lebensbedingungen (Trauma) 206
   Traditioneller Komabegriff und eigene Ängste 208
   Sinn von Pathologie und Biosemantik des Komas 209

2. Überlegungen und Befunde zu einem neuen Komaverständnis als Basis des Dialogaufbaus 212
   Neuropsychologische Befunde 213
   Positive anregende Wirkung von Musik im EEG 216
   Endogene Rhythmik und Zeitgeber im Koma 217
   Modulationseinflüsse und Lernen im Koma 218
   Integratives Gehirn-Geist-Modell 219

3. Zum Dialogaufbau 220
   Klinische Beispiele 220
   Welche Struktur hat der Dialog? 225
   Wie gestalten wir das Dialogfeld? 227
   1. Anknüpfen an frühe Wahrnehmungsformen 227
   2. Anknüpfen an modalitätsspezifische Sinnesfelder 228
   Woher wissen wir, daß wir mit unserer Kommunikation im richtigen Bereich liegen? 231
   Praktisches Beispiel zur geschmacklichen Anregung 232
   Ästhetische Haltung 233
   Zusammenfassung der Merkmale und des Dialogaufbaus .. 233

IV - 3:
Wo sind die Worte? – Wie kommen wir zu unseren sprachlichen Begriffen?
(Erwerb semantischer "Pläne")
I. Stockman 244

Einführung 244

1. Die Notwendigkeit semantischer Pläne 245
2. Das Sprachproblem hirngeschädigter Patienten 246
3. Prinzipien und Therapie 248
   3.1. In der Therapie sollen die Worte mit einem Geschehnis aus dem Alltag des Patienten verbunden werden 249

3.1.1. Alltägliche Geschehnisse sind vertraut 250
3.1.2. Alltägliche Geschehnisse sind kulturell und sozial
bedeutungsvoll 251
3.1.3. Alltägliche Geschehnisse sind dynamisch 252
3.2. In der Therapie soll es den Patienten ermöglicht werden, sich
über das Spüren an den Geschehnissen zu beteiligen 253
3.3. In der Therapie soll die sprachliche Bezeichnung nach dem vom
Patienten gespürten Geschehnis erfolgen 255
3.4. In der Therapie soll das Verstehen und nicht das Sprechen im
Vordergrund stehen 255
4. Zusammenfassung und Schlußbemerkungen 256

IV - 4:
Das Schweigen der Patienten
S. Mohr, H. Pahl, D. Paul, M. Schuhmacher 260

1. Einführung 260
2. Erklärungsmodelle 262
3. Problematik der konkreten sprachtherapeutischen Arbeit 268
4. Ausblick 269
5. Anhang
Patientenbeschreibung 269

V.
**5 JAHRE FRÜHREHABILITAION AM THERAPIEZENTRUM BURGAU –
ERFAHRUNGEN, ERGEBNISSE UND PERSPEKTIVEN**

V - 1:
**Einleitung: 5 Jahre Frührehabilitation am Therapiezentrum
Burgau – Erfahrungen, Ergebnisse und Perspektiven**
W. Schlaegel 275

V - 2:
**Von der Frührehabilitation zur weiterführenden
Rehabilitation – erweiterte Alltagsgeschehnisse in der
neuropsychologischen Milieutherapie**
V. Peschke 283

1. Die Organisation des therapeutischen Milieus 283

2. Frührehabilitation und weiterführende Rehabilitation – Alltagsgeschehnisse auf unterschiedlichem Niveau 285

3. Das Burgauer milieutherapeutische Modell in der weiterführenden Rehabilitation nach schweren erworbenen Hirnschädigungen 299

4. Die Struktur des milieutherapeutischen Feldes 303
   Die Milieugruppe 303
   Die Teil-Selbstversorgung 304
   Die Milieugruppenbesprechungen 306
   Einzeltherapien 310
   Gruppentherapien und nicht-alltägliche Geschehnisse 310

5. Zusammenfassung und Ausblick 314

V - 3:
Ergebnisse und Erfahrungen aus 5 Jahren Frührehabilitation
W. Schlaegel 317

1. Rancho Los Amigos Scale 319

2. SSP (Sensorisches Stimulations-Profil) 320

3. FIM (Functional Independence Measure) 320

Ergebnisse 326

Beginn der Frührehabilitation und Behandlungserfolg 333

Zusammenfassung 336

Abbildungs- und Tabellenverzeichnis 341

Autorenverzeichnis 349

Vorwort

Ein Mensch kommt zur Welt, hilflos, ohne Fertigkeiten, auf "Gedeih und Verderb" angewiesen auf Umsorgung, Pflege und Liebe. Über viele Jahre hinweg lernt er Fähigkeit um Fähigkeit, steigt Sprosse um Sprosse die Leiter der Wahrnehmung, des Lernens und des Erkennens empor, gewinnt Erfahrung, um schließlich in der komplexen Welt, in der wir uns befinden, bestehen zu können.

Dann trifft ihn ein plötzliches Schicksal, vielleicht ein Unfall oder eine Hirnblutung, wodurch Teile dieser übergeordneten Zentrale Gehirn zerstört werden, und er stürzt eine große Strecke der bisher erklommenen Leiter hinab. Von solchen Menschen handelt dieses Buch – *Rehabilitation tut not*. Aber wie?

Rehabilitation bedeutet die Gesamtheit aller Maßnahmen, die der Wiederherstellung körperlicher, geistiger und seelischer Defizite kranker Menschen dienen. Solche Rehabilitationsmaßnahmen haben auf dem Gebiet der Inneren Medizin, der Orthopädie und auch der Psychiatrie eine lange Tradition. Demgegenüber fristete in Deutschland bis vor wenigen Jahren die Rehabilitation von Patienten mit schweren erworbenen Hirnschäden ein "Mauerblümchen-Dasein" – reduzierte sie sich doch vorwiegend auf Patienten nach Schlaganfall.

In dem Maße aber, in dem Notarztwesen und Intensivmedizin auf- und ausgebaut wurden, drängte sich auch zunehmend die Frage der Rehabilitation von Patienten mit schwersten erworbenen Schädel-Hirn-Schäden (z.B. nach Unfällen) ins Bewußtsein. Zunehmend überlebten und überleben Patienten, die noch vor 10 oder 15 Jahren in der Mehrzahl keine Überlebenschancen gehabt hätten, die primäre schwere Hirnschädigung (man rechnet heute in Deutschland mit ca. 300 000 Schädel-Hirn-Traumen pro Jahr, wobei bei 100 000 ein schweres SHT anzunehmen ist und bei 25 000 bis 45 000 mit einem schweren dauerhaften Schaden zu rechnen ist). (1).

Die Versorgung dieser Patienten am Unfallort und in der allerersten Phase auf den Intensivstationen ist organisatorisch, personell und apparativ ausgezeichnet, doch was geschieht dann?

In Gesprächen – auch mit erfahrenen Ärzten – spürt man ein Unbehagen und den stillschweigenden Wunsch, die Verantwortung für solche Patienten auf andere übertragen zu können. Es tauchen Fragen auf, ob es vielleicht nicht doch besser gewesen wäre, wenn man gar nichts gemacht hätte – ob nicht der Tod am Unfallort ein gnädigeres Schicksal gewesen wäre, als dieser jetzige komatöse Zustand; ja, bis hin zu tiefst ethischen Fragen, ob man hier überhaupt noch von Leben sprechen könne oder ob man nicht "sinnvoller" durch Organentnahmen anderen Patienten helfen könne.

Angehörige, die das Ereignis immer unvorbereitet trifft, stehen vor einem Chaos. Insgesamt wird der "Fall" oft von Ärzten, Therapeuten und Angehörigen wegen der Schwere der vorliegenden Schädigung gleichermaßen als hoffnungslos angesehen und diese scheinbare Hoffnungslosigkeit läßt das betreuende Personal nicht selten in eine Art "therapeutische Paralyse" verfallen; – ein folgenschwerer Fehler, der für die jahrelange Nicht- bzw. Unterversorgung solcher Patienten verantwortlich war.

Vor diesem ganzen Hintergrund entstand, aus medizinischer Notwendigkeit und menschlicher Not, im Jahre 1989 das Therapiezentrum Burgau als erstes und modellhaftes Zentrum in Bayern, das sich nach dem Vorbild erfahrener Zentren in den USA und in der Schweiz die Rehabilitation dieser schwerst Schädel-Hirn-Patienten zum Ziel gesetzt hatte.

Seit dieser Zeit konnten wir viele wertvolle Erfahrungen in der neurologischen Frührehabilitation machen und geben diese, wissend um die Nöte und Schwierigkeiten im Umgang mit Patienten nach schweren Hirnschädigungen, gerne weiter.

Wir wollen aufzeigen, um beim o.g. Vergleich zu bleiben, daß es nur Sinn macht, mit dem Patienten Sprosse für Sprosse die Leiter des Wiedererlernens hochzusteigen, daß ein Überspringen von Sprossen in der Regel nicht möglich ist. Dies bedeutet Ausdauer, Geduld, konsequente Therapie von Anfang an und vor allem auch Wissen und einen wachen Geist, um auch kleinste Veränderungen und Reaktionen bei Patienten wahrzunehmen und entsprechend therapeutisch umsetzen zu können.

"Man sieht nur das, was man weiß", sagt Goethe, und auch Reaktionen, die bei einem Patienten vielleicht "zufällig" auftreten, werden wir erst dann wahrnehmen, wenn wir vorbereitet sind, solche "Zufälle" zu erkennen: *"Der Zufall begünstigt nur den vorbereiteten Geist"* (Louis Pasteur).

Anerkannte Kapazitäten in der neurologischen Rehabilitation, wie Patricia Davies, Gisela Rolf, Frau Dr. Affolter und Dr. Bischofberger, Kay Coombes, Dr. Kesselring – um nur einige zu nennen –, haben nicht nur bei der Planung und beim Aufbau des Therapiezentrums Burgau geholfen, sondern sie haben unsere Arbeit stets kritisch supervidiert, so daß Ansätzen einer Selbstgefälligkeit oder eines routinemäßigen und unflexiblen Arbeitsstils und Ablaufs entgegengewirkt werden konnte. Auch die ständige Schulung "alter" und "neuer" Mitarbeiter, die eine zwar aufwendige, für die Qualität aber unverzichtbare Maßnahme darstellt, lag und liegt zum Großteil auf ihren Schultern. Die wertvollen Erfahrungen wurden von ihnen in den Vorträgen vermittelt, wobei in jedem Satz das Anliegen spürbar war, daß es ausschließlich "um die Sache geht", d.h. die optimale Patientenversorgung, zunächst einmal ungeachtet anderer (wirtschaftlicher) Interessen.

Diesen, stellvertretend auch für andere, genannten Personen sei an dieser Stelle ein herzliches Dankeschön gesagt.

Komplettiert wurde das Symposion durch Beiträge anderer Kapazitäten und eigener Mitarbeiter, die versucht haben, kritisch Bilanz über 5 Jahre Frührehabilitation zu ziehen.

Das im September 1994 abgehaltene, 1. Interdisziplinäre Burgauer Symposion hatte zum Ziel, allen bei der Versorgung der Patienten beteiligten Arbeitsbereichen (Ärzte, Pflegekräfte, Physiotherapeuten, Ergotherapeuten, Logopäden, Neuropsychologen, Rehapädagogen, Recreationstherapeuten, Sozialdienst) Denkanstöße zu geben und Wege aufzuzeigen, die helfen, Hindernisse und Schranken auf dem Weg der Patienten einzureißen.

"Wege von Anfang an" war daher mehr als nur ein schönklingendes Kongreßmotto. Es war der Ausdruck der Notwendigkeit, aber auch der Bereitschaft, solche Wege aufzuzeigen und sie gemeinsam, von Anfang an, mit den Patienten zu gehen. Die große Resonanz, ja Begeisterung ermutigte uns, die Beiträge in dieser Form zu veröffentlichen, um so dem Leser den positiven Geist der Veranstaltung durch die positive Grundeinstellung, die in jedem einzelnen Beitrag erkennbar ist, nachempfindbar zu machen.

Dr. Lipp   Dr. Schlaegel

Chefärzte des Therapiezentrums Burgau

(1)   ZNS-Symposion März 1994: Forschung und Praxis der neurologischen Rehabilitation, ISBN 3-88383-350-9

I.
DIE NEUROLOGISCHE FRÜHREHABILITATION:
KONZEPTIONELLE UND SPEZIFISCHE GRUNDLAGEN

Einleitung:
Die neurologische Frührehabilitation –
Konzeptionelle und spezifische Grundlagen

B. Lipp, W. Schlaegel

Die übergeordnete Zentrale aller Lebensvorgänge ist das Gehirn, in seiner Komplexität auch heute noch in weiten Teilen unerforscht. Und je mehr man versucht, in dieses scheinbare Chaos einzudringen, je mehr man glaubt, zu begreifen, desto häufiger werden neue Fragen auftauchen, die einer Klärung bedürfen; desto größer wird die Verwunderung, ja fast Ehrfurcht, festzustellen, daß so viele Menschen "normal" sind, wo doch kleinste Veränderungen z.b. in der chemischen Struktur oder Konzentration von Transmittern größte klinische Auffälligkeiten und Ausfälle zur Folge haben.

All unseren Patienten gemeinsam sind die in der Regel recht großen Zerstörungen in dieser übergeordneten Zentrale Gehirn. Daraus ergeben sich logisch zwei große Konsequenzen:

1. Die beobachteten klinischen Ausfälle müssen beträchtlich sein.
2. Die beobachteten klinischen Ausfälle müssen den ganzen Menschen umfassen, d.h., wir müssen "periphere Symptome" allüberall erwarten, obwohl periphere Strukturen (z.B. Arme, Beine, Organe usw.) selbst nicht verletzt sein müssen, sondern eben in der Folge der gestörten zentralen Regulation in Mitleidenschaft gezogen werden.

Was bedeutet dies?

Es bedeutet, daß der rehabilitative Ansatz bei Patienten mit schweren erworbenen Hirnschäden sich nahezu grundsätzlich von allen anderen medizinischen Fachrichtungen unterscheidet: Während wir z.B. in den Bereichen Orthopädie, Innere Medizin, Chirurgie, HNO usw. in der Regel recht spezifische Ausrichtungen auf einen Körperteil, ein Organ oder Organsystem haben, so muß die neurologische Frührehabilitation stets als Ganzheitsmedizin betrachtet werden.

Natürlich ist eine solche Ganzheitsmedizin in allen medizinischen Bereichen wünschenswert, bei unseren Patienten aber ist sie zwingend erforderlich. Die Hirnschädigung mit ihren komplexen Ausfällen, Störungen oder Defiziten, d.h. letztendlich mit ihrem Verlust der Organisationsstruktur, verlangt nach einer konsequenten Behandlung, die sich einheitlich wie ein roter Faden durch die gesamte Rehabilitation zieht. Ein komplexes Störungsbild bedarf also auch eines komplexen – oder besser integrativen – Behandlungsangebots. Folglich ergibt sich der Anspruch an ein solches Konzept nicht aus den Kapazitäten und Ressourcen, die eine Klinik zu bieten hat, sondern alleine aus den individuellen patientenorientierten Bedürfnissen. Das Burgauer Gründungskonzept, auf das im Kapitel I - 2 näher eingegangen wird, richtet sich primär nach diesen Bedürfnissen und versucht, das personelle, räumliche, apparative und logistische Angebot dieser geforderten patientenorientierten Struktur unterzugliedern ("neue Hierarchie").

Ein solches Konzept bedeutet die grundsätzliche Bereitschaft aller, neue Wege zu gehen. Der Patient ist nicht nur nominell der Mittelpunkt, sondern auch der Taktgeber des täglichen Ablaufes. So müssen rigide krankenhaustypische Zeiten für Wecken, Anziehen, Waschen, Abführen usw. flexibel sein und sich in erster Linie nach dem einzelnen Patienten richten. Es ist einleuchtend, daß bei einer funktionierenden Klinik hierbei Kompromisse gemacht werden müssen. Priorität jedoch muß nicht ein funktionierender Ablauf haben, sondern eine persönliche individuelle Tagesstruktur des Patienten, an der sich alle Aktivitäten orientieren.

Neue Wege zu gehen heißt auch, das alte Fachdisziplindenken zu überwinden und gemeinsam diesen "Weg von Anfang an" mit dem Patienten zu gehen. Die vielstrapazierten Begriffe des Teamgedankens und der interdisziplinären Behandlung müssen richtig verstanden und umgesetzt werden. Die einzelnen Teammitglieder haben zwar alle dasselbe Ziel, nämlich die Rehabilitation des Patienten, unterscheiden sich aber in Aufgaben und Verantwortlichkeit entsprechend ihrer Ausbildung. Die Kapitel I - 4 und I - 5 befassen sich näher mit dem interdisziplinären Behandlungsteam aus der praktischen Sicht der Pflege sowie der Therapie.

Die Bereitschaft, neue Wege zu gehen, muß also auch dem Teamgedanken gerecht werden, so daß die einzelnen Arbeitsbereiche wie Zahnräder einer Uhr ineinandergreifen; das Nebeneinander muß dem Miteinander Platz machen. Der Patient wird in der "neuen Hierarchie" zum Mittelpunkt.

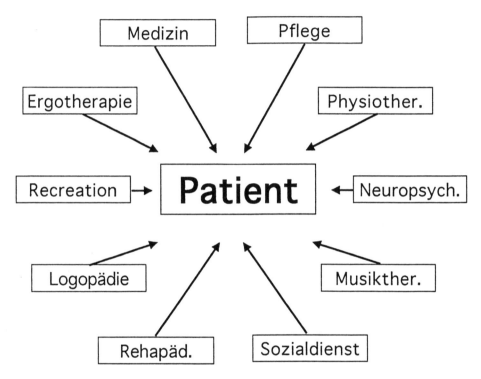

Graphik: Hierarchie in der neurologischen Frührehabilitation.

Eine weitere Pflicht der Klinik ist es, alle Mitarbeiter, gleich welcher Disziplin, in den konzeptionellen Grundlagen zu schulen. Ziel für alle ist es, zu lernen, das eigentliche Problem des Patienten zu erkennen und nicht nur seine einzelnen Defizite. Fehlzeiten durch solche Schulungen sind ein Kompromiß, der sich auf lange Zeit jedoch auszahlt.

Integration bedeutet die Wiederherstellung eines Ganzen, die Verbindung einer Vielfalt zu einer Einheit, den Prozeß, der ein selbständiges Nebeneinander zu einem übergeordneten Ganzen zusammenschließt. Es gilt, die Notwendigkeit und Wichtigkeit herauszustellen,

1. den Patienten mit all seinen komplexen Störungen immer als Ganzheit zu sehen,
2. die einzelnen Arbeitsbereiche zum interdisziplinären Team zusammenzuschweißen und
3. sie der patientenorientierten "neuen Hierachie" einzugliedern.

Die Ganzheit des Patienten (Ganzheitsmedizin), interdisziplinäres Arbeiten im Team und Integration der angewandten Therapien sollen durch gegenseitige Wechselbeziehung ein sicheres Netzwerk bilden, dessen Maschen möglichst eng sind, um ein Durchfallen einzelner Symptome, einzelner Fachbereiche und einzelner Behandlungsmethoden zu verhindern.

Der konzeptionelle Behandlungsansatz ergibt sich aus dem Wissen, daß eine intakte Wahrnehmung die Basis und Voraussetzung für eine intakte Persönlichkeit ist, wobei letzteres für alles Tun und Sein des einzelnen steht. Das Wechselspiel zwischen Input und Output mit motorischen und kognitiven Leistungen, dem Verhalten usw., ist der Schlüssel zum Verständnis und wird im Kapitel I - 3 unter dem Begriff Hauptstörungen eingehend erklärt.

Um diesen Grundgedanken Nachdruck zu verleihen, sei die konzeptionelle Grundlage in einer Formel dargestellt:

Intakte Wahrnehmung = Basis/Voraussetzung für intakte Persönlichkeit.

Der hauptsächliche therapeutische Ansatz liegt daher nicht in der symptomatischen Korrektur von Tun und Sein des Patienten oder dessen gestörter Persönlichkeit, sondern in Verbesserung der fehlenden bzw. gestörten Wahrnehmungsfähigkeit. Der Beitrag über die Grundlinien des Konzeptes der Wahrnehmungsstörung (I - 6) zeigt die zentrale Rolle der taktil-kinästhetischen Wahr-nehmung bei allen interaktiven Prozessen bzw. die Auswirkungen bei ihrem Fehlen auf die Organisationsstrukturen des ZNS. Solche interaktiven Prozesse, die zwischen Person und Umwelt im täglichen Leben ständig stattfinden, müssen erfahren, ja erspürt werden. Dies ist dem Patienten bei dem durch die Hirnschädigung entstandenen Chaos nicht mehr möglich.

Die ständig erfahrene Information und somit das Wissen um den Bezug zwischen sich selbst und seiner Umwelt stellt eine elementare Lebensgrundlage dar, bei deren Fehlen häufig Panik oder Verhaltensstörungen die Folge sind. Diese Symptome werden meist fehlinterpretiert (aggressiv, nicht motiviert, nicht kooperativ) und folglich fehltherapiert.

"Wege von Anfang an" bedeutet also hier, dem Patienten die Möglichkeit zu geben, solche Interaktionserfahrungen wieder zu erspüren, wieder zu erfahren. Analog dem Entwicklungsaufbau des Kleinkindes sind es zunächst die gespürten Informationen, die erfahren und gespeichert werden und so das Lernen ausmachen.

Am Beispiel von abnormer Neurotension, Spastik und Gelenkkontrakturen, die eine physiologische Bewegung unmöglich machen und so den angesprochenen Interaktionsprozeß zwischen Patient und Umwelt erschweren, kann der Zusammenhang zwischen solchen sichtbaren Symptomen und fehlender Wahrnehmung verstanden werden. Der Kreis zwischen dem theoretischen Grundgedanken und dem praktischen therapeutischen Ansatz kann sich dann schließen

Diese Erkenntnis muß Grundlage einer Konzeption in der neurologischen Frührehabilitation sein und von allen Disziplinen umgesetzt werden.

Das Gründungskonzept Burgau

P. Meißner

Die adäquate neurologische Frührehabilitation (FR) schwerst cerebral Geschädigter ist ein relativ junges Teilgebiet der medizinischen Landschaft und bedarf einer konsequenten und raschen Weiterentwicklung.

Trotz hoffnungsvoller Ansätze steckt diese Entwicklung noch in den Kinderschuhen, vor allem was Standardisierung der Inhalte und flächendeckendes Angebot betrifft.

Ich möchte zunächst auf die Faktoren eingehen, die bisher einer konzeptionell fundierten und patientenorientierten, also bedarfsgerechten Versorgung entgegenstanden und leider immer noch häufig entgegenstehen.

Das Bekenntnis zu einer patientenorientierten Konzeption mit hohem qualitativen Anspruch beinhaltet, sich den ebenfalls hohen Anforderungen zu stellen und sich ständig an den Ansprüchen messen zu lassen – eine Tatsache, die erhebliche Probleme mit sich bringen und z.B. zu innerbetrieblichen Spannungen führen kann.

Uns allen nur zu bekannt sind die personellen Schwierigkeiten, seien sie topographisch bedingt (Ballungsräume) oder durch die physisch und psychisch belastende Art der Versorgung. Guter Wille allein kann fehlendes Personal nicht ersetzen.

Oftmals sind es traditionelle Altlasten in einer bereits bestehenden Versorgungseinrichtung, die mit einer neuen Konzeption nicht kompatibel sind und sie verhindern können. Ich denke hier z.B. an eingefahrene Arbeitszeitregelungen, mangelnde Bereitschaft zu Wochenendarbeit vor allem im therapeutischen Bereich, Selbstverständnis einzelner Fachdisziplinen, mangelnde Flexibilität usw.

Grundkonzeption

1 Grundgedanken

2 Teamarbeit

3 Grundlagen d. Therapie

4 Durchgängigkeit

5 Weiterbildung

6 Integr. d. Angehörigen

7 Qualitätssicherung

Abb. 1

Schlichtes Desinteresse mag es manchmal sein, sich neben den gewohnten Aufgaben auch noch mit einer so schwierigen und fordernden Materie auseinandersetzen zu müssen, deren Konzeption überdies traditionelle Denkweisen in Frage stellt und neue Wege beschreitet. Hierbei spielt sicher auch ein Generationsproblem hinsichtlich der Verantwortlichen eine nicht zu unterschätzende Rolle.

Finanzielle Schwierigkeiten dürfen nicht vergessen werden, die oftmals überwindbar, manchmal allerdings auch unüberwindbar sind.

Bei den Verantwortlichen aller am Rehabilitationsprozeß Beteiligter, ob mittel- oder unmittelbar, liegt es, Durchsetzungswillen und Durchsetzungsfähigkeit zu beweisen. Fehlen diese, wird eine positive Entwicklung verhindert.

Innerhalb einer Versorgungseinrichtung sind es Uneinigkeit und unterschiedliche Interessenslagen der Führung, die sich hinderlich auswirken können. Ohne ein geschlossen fungierendes Management keine progressive Entwicklung!

Als letzten und zugleich wichtigsten Faktor nenne ich das Fehlen einer Konzeption überhaupt. Wie soll eine wie auch immer geartete Konzeption gegen die oben genannten Schwierigkeiten umgesetzt werden können, wenn sie gar nicht existiert?

Diese und ähnliche hemmende Faktoren haben wir in Burgau weitestgehend zu eliminieren versucht.

Am Anfang unserer Arbeit stand das Konzept. Ein Rohling damals zwar, noch ungeschliffen, aber mit klarer Zielsetzung und von den Verantwortlichen mit konsequentem Durchsetzungswillen angegangen.

Die Grundkonzeption *(Abb. 1)* umfaßt einige "Essentials", aus denen die Zielrichtung unserer Konzeption sichtbar wird.

1 Grundgedanken

- **Positive Grundeinstellung**
- **Verlassen traditioneller Denkschienen**
- **Lern- und Anpassungsbereitschaft**
- **Ganzheitlicher Ansatz**
- **Recht auf adaequate Versorgung**
- **Intensive menschliche Zuwendung**
- **Größtmögliche individuelle Lebensperspektive**

Abb. 2

1. Grundgedanken *(Abb. 2)*:

a) Positive Grundeinstellung

Die neurologische Frührehabilitation ist eine grundsätzlich lohnenswerte Aufgabe. Jeder schwer hirngeschädigte Patient muß zumindest eine faire Chance bekommen, sich durch adäquate Behandlung verbessern zu können, obgleich es natürlich keine Erfolgsgarantie gibt.

b) Verlassen traditioneller Denkschienen

Darunter verstehen wir die Bereitschaft, neue Wege zu gehen, neue Wege in der Auffassung über die grundsätzliche Bedeutung der neurologischen FR wie auch in der Wahl der Behandlungsstrategie. Ferner die Bereitschaft, bisher als gesichert geglaubte Weisheiten in Frage zu stellen (z.B. apallisches Syndrom = infauste Prognose).

c) Lern- und Anpassungsbereitschaft

Wir müssen bereit sein, täglich durch die Arbeit mit den Patienten hinzuzulernen und evtl. auch bereits sicher Geglaubtes wieder zu relativieren. Die Organisationsstruktur eines Hauses hat sich den Bedürfnissen des Patienten anzupassen und nicht umgekehrt.

d) Ganzheitlicher Ansatz

Ziel unserer Bemühungen ist die Wiederherstellung des Menschen in seiner Ganzheit aus Körper, Geist und Seele, nicht die Behebung einzelner peripherer Defizite.

e) Recht auf adäquate Versorgung

Die adäquate neurologische FR muß ein etablierter Teil der medizinischen Grundversorgung sein und darf nicht Glück oder Zufall überlassen bleiben. Wie in den anderen medizinischen Teilgebieten gilt auch hier die Forderung nach einer flächendeckenden und heimatnahen Breitenversorgung.

f) Intensive menschliche Zuwendung

ist der Schlüssel zu einer effektiven Rehabilitation. Medikamente werden gebraucht, dürfen aber nie zum Ersatz für ärztliche, therapeutische und pflegerische Arbeit werden.

g) Größtmögliche individuelle Lebensperspektive

Ziel unserer Behandlung ist das dem individuellen Schweregrad des einzelnen Patienten entsprechende Optimum an Verbesserung. Das Spektrum reicht hierbei von Pflegeerleichterungen einerseits bis zur weitestgehenden körperlichen, geistigen und beruflichen bzw. gesellschaftlichen Rehabilitation im günstigsten Falle.

2. Teamarbeit *(Abb.3)*:

a) Multidisziplinäre Behandlungsstrategie

Nur ein geschlossenes Team aus verschiedenen Fachleuten kann die vielfältigen Anforderungen der neurologischen FR bewältigen. Die benötigte Sachkunde ist so vielschichtig, daß die Kompetenz einzelner nicht mehr ausreicht.

b) Enge interdisziplinäre Zusammenarbeit

ist in diesem Zusammenhang erforderlich und unabdingbar. Die einzelnen Disziplinen müssen bereit sein, ihren fachspezifischen Horizont zu erweitern und Standesdünkel abzulegen.

c) Präsenz der Leitenden

Teamarbeit heißt auch, daß die Unerfahrenen von den Erfahrenen lernen, daß die Erfahrenen bereit sind, ihre Fähigkeiten und ihr Wissen weiterzugeben. Es heißt weiterhin, daß die Mitarbeiter in Leitungsfunktion, und hier sind besonders die Ärzte angesprochen, "vor Ort" sein müssen, um ent- oder bestehende Probleme rechtzeitig und umfassend zu erkennen und bei ihrer Lösung behilflich zu sein, von den für eine exakte Verlaufsbeurteilung notwendigen aktuellen Informationen ganz zu schweigen.

2 Teamarbeit

- **Multidisziplinäre Behandlungsstrategie**

- **Enge interdisziplinäre Zusammenarbeit**

- **Präsenz der Leitenden**

- **Fachübergreifendes Vorgehen**

Abb. 3

d) Fachübergreifendes Vorgehen

Letztlich heißt Teamarbeit fachübergreifendes Vorgehen, d.h., unterschiedliche Disziplinen arbeiten miteinander mit dem Patienten, da sie das gleiche Ziel mit dem gleichen Konzept verfolgen. Wie wichtig eine umfassende Weiterbildung in diesem Zusammenhang ist, wird bereits hier offensichtlich.

3. Grundlagen der Therapie *(Abb. 4)*:

a) Keine Schubladentherapie

Die Vielfalt der möglichen therapeutischen Ansätze muß unseres Erachtens kanalisiert und gebündelt werden. "Heute so und morgen so" ist Ausdruck einer von uns strikt abgelehnten sogenannten "Schubladentherapie".

b) Ausschließlich problemorientierte Verfahrenswahl

Die Wahl der einzusetzenden Behandlungsmethode darf sich nicht nach der Schule des jeweiligen Therapeuten richten, sondern muß sich an den Bedürfnissen des Patienten bzw. seiner Schädigung orientieren.

c) Frühestmöglicher Beginn

An dieser Stelle sei nur vermerkt, daß die spezifischen Behandlungsformen möglichst frühzeitig einsetzen sollten. Über empirische Daten und Trendbeurteilungen siehe auch "Ergebnisse aus 5 Jahre Frührehabilitation" (V - 3).

d) Kerntherapien (Abb. 5)

Die Therapieformen mit höchster Priorität in unserem Hause sind das Bobath-Konzept, das Wahrnehmungskonzept und die facio-orale Therapie. Selbstverständlich gibt es weitere Methoden, z.B. Wassertherapie, Hippotherapie, physikalische Therapie usw., die aber hinsichtlich ihrer Effektivität in jedem Einzelfall mit unterschiedlicher Priorität eingesetzt werden.

3 Grundlagen der Therapie

- Keine Schubladentherapie

- ausschließlich problemorientierte Verfahrenswahl

- frühestmöglicher Beginn

- Kerntherapien

    > Bobath-Konzept

    > Wahrnehmungs-Konzept

    > Facio-orale Therapie

- Quantität

Abb. 4

Diese allgemeinen Grundlagen haben ganz konkrete Auswirkungen, von denen ich zur Veranschaulichung einige wenige nennen darf:
- Minimierung des Pharmaka-Einsatzes und damit der Nebenwirkungen
- richtiges Lagern, regelmäßiges Umlagern, auch nachts
- das Bett ist der Schlafplatz und kein Daueraufenthaltsplatz; damit verbunden ist natürlich die Strukturierung des Tagesablaufes, also nicht ein Leben im Bett, unterbrochen durch gelegentliche Therapien
- Betreuung rund um die Uhr, 24-Stunden-Konzept.

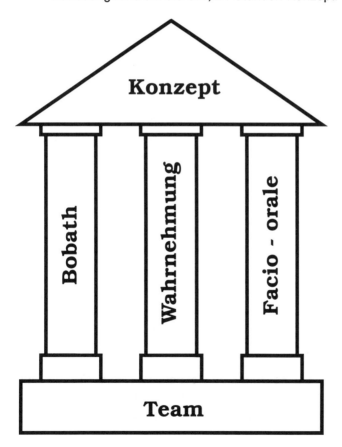

Abb. 5

e) Quantität

Wir vertreten sicherlich kein "Gießkannenprinzip", was die Verteilung der Therapiezeiten auf die Patienten betrifft, halten aber ein Minimalangebot in den Kerntherapien für unerläßlich. Zweimal pro Woche eine halbe Stunde KG ist uneffektiv und für schwere Hirnschäden inadäquat.

4. Durchgängigkeit *(Abb. 6)*:

a) Orientierung an einem Konzept

Durchgängigkeit bedeutet die Orientierung an einem Konzept, also an den eingangs erwähnten allgemeinen Grundgedanken wie auch an den spezifischen Therapieformen.

b) Kein Dogmatismus oder ideologische Einengung

Durchgängigkeit meint nicht Dogmatismus oder ideologische Einengung, sie ist vielmehr der Leitfaden in einem homogenen Gesamtkonzept, dessen einzelne Inhalte und Methoden in enger Beziehung zueinander stehen und aufeinander abgestimmt sind.

c) Offenheit

Offenheit heißt, andere Verfahren objektiv auf ihre Effizienz zu überprüfen und gegebenenfalls in die bestehende Konzeption zu integrieren.

5. Weiterbildung *(Abb. 7)*:

a) Versorgungsqualität ausbildungsabhängig

Wer gute Arbeit leisten soll, muß gut ausgebildet sein. Die von den einzelnen Fachdisziplinen mitgebrachte Grundausbildung ist allein nicht ausreichend, den Anforderungen der FR von schwer Hirngeschädigten zu genügen.

4 Durchgängigkeit

- **Orientierung an einem Konzept**
  - **› Grundgedanken**
  - **› Kerntherapien**
- **Kein Dogmatismus oder ideologische Einengung**
- **Offenheit**

Abb. 6

Hauptthema I: „Wege von Anfang an"

5 Weiterbildung

- **Versorgungsqualität ausbildungsabhängig**

- **Weiterbildung der Mitarbeiter**

- **Angehörigenschulung**

- **Verankerung in Tarifpolitik und Krankenhauskosten**

Abb. 7

b) *Weiterbildung der Mitarbeiter*

Aus diesem Grunde halten wir eine intensive Weiterbildung in allen Fachdisziplinen für erforderlich, um die Mitarbeiter auf das benötigte Qualitätsniveau anzuheben, sprich hochzuschulen. Weiterbildung bringt mehr Wissen und bessere Fähigkeiten, damit mehr Verantwortung und Mitspracherecht. Erst dadurch können auch die Mechanismen einer echten Teamarbeit voll zur Wirkung kommen.

c) *Angehörigenschulung*

Auch die Angehörigen gehören zum Kreis der am Rehabilitationsprozeß Beteiligten und sollen in den Schulungsprozeß adäquat einbezogen werden.

d) *Verankerung in Tarifpolitik und Krankenhauskosten*

Weiterbildung darf, wenn sie wie von uns als unabdingbar angesehen wird, nicht der einzelnen Klinik oder der zufälligen Erschließung alternativer Geldquellen überlassen sein, sondern muß finanziell von den Kostenträgern abgesichert werden und für den einzelnen in jeder Hinsicht einen Anreiz darstellen.

6. Integration der Angehörigen *(Abb. 8)*:

a) *Enge Einbindung der Angehörigen*

Die möglichst gute Integration der Angehörigen ist ein Vorgang, der von den Angehörigen selbst, von den Patienten und vom Behandlungsteam in den allermeisten Fällen gewünscht wird und nützlich ist.

b) *Vorteile für Team, Patient und Angehörige*

Die Vorteile einer solchen Integration sind gleichmäßig verteilt. Das Team erhält leichter Zugang zum Patienten und kann besseres Verständnis über ihn als Menschen vor dem Schädigungsereignis erhalten.

6 Integr. d. Angehörigen

- **Enge Einbindung der Angehörigen**
- **Vorteile für**
  - **Team**
  - **Patient**
  - **Angehörige**

Abb. 8

Der Patient reagiert oftmals besser, fühlt sich nicht alleingelassen und ist im Falle einer poststationären Rückkehr ins häusliche Umfeld besser versorgt.

Die Angehörigen selbst haben die Möglichkeit, ihre persönlichen Probleme und Ängste im Verlauf eines solchen Geschehens besser zu verarbeiten und sich auf die eventuellen Anforderungen einer häuslichen Versorgung vorzubereiten und einzustellen.

7. Qualitätssicherung *(Abb. 9)*:

a) Entwicklung von Standards

Wir halten die Entwicklung einer standardisierten Versorgung schwer Hirngeschädigter für notwendig, um einheitliche Bedingungen für alle Patienten zu schaffen. Gelingt dies nicht, droht die Gefahr einer Mehrklassenversorgung mit z.b. topographischem und/oder qualitativem Versorgungsgefälle.

b) Vergleichbarkeit

Standardisierung erreichen wir durch Vergleichbarkeit bei entscheidenden Faktoren. Eine Fülle von Fragen harren dabei noch einer Beantwortung:

Wie muß eine Klinik strukturiert sein, um die Anforderungen einer adäquaten Versorgung zu erfüllen?

Welche Personalstärken sind erforderlich?

Welche Patienten werden aufgenommen, wie sind die Aufnahmekriterien definiert, welchen Schweregrad in welcher prozentualen Verteilung haben die Patienten, was natürlich wiederum mit der personellen Ausstattung korrelieren muß?

Nach welchen Behandlungsmethoden wird vorgegangen und vor allem nach welchen Bewertungsmaßstäben werden die Ergebnisse evaluiert?

7 Qualitätssicherung

- **Entwicklung von Standards**

- **Vergleichbarkeit**

  > **Klinikstruktur**
  > **Personalressourcen**
  > **Aufnahmekriterien**
  > **Schweregrad**
  > **Behandlungsmethoden**
  > **Bewertungsmaßstäbe**
  > **Behandlungszeitraum bzw. Abbruchskriterien**
  > **Qualitative Ansprüche an Ärzte, Therapeuten, Pflege**
  > **Wirtschaftliche Interessen**

- **Einheitlichkeit und Transparenz für Struktur-, Prozeß- und Ergebnisqualität**

Abb 9

Welche Behandlungszeiträume werden den einzelnen Rehabilitationsphasen zugemessen bzw. wie sind die Abbruchskriterien definiert?

Welche qualitativen Ansprüche sind an Ärzte, Therapeuten und die Pflege zu stellen und wie kann diesen Anforderungen in Aus- und Weiterbildung entsprochen werden?

Inwieweit können wirtschaftliche Interessen ein solches Versorgungsmodell beeinträchtigen oder kann beides erträglich zusammengeführt werden?

Unsere Erwartung geht dahin, daß die Fachleute, die neurologische FR bereits betreiben oder künftig betreiben wollen, diese und weitere Fragen erörtern und einer Beantwortung näherkommen.

Uns ist bewußt, daß dies ein schwieriger und langwieriger Prozeß sein wird, der aber im Interesse der Patienten bald in Gang kommen muß.

c) *Einheitlichkeit und Transparenz für Struktur-, Prozeß- und Ergebnisqualität*

Nur die Annäherung an einheitliche Strukturen, wenn sie denn realisierbar ist, und die damit verbundene Transparenz bringen uns die Verbesserung der Struktur- und Prozeßqualität und damit letztlich der so dringend gebrauchten Ergebnisqualität – sprich: die möglichst erfolgreiche Behandlung der uns anvertrauten Patienten.

Frührehabilitation aus medizinischer Sicht: Hauptstörungen, Komplikationen und therapeutische Möglichkeiten

B. Lipp

Gemeinsamkeit aller neurologischen Frührehabilitationspatienten ist die schwere, erworbene Hirnschädigung. Die Ursachen, die zu einer solchen Hirnschädigung führen, können dabei sehr unterschiedlich sein *(Abb. 1)*:

Angefangen von Unfällen (z.b. im Straßenverkehr, Arbeitsunfälle, Freizeitunfälle usw.), über Hirnschäden nach Sauerstoffmangel, z.B. im Rahmen von Wiederbelebungsmaßnahmen, über Blutungen im Gehirn, Gefäßverschlüsse, Hirnentzündungen, bis hin zur Vergiftungen und Stoffwechselkomata, wie zum Beispiel bei länger dauernder Hypoglykämie.

Die bislang im Therapiezentrum Burgau statistisch aufgearbeiteten Fälle (n = 189) zeigten folgende diagnosespezifische Verteilung. *(Abb. 2)*

Das Spektrum und die Häufigkeit der einzelnen Ursachen gliederte sich bei uns in Burgau bislang wie aus Abb. 2 ersichtlich: Der größte Anteil entfiel mit 58 % auf Unfallopfer, an zweiter Stelle stehen die Gehirnblutungen mit 19 % und die dritte Stelle nehmen Hypoxien mit 11 % ein, während die gesamten übrigen Ursachen zusammen die restlichen 12 % ausmachten.

Wie können nun solche Patienten in dieser ersten Phase nach der Akutklinik aussehen? Wie kommen die Patienten zu uns? Welche grundsätzlichen Ausfallskomplexe haben wir zu erwarten? *(Abb. 3)*.

Ausgehend von der Tatsache, daß praktisch alle Lebensvorgänge des Menschen vom Gehirn aus gesteuert und koordiniert werden, können wir 4 große Komplexe von Ausfällen und Funktionsstörungen unterscheiden:

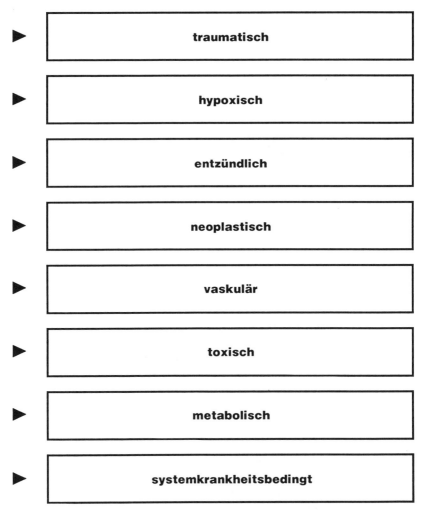

Abb. 1: Ursachen erworbener Hirnschädigungen

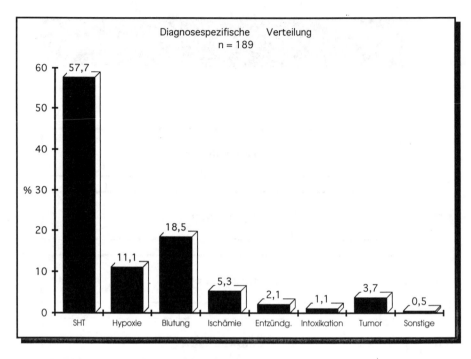

Abb. 2: Diagnosespezifische Verteilung

1. "Input"

Bei all unseren Patienten ist der Bereich der Sinneswahrnehmungen, also das Sehen, Hören, Riechen, Fühlen, Lageempfindung im Raum und Schmekken mehr oder weniger stark gestört. Denn selbstverständlich fühle ich z.B. nur, daß eine Herdplatte heiß ist, wenn die Wahrnehmung und Registrierung im Gehirn intakt ist.

2. "Output"

Der zweite Komplex, das ist die Ausdrückbarkeit des Menschen gegenüber seiner Umwelt, also alle fein- und grobmotorischen Fähigkeiten. Bei Zerstörungen von Nervengewebe an entsprechenden Stellen müssen wir motorische Ausfälle, Paresen erwarten, Gleichgewichtsreaktionen funktionieren

Ausfälle

▶ sämtliche Sinnesfunktionen = "input"

- Sehen
- Fühlen
- Hören
- Riechen
- Schmecken

▶ Ausdrückbarkeit gegenüber der Umwelt = "output"

- Sprechen
- Motorik
- Mimik
- Gestik
- Schlucken / Essen

▶ vegetative Funktionen

- Blase
- Darm
- Verdauung
- Herz
- Schweißdrüsen

▶ komplexe "höhere" Fähigkeiten

- Problemlösung
- Gedächtnis
- Lernen
- Planen
- "adäquater Affekt" etc.

Abb. 3: Die vier Komplexe der Ausfälle bei Hirnschädigungen

nicht, die Mimik, Gestik und Sprache, die für unser soziales Verhalten so immens wichtig sind, stehen dem Patienten nicht mehr adäquat zur Verfügung, d.h., die Fähigkeit zur Kommunikation ist verloren.

Auch Essen und Trinken ist in der Regel nicht möglich, da der normale Schluckvorgang bei praktisch all unseren Patienten am Anfang unserer Behandlung nicht funktioniert.

3. Vegetativum

Der dritte Komplex, das sind die gesamten vegetativen, also inneren Funktionen. Über das vegetative Nervensystem werden alle inneren Organe, Herz, Lunge, Magen-Darm-Trakt, Schweißdrüsen usw. gesteuert. Bei einem entsprechenden Ausfall müssen wir mit größten Schwierigkeiten rechnen, und so finden wir bei unseren Patienten oftmals Herzrhythmusstörungen, Auffälligkeiten der Atmung, Erbrechen oder Diarrhoe, massivstes Schwitzen, die uns bekannten, manchmal lebensbedrohlichen vegetativen Krisen, ohne daß die Organe Herz, Lunge oder Magen-Darm-Trakt primär krank wären, sondern eben in der Folge der gestörten inneren Regulation aufgrund der Hirnschädigung.

4. "Höhere Fähigkeiten"

Der vierte Komplex der Ausfälle schließlich umfaßt die gesamten höheren Fähigkeiten, wie Gedächtnis, problemlösendes Denken, Persönlichkeit des Menschen, Affekt, bis hin zu Gefühlen wie Liebe oder Haß. Praktisch alle unsere Patienten zeigen gerade bei diesem Komplex oft massivste Auffälligkeiten.

In unserer täglichen Praxis finden wir in der Regel kombinierte Syndrome aus diesen vier Komplexen, wobei ein einzelner Komplex ganz im Vordergrund stehen kann. Bei einem Patienten mit der Unfähigkeit zu schlucken, starrer Mimik und Gestik, Paresen usw. ist es natürlich der Komplex des Outputs.

Bei einem Patienten mit massiven Tachykardien, profusem Schwitzen, Tachypnoe usw. sind es die vegetativen Krisen, der Komplex des Vegetativum, der uns primär ins Auge sticht. Solche Krisen betreffen natürlich nicht nur das, was wir sehen, sondern wir finden oftmals Entgleisungen des Elektrolyt-, Säure-Basen- und Wasserhaushaltes sowie oft beträchtliche Störungen des hormonellen Systems. Diese metabolischen Störungen sind proportional zur Schwere der Hirnschädigung und vergleichbar mit denjenigen bei Verbrennungskrankheiten (1). Der Grundumsatz bei solchen Patienten kann bis auf das fast Doppelte erhöht sein, wodurch es zu Ernährungsproblemen kommen kann und beachtliche Abmagerung bis hin zur Kachexie eintreten kann.

Finden wir einen Patienten, der bettflüchtig ist, unruhig, motorisch überaktiv, der kaum über 5 Sekunden in einer Haltung ausharren kann, der desorientiert ist, sich verläuft, sich an Dinge, die vor 10 Minuten passiert sind, nicht mehr erinnern kann, so scheint der Komplex der "höheren Fähigkeiten" die erste Stelle einzunehmen. Ein Problem lösen oder gar Planung von Alltagsabläufen erscheinen bei solchen Patienten völlig ausgeschlossen. Oft werden sie von Außenstehenden und Laien als nicht "so schwer" bezeichnet. Insider aber wissen, daß es sich hierbei oft um die schwierigsten Patienten handelt, und jede Pflegekraft würde viel lieber den klassischen Apalliker als einen solchen quirligen Patienten betreuen.

Der letzte Komplex, der des Inputs, nimmt in mehrfacher Hinsicht eine Sonderstellung ein: Wir denken primär an ihn beim klassischen apallischen Patienten im Coma vigile. Die Augen des Patienten sind geöffnet, jedoch zeigt er keine Reaktion auf seine Umwelt, die Sinneskanäle zum Großhirn wirken unterbrochen, er scheint einfach nichts wahrzunehmen von dem, was um ihn herum passiert. Er kann mit den Augen nicht fixieren, er schaut durch einen hindurch, eigentlich wirkt er bewußtlos und doch, durch die geöffneten Augen, wach, weshalb eben der Begriff des Wachkomas entstand und durchaus berechtigt ist.

Bei näherer Betrachtung aber wird es auch zugleich klar, daß es genau dieser Bereich des Inputs ist, der die Voraussetzung für alle anderen, oben genannten Komplexe darstellt:

Wie könnte sich ein Patient bewegen, oder Mimik und Gestik haben, oder schlucken – also Output zeigen –, wenn nicht vorher etwas wahrgenommen worden wäre – also Input stattgehabt hätte?

Würde sich grundlos, also ohne Wahrnehmung, sprich Input, die Herzfrequenz erhöhen, die Atemfrequenz steigern, also eine vegetative Reaktion stattfinden?

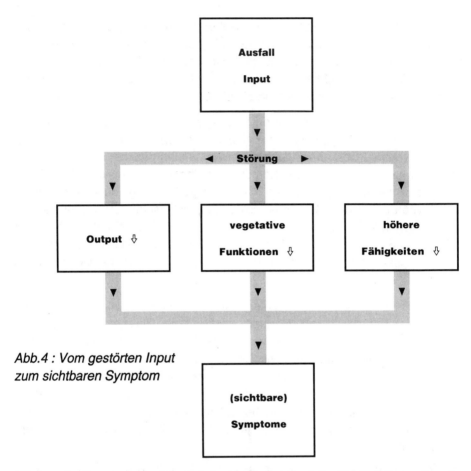

Abb. 4 : Vom gestörten Input zum sichtbaren Symptom

Hätten wir ohne vorhergehende Information, also wiederum Input, emotionale Regungen, Affekt, Gefühle wie Liebe oder Haß?

Diese Beispiele mögen verdeutlichen, daß bei Patienten mit schweren erworbenen Hirnschäden zwar Ausfälle in den vier genannten Komplexen kombiniert und mit unterschiedlicher Ausprägung der einzelnen Komplexe ins Auge fallen, es muß uns aber klar sein, daß Input die Grundvoraussetzung für alle anderen drei Komplexe ist, daß umgekehrt ohne Input keine gezielte (oder adäquate) physische oder psychische Reaktion möglich ist *(Abb. 4)*.

Es lohnt sich deswegen, diesen Bereich des Inputs, der Wahrnehmung, etwas genauer zu betrachten.

Unser Nervensystem arbeitet im Prinzip immer nach dem gleichen Muster: Ein Reiz führt über die Weiterleitung desselben und über die Verarbeitung dieses Reizes zu einer Reaktion.

Diese Reaktion kann

a) unwillkürlich und immer gleichförmig sein, dann sprechen wir von Reflex;

b) unwillkürlich, jedoch nicht gleichförmig, sondern der jeweiligen Situation angepaßt erfolgen (z.B. wenn man in Gefahr ist, das Gleichgewicht zu verlieren), dann sprechen wir von zentralem posturalem Kontrollmechanismus;

c) sehr bewußt über viele Schaltstellen des Gehirns erfolgen (z.B. Klatschen nach einem gehörten Konzert).

Immer aber ist das, was wir sehen, letztendlich nur die Reaktion, die Beantwortung eines Reizes, der über Rezeptoren aufgenommen werden muß, der weitergeleitet werden muß, der im ZNS verarbeitet werden muß.

Ist die Reaktion adäquat, dann fällt uns dies nicht besonders auf, wir erachten einen solchen Patienten mit adäquaten Reaktionen als "normal". Ist die Reaktion aber inadäquat, so sticht dies ins Auge, wir sehen "Symptome" *(Abb. 5)*. Und diese Symptome betreffen eben die Komplexe Output, Vegetativum und "höhere Fähigkeiten".

Folgt man diesen Überlegungen, so ergeben sich für die Therapie grundlegende Konsequenzen: z.B. wären Symptome wie "vegetative Krise", wie "Aggressivität", wie "Verhaltensstörung" usw. Endpunkte einer Kaskade und nicht, wie bei primär internistischen oder psychiatrischen Krankheiten, Syndrome an sich. Eine Therapie z.B. mit Betablockern, Tranquilizern oder Psychopharmaka wäre somit immer nur rein symptomatisch, niemals ursachenorientiert; zur akuten Intervention natürlich jederzeit geeignet, nicht aber zur mittel- bis langfristigen Behandlung.

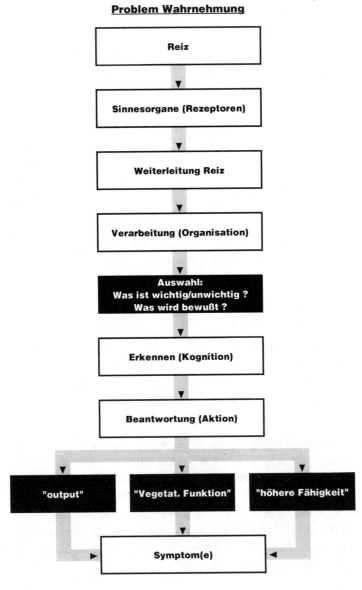

Abb. 5: Kaskade Wahrnehmung – von der Reizaufnahme bis zum sichtbaren Symptom

Wie aber kann dann unsere, möglichst kausale, Behandlungsstrategie aussehen?

Logischerweise müssen wir im Bereich des Inputs arbeiten mit dem Ziel, die Neuroplastizität des Gehirns zu aktivieren, das Knüpfen neuer Synapsen zu fördern, das Gehirn neu zu organisieren, d.h.: Neues lernen!

Die Fähigkeit hierzu erlischt während des ganzen Lebens nie. Das Kleinkind lernt laufen, sprechen, schreiben; wir als Erwachsene lernen jeden Tag unseres Lebens hinzu; ein Pianist wird niemals zu irgendeinem Zeitpunkt seines Lebens sagen können: ..."jetzt bin ich perfekt". Jeder lernt zu jedem Zeitpunkt seines Lebens.

Lernen aber können wir nur über unsere Sinneskanäle: Auge, Ohr, Geruch, Geschmack und Gespür. Und bei diesem basalen Lernen, das bei unseren Frührehabilitations-Patienten nötig ist, erscheint – wie bei einem Säugling – der Wahrnehmungskanal Spüren, das Taktile, am bedeutsamsten. Das Sehen z.B. eines Apfels, das noch so genaue Erklären desselben, wird einem Kleinkind diesen Apfel nie "begreiflich" machen. Es hat den unwiderstehlichen Drang, diesen Apfel zu fühlen, zu erspüren, es will ihn "begreifen". Und erst die Wahrnehmung, die wir über dieses Begreifen verstehen, führt dann zur Erfahrung, die uns letztlich befähigt, in der komplexen Welt, in der wir uns befinden, zu bestehen. Immanuel Kant sagt hierzu: "Erfahrung ist verstandene Wahrnehmung". Durch so gewonnene Erfahrung erhalten wir die Fähigkeit, uns in neuen, komplexen Situationen richtig zu verhalten.

Das große Problem bei unseren Patienten ist es aber, daß in einem hohen Prozentsatz diese Wahrnehmung eben, diese Sinneskanäle, der Input gestört ist. Der Patient erkennt Dinge nicht richtig, er hört oder verarbeitet das Gehörte in seinem Gehirn nicht adäquat, sein Tastsinn läßt ihn im Stich, er fühlt nicht mehr: was ist oben, was ist unten, liege ich oder stehe ich, wo bin ich in bezug auf meine Umwelt? Er fühlt sich im wahrsten Sinne des Wortes "haltlos" und gerät wie jeder, der sich haltlos fühlt, in Panik. Puls und Atmung werden schneller, er beginnt zu schwitzen usw. Zusammengefaßt könnte er das Bild, die Symptome einer vegetativen Krise zeigen.

Ich möchte dies anhand eines Beispieles noch weiter verdeutlichen: Nehmen wir an, ich komme als nicht geübter Bergsteiger bei einer Bergtour in eine Situation, in der ich in einer Felswand einen nur wenige Zentimeter großen Tritt habe. Wie fühle ich mich? Welche Reaktionen meines Körpers könnte ich in dieser Situation erwarten?

Sicherlich hätte ich Angst, Panik, mein Puls würde sich beschleunigen, meine Atmung schneller gehen, ich finge an zu schwitzen. Ich hätte Symptome einer vegetativen Krise. Alles Reaktionen, nicht aufgrund primärer Störungen von Herz, Lunge und Schweißdrüsen, sondern aufgrund fehlenden Haltes, mangelnden Inputs.

Für viele unserer Patienten aber stellt unter Umständen die gleichbleibende Lage in einem Bett genausowenig Information dar, wie für mich der wenige Zentimeter große Tritt in der Felswand.

Wann und wodurch wären meine vegetativen Symptome in der Felswand beseitigt? Nun, sofort dann, wenn ich wieder Halt hätte, wenn da eine 10 qm große Felsplatte wäre, auf die ich mich legen könnte.

Wenn "meine vegetative Krise" mit den bei unseren Patienten zu beobachtenden vegetativen Krisen vergleichbar ist, so müßte das Prinzip des Haltgebens, sprich der besseren Information auch bei unseren Patienten erfolgreich sein. Und wir dürfen aus unserer Erfahrung heraus konstatieren, daß sich tatsächlich die genannten Symptome sehr oft positiv beeinflussen lassen. Nicht immer werden wir damit sofort Erfolg haben, zumindest der Versuch einer solchen, auf Input abzielenden Therapie ist aber legitimiert. Die Alternative, eine rein symptomatische Therapie der vegetativen Krise z.B. mit Betablockern und Tranquilizern, verbauen wir uns dadurch nicht, umgekehrt aber wird der Patient, wenn wir ihn primär pharmakologisch "lahmlegen" für eine dann folgende Therapie, die auf Lernen durch Gabe von Input über Sinneskanäle abzielt, weniger zugänglich sein.

Deshalb sollten wir bei vegetativen Krisen, bei Angst- und Panikreaktionen des Patienten, an dieses essentiell wichtige Prinzip des Kontaktgebens, des Spürens und des Fühlens denken, von dem wir glauben, daß es bei unseren Patienten genauso wichtig wie bei einem Säugling oder Kleinkind ist.

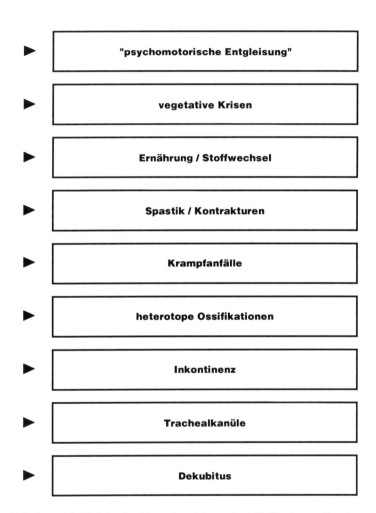

Abb 6.: Medizinische Hauptprobleme bei Patienten mit schweren erworbenen Hirnschäden

Von allen unseren Sinnesorganen ist der Tastsinn der "sicherste", der, auf den wir uns am besten verlassen können. Dies müssen wir begreifen. Ein kleines Kind fühlt sich in einer dunklen Höhle nicht deshalb sicher, weil der Vater verbal sagt: "Es handelt sich hier um eine physiologische Dunkelheit, bedingt durch den fehlenden Lichteinfall aufgrund umgebender Felsformationen"; sondern es fühlt sich deshalb sicher, weil der Vater die Hand des Kindes hält.

Neben den genannten vegetativen Krisen sehen wir uns in der täglichen Praxis einer Fülle von weiteren medizinischen Problemen gegenüber *(Abb. 6)*, von denen ich im folgenden nur die Krampfanfälle und das Problem der Spastik etwas näher unter die Lupe nehmen möchte:

Krampfanfälle:

Nach Literaturangaben (2) finden sich Immediat-Anfälle (Auftreten bis 10 Minuten nach Trauma) in 5 % aller Hirntraumen, traumatische Frühanfälle (10 Minuten bis eine Woche) in 2 bis 6,5 % aller Hirntraumen und Spätanfälle (1 Woche bis 4 Jahre) in 5 %. Dies bedeutet, daß in 12 bis 18,5 % aller schweren Schädel-Hirn-Traumen im Erwachsenenalter mit einer posttraumatischen Epilepsie zu rechnen ist.

In einer eigenen Untersuchung wurden im Zeitraum 1/92 bis 8/94 am Therapiezentrum Burgau insgesamt 418 EEG-Kurven von 189 stationär auf der neurologischen Frührehabilitations-Abteilung behandelten Patienten abgeleitet und ausgewertet (2,2 EEG pro Patient).

Bei 24 % (45) der untersuchten Patienten wurden klinisch zerebrale Krampfanfälle beobachtet. Von diesen zeigten 52 % (24) Immediat- und Frühanfälle, bei 48 % (21) lag eine Spätepilepsie vor, die sich während der Behandlung auf der Frührehabilitation erstmanifestierte.

Die einzelnen Anfallstypen sind in *Abb. 7* dargestellt. Wir fanden bei 67 % (30) Grand-mal-Anfälle, bei 20 % (9) Einfach- und Komplex- fokale Anfälle, bei 11 % (5) Grand mal- und fokale Anfälle sowie bei 2 % (1) sonstige (Juvenile myoklonische Epilepsie) Anfälle.

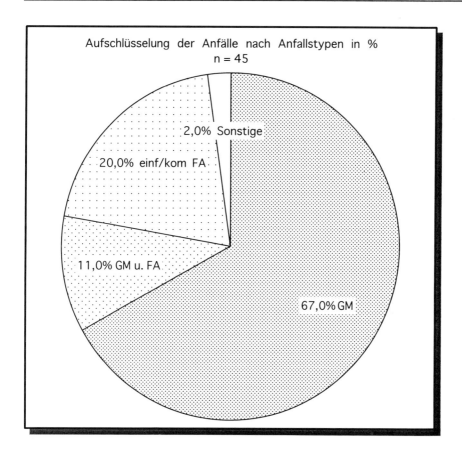

*Abb. 7: Aufschlüsselung der Krampfanfälle nach Anfallstypen in %
(GM = Grand Mal, FA = Fokale Anfälle)*

Die Aufschlüsselung der Anfallspatienten nach Diagnosen ergab folgendes Bild *(Abb. 8 und Abb. 8 a)*:

62,2 % (28) der Anfallspatienten hatten ein Schädel-Hirn-Trauma, 22,2 % (10) eine intrakranielle Blutung, 2,2 % (1) eine ischämische Hirngewebsläsion, 6,7 % (3) eine entzündliche Hirnerkrankung, bei 4,4 % (2) lag Zustand nach operativer Entfernung eines intrakraniellen Tumors vor und bei 2,2 % (1) eine Intoxikation.

Hauptthema I: „Wege von Anfang an"

Diagnose-Statistik (Epilepsie)

Daten aus EEG-Befundung 1/92 - 8/94

Patientenzahl (ges.): n = 189
davon Epilepsie bei: n = 45

Schl.	Diagnose	Pat. absolut	in % (n=189)	Epilepsie abs.	in % je Diagn.	in % (n=45)
1	SHT	109	57,7	28	26	62,2
2	Hypoxie	21	11,1	0	0	0,0
3	Blutung	35	18,5	10	29	22,2
4	Ischämie	10	5,3	1	10	2,2
5	Entzündung	4	2,1	3	75	6,7
6	Intoxikation	2	1,1	1	50	2,2
7	Tumor	7	3,7	2	29	4,4
9	Sonstige	1	0,5	0	0	0,0
	Gesamt:	189	100,0	45		100,0

Abb. 8: Epilepsien und Diagnosen

Abb. 8a: Aufschlüsselung der Anfallspatienten und Diagnosen in %

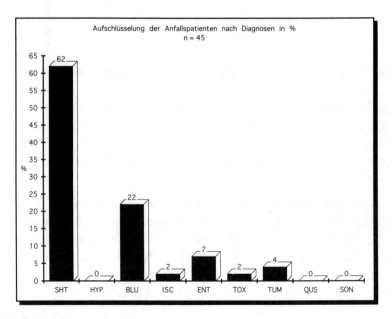

Auffällig ist die Tatsache, daß bei keinem der Frührehabilitationspatienten mit hypoxischem Hirnschaden zerebrale Krampfanfälle beobachtet wurden.

Spastik:

Eine Fülle von Arbeiten (3, 4) befaßt sich mit dem Problem der Spastik und Kontrakturentstehung. Auf die in diesen Arbeiten zum Teil hervorragend beschriebenen neurophysiologischen Zusammenhänge möchte ich hier nicht eingehen; ich möchte statt dessen das Augenmerk auf banale – aber eben auch basale – Faktoren legen, die zur Entstehung von Spastik beitragen können.

Grundsätzlich geht der Spastik Tonuserhöhung voraus. Die Tonuserhöhung kann über die Spastik zur Kontraktur führen und solche erst einmal entstandenen Kontrakturen erschweren die Behandlung der Patienten sehr; denken wir an die Unmöglichkeit des Stehens bei kontraktem Spitzfuß, Knie- oder Hüftgelenkskontraktur oder an kontrakturbedingte Funktionseinbußen bei Ellbogen- oder Handgelenkszwangsfehlstellungen.

Die Kontraktur stellt also quasi den Endpunkt einer Entwicklung dar, deren primärer Ausgangspunkt Tonuserhöhung ist.

Somit gilt es, diesen Ausgangspunkt der Tonuserhöhung günstig zu beeinflussen, etwa nach dem Motto: "Prevention is better than cure".

Neben Lagerungen, Stehtherapie usw. (in späteren Kapiteln wird darauf ausführlich eingegangen) sind von allen am Rehabilitationsprozeß Beteiligten generelle tonuserhöhende Faktoren zu beachten *(Abb. 9)*. Alle dargestellten Faktoren, die auch bei Gesunden tonuserhöhend sind, treffen im Grunde genommen für jeden unserer Patienten zu. Ist nicht jeder Raum, jede Umgebung für sie neu, sind sie nicht ständig von Fremdem, Neuem umgeben, hören sie nicht ständig Geräusche, die ihnen nicht vertraut sind, das Klappern von Instrumenten, das Ticken von Überwachungsmaschinen usw.? Erschrecken sie nicht laufend, wenn die Tür aufgeht? Fügt man ihnen nicht ständig – freilich unabsichtlich – Schmerzen zu, sei es bei Untersuchungen, Blutabnahmen usw.? Die Liste der Beispiele ließe sich beliebig verlängern. Nur diese kleine Auswahl mag aber verdeutlichen, daß sich allein durch die Umgebung "Krankenhaus" der Tonus bei all unseren Patienten erhöhen muß.

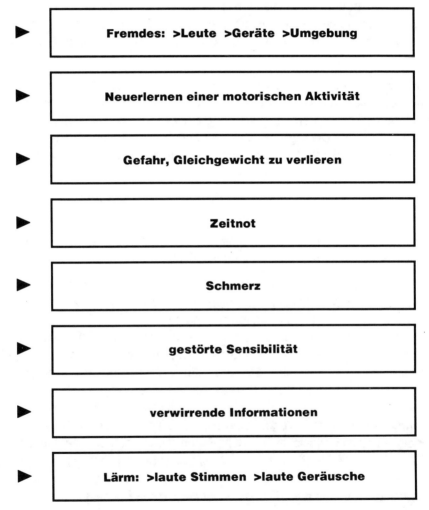

Abb. 9: Tonuserhöhende Faktoren

Deshalb müssen vertraute Angehörige jederzeit Zugang haben, deshalb darf es z.b. keine fest zementierten Besuchszeiten geben, das Wichtigste aber ist, daß alle am Rehaprozeß Beteiligten und mit dem Patienten arbeitenden Personen an diese Faktoren denken!

Zusammenfassend kann man unsere therapeutischen Ziele zu zwei großen Komplexen vereinen *(Abb. 10)*:

Es handelt sich einmal um die Behandlung der medizinischen Probleme und Komplikationen wie am Beispiel der Krampfanfälle, der Spastik und Kontrakturen dargestellt.

Dann natürlich die medizinische Behandlung von Grundkrankheiten, die bei diesen Patienten eventuell vorliegen: Bei einem Patienten, der aufgrund von Hypertonus eine Hirnmassenblutung erlitten hat, ist es zwingend erforderlich, primär den Hypertonus zu behandeln.

Alle medizinisch therapeutischen Bemühungen sollen natürlich auch die Verhütung von etwaigen Komplikationen im Auge behalten.

Der zweite therapeutische Komplex, das ist der Versuch des Anbahnens von Neuroplastizität. Dies geschieht letztlich durch Lernen, Lernen über unsere Sinneskanäle, über Wahrnehmung, wobei wir dem Taktilen hierbei eine Sonderstellung einräumen.

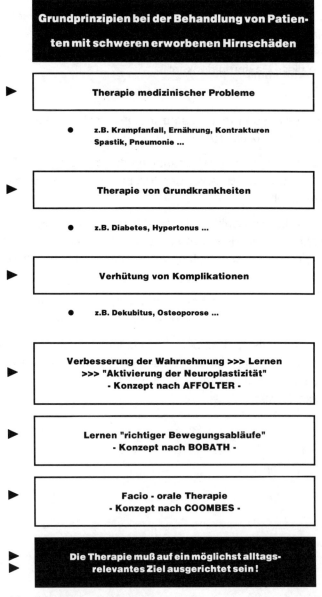

Abb. 10: Grundprinzipien der Behandlung von Patienten mit schweren Hirnschäden

Dies alles bedeutet Ganzheitsmedizin, eine Medizin, in der verschiedene Spezialisten als Team zusammenarbeiten müssen, um ein optimales Ergebnis zu erreichen.

Ich vergleiche es immer mit einer Tür, die viele Schlösser hat, die aber nur dann zu öffnen ist, wenn in jedes Schloß der passende Schlüssel gesteckt wird. Der passende Schlüssel, das sind die verschiedenen Spezialisten: Ärzte, Physiotherapeuten, Ergotherapeuten, Pflegekräfte, Logopäden usw. Die Größe der Schlüssel der einzelnen Arbeitsgruppen wird verschieden sein, jedoch wird die Tür nur zu öffnen sein, wenn auch der kleinste Schlüssel sein Schloß aufgesperrt hat. Deswegen ist jeder auf jeden angewiesen, Zusammenarbeit aller mit allen ist unabdingbar, um die Tür zu öffnen, um ein Hindernis, das auf dem Genesungsweg des Patienten steht, einzureißen.

Literatur

(1) Todorow, Simeon/Oldenkott Paul: Praktische Hirntraumatologie, 3. Auflage, 1992

(2) Schmidt, Dieter: Epilepsien und epileptische Anfälle, Thieme-Verlag 1993

(3) Langlois et al.: Hand Spints and Cerebral Spasticity, A Review of the Literature. In: CJOT Vol. 56, No. 3 June 89

(4) Dietz, Berger: Pathophysiologische Grundlagen der spastischen Bewegungsstörungen. In: Jahrbuch der Neurologie 1988

Das interdisziplinäre Behandlungsteam aus Sicht der Pflege

M. Streubelt

Wer die vielfältigen Prozeßabläufe im Krankenhaus und deren Auswirkungen auf den Tagesablauf der Patienten kennt, weiß, daß unter qualitativen Gesichtspunkten eine interdisziplinäre Zusammenarbeit unverzichtbar ist. Deren Stellenwert wächst generell mit der Zunahme direkter Patientenleistungen. In der Frührehabilitation unseres Hauses beträgt der tägliche Pflegezeitaufwand pro Person 5 bis 7 Stunden. An Werktagen kommen ca. 4 Fachtherapiestunden hinzu. Soll der kranke Mensch durch eine unkoordinierte Leistungsflut nicht auf der Strecke bleiben, ist schon aus Gründen der bloßen Leistungsquantität ein Höchstmaß an Abstimmung und Planung erforderlich. Bedenkt man dann noch die umfassenden Selbstpflegeeinschränkungen unserer Patienten und die Vielzahl der sich daraus ableitenden individuellen Probleme, wird zielorientierter, inhaltlicher Koordinationsbedarf unübersehbar.

Die Entwicklungsziele unserer Konzeption können folgerichtig nur auf Teamarbeit basieren.

Wie ein Orchester benötigen auch wir die richtigen Musiker mit ihren professionell beherrschten Instrumenten. Die Dominanz einzelner für komponierte und improvisierte Soli ist dabei ebenso gefragt, wie insgesamt harmonisierende Teamdienlichkeit.

Pflegende haben zwar in den letzten Jahren ihre Ziel-Werte-Systeme unter ganzheitlichen Gesichtspunkten korrigiert, ihre Rolle im Behandlungsteam aber unzureichend reflektiert. In der Regel fehlt ein einheitliches, professionelles Verständnis von Ganzheit. Während Pflege langjährig als dienende Sekundärleistung so ausgeübt wurde, daß Patienten jederzeit für jedermann verfügbar waren, kommt nun nach kritischer Reflexion eigener Werte Kampfstimmung auf. Die Forderung nach Umkehr, mit der bedingungslosen Anpassung anderer, beeinträchtigt dann konstruktive Teamarbeit.

Unsere Leitgedanken, den kranken Menschen mit seiner gewachsenen Biographie ganzheitlich in den Mittelpunkt aller Bemühungen zu stellen, implizieren eine fortschrittliche Pflegeauffassung und Teamreife.

DIE PFLEGEPERSON ARBEITET:

Mit Patienten und nicht für sie;

mit dem Team und nicht für dieses;

mit Ärzten, weder für noch gegen sie;

mit Angehörigen und Freunden.

Eine so verstandene Professionalität und Teamarbeit birgt selbstverständlich Umsetzungsschwierigkeiten. In Deutschland gibt es überwiegend steile, hierarchische Einliniensysteme, die kaum Spielraum für eine so gestaltete Zusammenarbeit lassen. Es fehlen somit nahezu allen neuen Mitarbeitern konkrete, praktische Erfahrungen. Wir mußten daher basierend auf unserer Konzeption einen Lernprozeß einleiten, der noch lange nicht abgeschlossen sein wird.

Der allgemein konzeptfreie Raum unserer Krankenhauskultur prägt aber auch das Rollen- und Berufsverständnis anderer Professionen nicht gerade teamfreundlich. Eigene berufliche Ansprüche und berufsgruppenindividuelle Behandlungsziele, verbunden mit persönlichen Freizeitinteressen überlagern Patientenorientierung und Teamarbeit.

> Etwas ganzheitlich angehen zu wollen,
>
> zu begleiten oder zu erfassen,
>
> bedeutet,
>
> ein philosophisches Verständnis von Ganzheit
>
> entwickelt zu haben,
>
> welches sich abgrenzen läßt.

PROFESSIONALITÄT IST

Problemorientierung

Prioritätenorientierung

Zielorientierung

Ausführungskompetenz

Evaluationskompetenz

und ständige Prozeßreflextion

Ganzheitlich bedeutet demnach, das Individuum Mensch in allen Dimensionen zu erfassen, diese miteinander und mit der Umwelt in Beziehung zu setzen. Dementsprechend ist ein ständiges Miteinbeziehen und Erfassen des "Gesamten" durch alle am REHA-Prozeß beteiligten Teammitglieder erforderlich. Nur so kann die dem jeweiligen Patienten entsprechende Ganzheit gefördert und erhalten werden. Wer jedoch alle das "Mensch sein" prägende Aspekte bedenkt, ist mit dem Anspruch, ganzheitliche Arbeit mit Kranken leisten zu können, zurückhaltend.

Wer darf wirklich ernsthaft davon ausgehen, das Ganze benennen zu können? Wer unsere Patienten mit ihren Persönlichkeitsveränderungen, Kommunikationseinschränkungen und vielfältigen Problemen erlebt, begreift diese Ohnmacht hautnah. Es muß deshalb wichtiger Bestandteil von Teamarbeit sein, sich gegenseitig in offener Kommunikation zu stützen.

Ist es dann noch ein erstrebenswertes Ziel, die Konzeption auf eine ganzheitliche Patientenversorgung auszurichten, wenn wir es vielleicht nur schaffen, ein Bruchstück des Ganzen zu erfassen?

Macht es Sinn, sich auf integrative Kommunikations- und Organisationsstrukturen in Form von Teamarbeit einzulassen, wobei sich die eigene Professionalität und damit verbundene Berufsziele an übergreifenden Patientenerfordernissen orientieren sollen?

Wollen und können Pflegende, Therapeuten, Ärzte eine so enge Beziehung mit Kranken aufnehmen und professionell lösen?

Die Entwicklung interdisziplinärer Behandlungsteams und deren inhaltliche Arbeit basiert demnach auf der Qualität der Antworten auf diese und ähnlich gelagerte Fragen. Es gilt also gemeinsam Klärung und Abstimmung zu finden, welche Teile des Ganzen unter welchen Voraussetzungen erreicht werden können und sollen.

Nicht zuletzt aufgrund unserer ständigen Kapazitätsausweitungen ist dieses Entwicklungsziel erst in Teilen professionell realisiert. Es wurden aber Strukturen und Instrumente zur Förderung der Zielerreichung geschaffen. Die vertikale Kommunikation der klassischen Einliniensysteme ist durch horizontale Schnittstellen wirkungsvoll durchbrochen *(Abb. 1).*

Trotz einer klassisch steilen Einlinienaufbaustruktur, mit der Erweiterung einer stimmberechtigten Therapievertretung in der Krankenhausleitung, gibt es zahlreiche horizontale Kommunikationsstellen. Die dargestellten Knotenpunkte sind strukturelle Basis des multiprofessionellen Behandlungsteams. Hier wird der Therapieprozeßablauf jedes einzelnen Patienten gemeinsam von Stationsärzten, Bezugspflegepersonen und Bezugstherapeuten geplant und evaluiert.

Hauptthema I: "Wege von Anfang an"

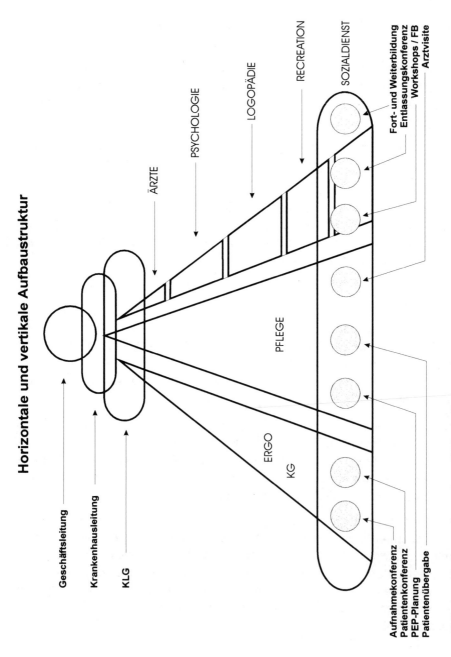

Abb. 1 Horizontale und vertikale Aufbaustruktur

Aufgrund der Sicherung der "Rund um die Uhr-Versorgung" Kranker, obliegt Pflegenden generell eine zentrale Rolle. Die gezielte Beobachtung aller Lebensaktivitäten und -funktionen, sowie des Verhaltens, auch außerhalb der Therapiestunden, ist für die Einschätzung des REHA-Verlaufes unserer Patienten unverzichtbar. Pflegetherapeutische Aktivierung und reaktivierende Fortsetzung fachtherapeutischer Leistungen gilt es bei der Bestimmung der Quantität passiver Leistungen auf die individuelle Belastbarkeit des Patienten auszurichten.

Die Komplexität dieser Anforderungen setzt bestmögliche Informationssicherung und -transparenz voraus. Teammitglieder anderer Berufsgruppen fordern diese Leistung von Pflegenden zu Recht ein. Patientenbezogene Pflegeverantwortung, die sich nur auf die jeweilige Arbeitsschicht erstreckt, kann nach unseren Erfahrungen diesem Anspruch nur unzureichend gerecht werden.

Wir planen daher, begleitet von weiterqualifizierender Fachweiterbildung, das Pflegesystem des "Primary Nursing" zu implementieren. Es handelt sich dabei um verpflichtende, festgehaltene und sichtbare Verantwortlichkeit einer qualifizierten Pflegeperson für die 24-Stunden-Pflege einer kleinen Patientengruppe.

Aufgaben der Primary nurse werden u.a. sein:

Erheben der Pflegeanamnese

Entwickeln und Abstimmen der Pflege-, Rehabilitations- und Entlassungsplanung

Anleiten von anderen Bezugspflegepersonen

Informationssicherung durch Überprüfung retrospektiver und prospektiver Prozeßabläufe und deren Dokumentation

Koordination des individuellen Therapieplanes

Beratung und Einbeziehung Angehöriger

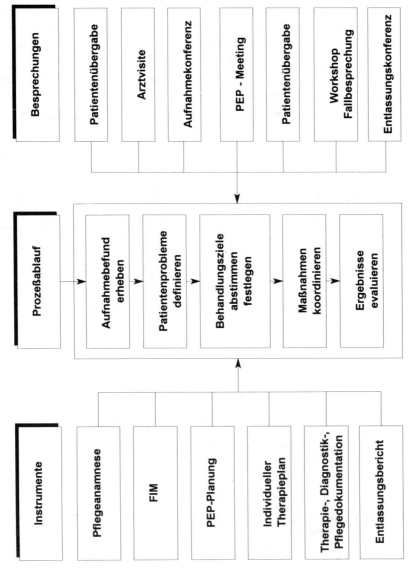

Abb. 2   Operative und strukturelle Elemente des interdisziplinären Behandlungsteams

Vorhandene Instrumente und informationssichernde Besprechungen gehen aus *Abb. 2* hervor.

Die stark verdichtete Darstellung der Position Pflegender im interdisziplinären Behandlungsteam verdeutlicht, daß professionelle Pflege mit kundenorientierter, oder wie wir es noch vielfach nennen, patientenorientierter Zielsetzung der Integration in ein kooperatives Team bedarf. Es lohnt sich also auch insbesondere aus der Sicht Pflegender, bestehende Barrieren überbrücken zu helfen und an der Entwicklung von Strukturen und Instrumenten aktiv mitzuarbeiten.

Das interdisziplinäre Behandlungsteam aus Sicht der Therapie

K. Nielsen

Zur Erfassung der Problematik des einzelnen Patienten

Der Patient mit seinen Problemen, aber auch seinen Möglichkeiten, schreibt uns vor, was zu tun ist. Eine gründliche Befundaufnahme aller Fachgruppen deckt die Probleme und Ressourcen des Patienten auf. In einer Patientenkonferenz, unter Leitung des Arztes, werden alle Beobachtungen und Befunde zusammengetragen. Ziele und Therapiepläne werden formuliert, und das Vorgehen der einzelnen Fachgruppen wird abgesprochen. Es ist von größter Wichtigkeit, daß das ganze Team die Gesamtproblematik des Patienten erkennt. Jedes Teammitglied muß verstehen, daß die Problematik des Patienten rund um die Uhr vorhanden ist, gleich, bei wem er gerade Therapie hat. Er hat nicht nur die speziellen Probleme, wenn er bei diesem zuständigen Spezialisten in Therapie ist. Wenn ein Therapeut seine fachspezifischen Ziele verfolgt, geschieht dies unter Berücksichtigung der Gesamtproblematik.

Zur Therapie

Mit unserer Therapie wollen wir erreichen, daß sich der Patient die größtmögliche Handlungskompetenz im Alltag wieder erwirbt und daß er zu seinem gewohnten Lebensraum zurückkehren kann.

Um dieses Ziel zu erreichen, ist es unserer Erfahrung nach am effektivsten, dem Patienten Therapie in einer konkreten Wirklichkeit zu bieten.

> **ZIEL:**
> Größtmögliche Handlungskompetenz
> im Alltag
>
> **THERAPIE:**
> findet in einer konkreten Wirklichkeit statt.
> Der Patient erlebt sich in einem Kontext.

Dem Patienten sollen nicht nur eine Reihe von Fertigkeiten antrainiert werden, sondern es soll ihm ermöglicht werden mitzudenken und mitzuplanen, wenn wir **mit** ihm statt **für** ihn Aufgaben und Probleme des täglichen Lebens angehen und lösen. Der Patient soll erfahren, daß ein Problem auf vielerlei Weise gelöst werden kann. Nur so wird der Lernerfolg dauerhaft und im wirklichen Leben von Nutzen. Um in unserer Gesellschaft zurechtzukommen, ist Flexibilität und Kreativität gefordert.

Jeder Mitarbeiter, der sich mit den Patienten beschäftigt, löst mit ihnen auftauchende Probleme, sorgt dafür, daß sie angemessene Information über das zu lösende Problem erhalten und Zusammenhänge entdecken. Schließlich soll das Problem mit Erfolg gelöst werden. Es gibt kein Patentrezept; jeder Patient ist anders. Wir müssen ihm auf seiner jeweiligen Lernstufe begegnen.

Ganz wichtig ist, daß wir die **Probleme des Patienten** angehen und nicht **die Probleme, die er uns Mitarbeitern** verursacht. Es ist kein Ziel an sich, daß der Patient schön gelagert im Bett liegt und sich brav verhält. Er muß sich entwickeln und lernen.

Die Teammitglieder arbeiten alle nach den therapeutischen Richtlinien, die auf den Prinzipien von Affolter, Bobath/Davies und Coombes basieren. Durch Fortbildung und fachliche Supervision im therapeutischen Alltag wird gesichert, daß alle therapeutischen Mitarbeiter durchgängig, konsequent und kompetent nach diesen Richtlinien arbeiten. Es gibt viele therapeutische Vorgehensweisen, trotz der konzeptionellen Richtlinien. Wichtig ist, daß jeder

Therapeut stets seine Intervention kritisch evaluiert und bereit ist, seine Behandlungsstrategien, wenn nötig, zu revidieren. Wir streben bei unseren Patienten Flexibilität an. Wir selbst haben im Umgang mit Hirngeschädigten ständig Flexibilität nötig. Wird im Einzelfall auf der Grundlage unserer Konzeption keine Entwicklung erreicht, werden unter den erfahrensten Mitarbeitern andere Wege gemeinsam überlegt.

Das Therapiezentrum Burgau ist so eingerichtet, daß es möglich ist, mit dem Patienten in einem Kontext zu arbeiten. Mit Kontext ist ein sinnvoller Alltag für den Patienten gemeint. Der Alltag des Patienten ist außerdem so gegliedert, daß er dem eines gesunden Menschen ähnlich ist.

Tagesablauf aus Sicht der Patienten

Uhrzeit	Tätigkeit/Therapie	Therapeuten
07.00 Uhr	Aufstehen Waschen/Anziehen	Ergotherapeuten Pflegetherapeuten
08.00 Uhr	Frühstücken (eßfähige Patienten) Aufstehen/Waschen/Anziehen (nicht eßfähige Patienten) Spezielle Therapien (nicht eßfähige Patienten)	Ergotherapeuten Logopäden Pflegetherapeuten Physiotherapeuten
09.00 Uhr	Spezielle Therapien lt. Therapieplan spezielle medizinische und pflegerische Maßnahmen	Alle Berufsgruppen auch Pflegepersonal führt geplante spezielle Therapien durch
10.00 Uhr	dto.	dto.
11.00 Uhr	dto.	dto.
12.00 Uhr	Mittagessen (eßfähige Patienten) Spezielle Therapien (nicht eßfähige Patienten)	Ergotherapeuten Logopäden Pflegetherapeuten Physiotherapeuten

Uhrzeit	Tätigkeit/Therapie	Therapeuten
13.00 Uhr	Lagerung für die Mittagsruhe	Alle Berufsgruppen
13.30 Uhr	Mittagsruhe	Das Team hält Patientenkonferenzen, Therapie-/ Pflegeplanung, Dokumentation, Fortbildung
14.30 Uhr	Spezielle Therapien lt. Therapieplan spezielle medizinische und pflegerische Maßnahmen	Alle Berufsgruppen
15.30 Uhr	Spezielle Therapien Freizeittherapie/-gestaltung	Alle Berufsgruppen Recreations-Therapeuten, Angehörige
16.30 Uhr	Freizeittherapie/-gestaltung	Recreations-Therapeuten, Pflegetherapeuten, Angehörige
17.30 Uhr	Abendessen	Pflegetherapeuten
18.30 Uhr	Freizeittherapie/-gestaltung Waschen/Ausziehen/Schlafen Spezielle pflegerische Maßnahmen	Recreations-Therapeuten, Pflegetherapeuten, Angehörige
22.00 Uhr	Bettruhe Lagerungen	Pflegetherapeuten

Zum Tagesablauf

Alle Aktivitäten, die einen festen Platz im Tagesablauf haben, werden therapeutisch genutzt. In den Zeiten dazwischen haben Ärzte, Therapeuten und Pflegekräfte Gelegenheit, spezielle fachspezifische Maßnahmen durchzuführen, wenn möglich auch als Problemlösegeschehnis. Dabei müssen wir jedoch unser Vorhaben der aktuellen Situation und den momentanen Bedürfnissen des Patienten anpassen. Dann erreichen wir eher, daß der Patient nachvollziehen kann, was wir tun und daß er aktiv mitarbeitet. Unsere Flexibilität ist wieder beansprucht, denn oft müssen wir zuerst etwas anderes tun als vorher geplant. Je nach Fortschritt des Patienten werden immer komplexere Alltagsgeschehnisse einbezogen. Die Therapeuten teilen sich den Tag des Patienten auf, meist im Stundenrhythmus. Manchmal sind zwei Therapeuten für eine Therapiestunde nötig; diese wird dann zur interdisziplinären Co-Therapie genutzt. Außerdem stehen Hilfskräfte den Therapeuten zur Verfügung. Bei der Übergabe des Patienten zur nächsten Therapie gibt es Gelegenheit, kurze mündliche Informationen über den Verlauf der letzten Stunde auszutauschen. Wir möchten gewährleisten, daß der Patient einen Zusammenhang im Tagesablauf erfährt.

Die Aufgaben, die wir mit ihm lösen wollen, sind die Therapieinhalte und sollen mit dem wirklichen Leben zu tun haben. Einige Tätigkeiten werden logischerweise inhaltsbedingt im Zimmer des Patienten stattfinden, aber wir möchten dem Patienten so oft wie möglich andere Umgebungen bieten. Hierfür stehen das Therapiegebäude und die Außenanlagen zur Verfügung. Alle Räume des Therapiegebäudes sind interdisziplinär zu nutzen. Wichtig ist, daß der Patient nicht ständig hin und her geschoben wird, sondern daß er über einen längeren Zeitraum an einem Ort bleiben kann. Die Therapeuten können zum Patienten kommen. Dies spart Zeit und ermöglicht dem Patienten, mehr Zusammenhang im Tagesablauf zu erkennen. Es wird angestrebt, daß der Patient den Vor- und Nachmittag im Therapiegebäude verbringt, daß er die Mahlzeiten im Kommunikationsraum einnimmt und daß er seine Freizeit draußen oder in den Räumlichkeiten der Recreations-Abteilung verbringt. Sein Zimmer ist überwiegend der Platz für Schlafen/Ruhen und persönliche Verrichtungen. Der Stellenplan sieht für eine Frühreha-Station mit 20 Patienten eine Personalstärke von 30 Pflegekräften, 8 Ergotherapeuten, 8 Physiotherapeuten, 1 Logopäden, 1 Neuropsychologen, 1 Recreationstherapeuten, 0,5 Sozialarbeitern und 2,0 Ärzten vor.

Am Wochenende wird der Tagesablauf eingehalten, aber wie im Leben eines gesunden Menschen wird weniger gearbeitet, d.h., dem Patienten wird weniger Therapie zugeführt. Wir beschränken uns am Wochenende auf Stimulation des oralen Traktes, prophylaktische Maßnahmen für die Herz-Kreislauf- und Atemfunktion sowie die Gelenkbeweglichkeit; vor allem aber werden am Wochenende, genauso wie an einem Werktag, die therapeutischen Prinzipien bei jeglicher Handhabung des Patienten in allen grundpflegerischen Tätigkeiten eingehalten. Im Vergleich zum normalen Werktagsdienst wird mit einer Besetzung von 63% in der Pflege und 25% in der Therapie (nur Ergo- und Physiotherapie) gearbeitet.

Zur Verantwortung

Wie aus dem Tagesablaufplan zu sehen ist, werden viele Alltagsaktivitäten fachübergreifend angegangen. Es bewirkt Variation in der Lösung der Aufgaben, welche wiederum das Lernen fördert und festigt. Obwohl die vielschichtige Problematik eines Patienten meist fachübergreifend behandelt wird, ist eine Hauptverantwortlichkeit für die wichtigsten Problembereiche den verschiedenen Fachgruppen zugeordnet.

**Zuordnung der Hauptverantwortlichkeiten
der wichtigsten Problembereiche eines Patienten
in therapeutischer Hinsicht**

Medizin: – Medizinische Diagnostik

– Koordination und Integration der verschiedenen interdisziplinären Maßnahmen

– Ansprechpartner der Angehörigen für das Vorgehen ingesamt

Pflege: – Grundpflegerische und spezielle pflegerische Maßnahmen

– Körper- und Mundhygiene

– Blasen- und Darmfunktion

– Lagerungen

– Die tägliche Koordination von Diagnostik, Therapie und Pflege

Ergotherapie:
- Aufbau der oralen Nahrungsaufnahme
- Evaluation der Planungsstufen in problemlösenden Alltagsgeschehnissen
- Testung der Selbständigkeit (FIM = Functional Independence Measure)

Physiotherapie:
- Beweglichkeit (Erhaltung und Wiederherstellung)
- Körperliche Leistungsfähigkeit (Koordination, Kraft, Kondition)

Logopädie:
- Kommunikationsaufbau und Erarbeitung von Kommunikationshilfen
- Diagnostik und Behandlung von Sprach-, Sprech- und Stimmstörungen

Neuropsychologie:
- Neuropsychologische Diagnostik
- Integration von kognitiven Störungen, sozialem Verhalten, emotionaler Befindlichkeit und Krankheitsverarbeitung
- Angehörigenberatung

Recreationstherapie:
- Soziale Einbindung
- Freizeitgestaltung

Sozialer Dienst:
- Soziale Anamnese und Beratung
- Vorbereitung des Umfeldes nach dem Klinikaufenthalt

Jeder Mitarbeiter beachtet die Gesamtentwicklung und hat die Pflicht, die anderen Teammitglieder über beobachtete ungünstige Entwicklungen zu informieren. Es muß jedoch gesichert sein, daß keiner denkt, ein anderer kümmert sich automatisch um ein entstandenes Problem. Deswegen ist eine Plazierung von Hauptverantwortlichkeiten notwendig und sinnvoll.

Zur Mitarbeit der Angehörigen

Die Angehörigen des Patienten gehören zum Team. Sie können, so oft sie Kraft und Zeit haben, bei den Therapien dabei sein. So lernen die Angehörigen die Prinzipien der Therapie und können unsere Bemühungen in sinnvoller Weise unterstützen. Die Angehörigen werden durch ihre häufige Präsenz mit der Rehabilitationsproblematik vertraut und werden schon früh im Verlauf in der Lage sein, den Patienten zunächst für einen Sonntagnachmittag, später von Samstagnachmittag bis Sonntagabend, mit nach Hause zu nehmen. Dies bedeutet wieder neue Reize (neuer Input) und neue Perspektiven für den Patienten, und wir stellen immer wieder einen positiven Entwicklungsschub nach Wochenendbesuchen zu Hause fest.

Zur Einarbeitung und Schulung des Personals

Das Leitungsteam der Klinik war von Anfang an der Ansicht, daß eine gründliche theoretische, aber vor allem praktische Einarbeitung aller Mitarbeiter unabdingbar ist. Neue Mitarbeiter erhalten eine einwöchige Basisausbildung bald nach der Einstellung. Die Basisausbildung ist interdisziplinär. Eine fachspezifische Einarbeitung durch erfahrene Kollegen erfolgt auf der Station direkt am Patienten. Später soll der neue Mitarbeiter die Grundkurse in der facio-oralen Therapie, in der Bobath- und in der Affolter-Methode im angegliederten Schulungszentrum absolvieren. Aufbauende Spezialkurse können im weiteren Verlauf belegt werden. Besuche von Kursen haben sich jedoch als wenig effektiv herausgestellt, wenn nicht eine fachliche Supervision in der täglichen Arbeit gewährleistet ist. Die fachliche Supervision der Mitarbeiter gehört zum Aufgabenbereich der Bereichs-, Abteilungs- und Stationsleiter.

Zukunft

Ein interdisziplinäres Arbeiten wurde von Anfang an im Therapiezentrum Burgau angestrebt. Alle Mitarbeiter halten es für richtig und bemühen sich nach bestem Wissen und Gewissen. Eine interdisziplinäre Teamarbeit ist jedoch schwierig in Vollendung zu praktizieren. Wir sehen in einem noch besseren Gelingen eine spannende Herausforderung der kommenden Zeit.

Gespürte Interaktion im Alltag

F. Affolter, W. Bischofberger

Einführung

Ein kurzes Wort zum Begriff "Wahrnehmung".

1. Wahrnehmung ist nicht direkt erfaßbar, nur indirekt. Verhaltensbeobachtungen bilden eine wichtige Möglichkeit der indirekten Erfassung. Dabei werden Veränderungen der Verhaltensweisen von Personen in Zusammenhang gebracht mit gleichzeitigen Veränderungen in der Umwelt. In unseren Diskussionen werden wir uns deshalb immer wieder mit solchen Beobachtungen, auf Videos festgehalten, beschäftigen. Im vorliegenden gedruckten Text müssen leider die Videos durch schriftliche Beschreibungen der Beispiele ersetzt werden.

2. Das Wort "wahr-nehmen" schließt den Begriff "nehmen" mit ein. "Nehmen" bedeutet stets "Interaktion", ich kann nicht nehmen, ohne zu berühren. Berühren kann ich nur, wenn ich die topologische Beziehung zwischen mir und der Umwelt verändere: Ich bin getrennt vom Buch, ich berühre es nicht. Nun berühre ich das Buch, ich nehme es, ich bin zusammen mit dem Buch. Die wesentliche Information beim Berühren ist das Spüren. Spüren und wahrnehmen hängen eng zusammen.

Wir werden deshalb in unseren Darlegungen kaum das Wort "Wahrnehmung" benützen, sondern immer wieder beim Spüren ankommen. Literaturhinweise zum Thema "Wahrnehmung" finden Sie im Anhang.

1. Wenn es an gespürter Information mangelt, ...

Mangel an gespürter Information. Was heißt dies für den Patienten und wie gehen wir diesen Mangel in unserer Arbeit mit ihm an? Der Mangel geht einher mit einem Zerbrechen der Organisation der Informationssuche. Wie drückt sich dieses Zerbrechen aus und wie kann ich dieses angehen?

1.1. ... dann führt dies zu einem Versagen im Alltag

Das Versagen in Testaufgaben steht hier nicht zur Diskussion. Wir verweisen den Leser auf frühere Publikationen (4). Wir können aber beobachten, daß hirngeschädigte Patienten in ihrem Alltagsverhalten, je nach Ausmaß ihrer Schädigung, auffällig sind (10), (11). Ob das mit dem Mangel an gespürter Information etwas zu tun hat (5)?

Laßt uns darüber nachdenken.

Alltag verlangt Interaktion. Wenn ich aufstehe, mich wasche, Frühstück zubereite usw., dann bin ich aktiv – führe Aktionen aus. Dies wird im zweiten Teil des Wortes Interaktion, durch den Begriff "Aktion" angedeutet. Wo kommt aber das Wort "inter", das "zwischen" her?

Alltägliche Aktivitäten oder Geschehnisse haben nicht nur mit dem Aktor, z.B. mir selbst, etwas zu tun. Sie beziehen jeweils auch die Umwelt mit ein (Umwelt nicht nur im Sinne von Unterlagen/Gegenständen, sondern auch Personen). Dies heißt, daß im Laufe der Geschehnisse nicht nur ich, sondern mit mir sich immer auch die Umwelt verändert, daß also etwas "zwischen" mir und der Umwelt geschieht.

Damit haben wir etwas ganz Wichtiges angedeutet: Alltag mit seinen Interaktionsgeschehnissen verlangt **Veränderungen**: Ich ziehe Kleidungsstücke an, bereite Kaffee zu und trinke ihn, nehme dazu Geschirr aus dem Schrank, versorge es später wieder. Offenes wird geschlossen, was auseinander ist, wird ineinander gefügt, Getrenntes wird zusammengebracht und jeweils umgekehrt. Wir sprechen von **Veränderungen topologischer Beziehungen**. Piaget (8) sowie Piaget und Inhelder (9) beschrieben umfassende Beobachtungen der Entwicklung topologischer Beziehungen bei Kindern.

Um solche Veränderungen zu verursachen und deren Zustandekommen zu beurteilen, benötigt man ununterbrochen Information. Ich berühre etwas – umfasse, bewege – bringe es an einen anderen Ort – lasse es dort los. Solche Veränderungen werden **gespürt**. Visuelle und/oder auditive Information allein genügt dazu nicht (7).

Hier nun, bei der Gewinnung unerläßlicher Spürinformation sind die Schwierigkeiten unserer hirngeschädigten Patienten einzuordnen. Forschungsergebnisse unterstreichen, daß hirngeschädigte Patienten schlechtere Leistungen zeigen als gesunde Personen, wenn taktil-kinästhetische Information kritisch ist (4). Schlechtere Informationsaufnahme hirngeschädigter Personen im taktil-kinästhetischen Bereich führt zu einem Mangel an gespürter Information.

Nun benötigen wir aber Information, um zu gewissen **Erkenntnissen** zu gelangen. So brauche ich in jedem Augenblick meines Daseins Information, um zu wissen, wo meine Umwelt ist und wo ich bin. Im Laufe des Alltags verändert sich die Beziehung zwischen mir und meiner Umwelt ständig, jetzt bin ich neben dem Tisch, kann ihn berühren, jetzt bin ich weg vom Tisch, neben dem Tageslichtprojektor. Diese Information wird grundlegend über das Spüren erhalten, über das Sehen erst sekundär. Tritt ein Mangel ein an gespürter Information, dann bleibt mein Erkennen der Beziehung Umwelt-Körper bruchstückhaft. Deshalb eine weitere Folge des Mangels an gespürter Information ...

1.2. ... dann weiß ich nicht, wo die Umwelt ist und wo ich bin

Im Therapiezentrum Burgau werden schwerst geschädigte Patienten aufgenommen. Bei kleinsten Veränderungen, so wenn sie bewegt werden, geraten sie in Panik, sie schlagen und/oder beißen z. B. neben ihnen stehende Personen. Häufig werden sie deshalb als "aggressiv" bezeichnet und riskieren, in eine psychiatrische Klinik überwiesen zu werden.

Herr R., 26 Jahre alt, 11 Monate nach Schädelhirntrauma (SHT).

Zwei Therapeuten fahren ihn im Rollstuhl von seinem Zimmer ins Badezimmer. Die eine Therapeutin bewegt seine Beine, die andere steuert den Rollstuhl von hinten. Wie sie über die Türschwelle fahren, beginnt Herr R. mit schreckverzerrtem Gesicht zu fluchen und schlägt mit der Faust mit solcher Wucht auf seinen Rollstuhltisch, daß es kracht.

Wir fragen uns: Ist er aggressiv? Oder hat ihn die Ortsveränderung in Panik versetzt, weil er dadurch nicht mehr weiß, wo die Umwelt ist und wo er ist? Ist dies auf einen Mangel an gespürter Information zurückzuführen und sucht er durch sein Verhalten nach mehr Spürinformation (6)?

Der Mangel an gespürter Information kann sich auch bei solchen Patienten bemerkbar machen, die in der Rehabilitation weiter fortgeschritten sind. Auch bei ihnen können Schwierigkeiten auftreten beim Erkunden, wo die Umwelt ist und wo sie sind.

Frau A. hat sich von einem Schlaganfall gut erholt. Fremde Leute beurteilen sie von ihren Bewegungen her als unauffällig. Sie steht wieder im alltäglichen Leben und führt ein unabhängiges Leben, braucht aber mehr Zeit für häusliche Verrichtungen als früher. Noch immer aber habe sie Angst, so erzählt sie uns, einen freien Raum, z.B. einen Dorfplatz zu überqueren. Beim Absitzen könne sie nur durch viele Überlegungen beurteilen, ob sie wirklich sitze.

In einer testpsychologischen Untersuchung kann beobachtet werden, daß Frau A. in Aufgaben versagt, die komplexe Verarbeitung taktil-kinästhetischer Information verlangen. Wir folgern daraus: Frau A. hat Schwierigkeiten, angemessene taktil-kinästhetische Information zu erhalten. Die Probleme von Frau A. in ihrem Alltag sind auf einen bestehenden Mangel an gespürter Information zurückzuführen.

Eine dritte Auswirkung des Mangels an gespürter Information bezieht sich auf die Aktionen, die zu einem Alltagsgeschehnis gehören ...

1.3. ... dann kann ich Bewegung/Aktion als Ursache nicht zielgerichtet planen und die Wirkung nicht erfassen

Wir benötigen gespürte Information nicht nur, um zu wissen, wo wir und wo sich die Umwelt in einem gewissen Augenblick befinden, sondern für eine weitere Erkenntnis: Alltagsgeschehnisse rufen Veränderungen topologischer Beziehungen zwischen mir und der Umwelt hervor. Ich muß neben der Erkenntnis, wo meine Umwelt und wo ich mich befinde, wissen, wie ich diese Beziehung sinnvoll, d. h. zielgerichtet verändern kann. Ich muß meine Aktion als Ursache dazu planen und nach Vollzug der Aktion die Wirkung derselben erfassen können.

Immer wieder treffen wir im Therapiezentrum Burgau Patienten an, die sich fast ununterbrochen bewegen und topologische Veränderungen verursachen;

sie können aber diese verursachten Veränderungen und deren Wirkungen nicht auf ein sinnvolles Ziel ausrichten. Sie werden häufig als "hyperaktiv, unruhig, unaufmerksam" bezeichnet.

Herr S., 25 Jahre alt, 11 Monate nach Herpes simplex Encephalitis.

Er befindet sich mit einer Pflegerin im Aufenthaltsraum. Sie haben eben ein Spiel beendet. Unerwartet steht er auf und geht zu den Schränken. Dort öffnet er eine Türe und schließt diese wieder, geht zum nächsten Schrank, dasselbe, Türen auf, Türen zu. All dies führt er in großer Geschwindigkeit aus. Zum Schluß geht er an eine Kommode und öffnet die Schublade, schließt sie, öffnet und schließt.

Dieses Verhalten kann während eines Tages unzählige Male beobachtet werden, ob in einem fremden, ob im eigenen Zimmer.

Wir interpretieren: Das Verhalten von Herrn S. ist Ausdruck einer äußerst beschränkten Möglichkeit, in gespürte Interaktion zu seiner Umwelt zu treten.

Diese Interpretation bezieht sich auf unser Wissen über die kindliche Entwicklung gespürter Interaktion zwischen "Person-Umwelt" (1). Diese Entwicklung kann als Abfolge von komplexer werdenden Interaktionseinheiten beschrieben werden: Berühren – Umfassen – Wegnehmen/Trennen – Zusammenbringen – Loslassen – Transportieren – usw. bis zum Verstehen alltäglicher Geschehnisse mit "Aushändigen" (2). Diese Interaktionseinheiten sind hierarchisch ineinander verschachtelt, Umfassen schließt immer Berühren mit ein. Transportieren verlangt Berühren, Umfassen, Wegnehmen, über eine Distanz Tragen und dort Loslassen.

Man kann versuchen, das Verhalten von Herrn S. auf die darin enthaltenen Interaktionseinheiten zu analysieren: Herr S. berührt den Türknauf des Schrankes, umfaßt diesen, zieht, die Türe läßt sich vom Türrahmen trennen, sie geht auf. Anschließend bringt Herr S. die Türe wieder in die Ausgangslage zurück, die Türe ist wieder mit dem Rahmen zusammen. Berühren/umfassen/trennen – zusammenbringen/loslassen. Dies sind topologische Veränderungen, die für die Interaktionseinheit des "Wegnehmens" charakteristisch sind. Das Kind benützt die Interaktionseinheit des Wegnehmens in unzähligen Situationen und lernt so, in der Umwelt Gegenstände von Unterlage/Seite und von anderen Gegenständen zu unterscheiden (1).

1.4. Visuelle Information allein genügt nicht, um zu erkennen, wo die Umwelt und wo der Körper sich befinden, sowie über Ursache/ Wirkung Bescheid zu erhalten.

Herr G., 24 Jahre alt, 4 Monate nach Unfall mit SHT.

Er befindet sich in der Küche, um dort Bananenmilch herzustellen. Dazu soll er sich vom Rollstuhl auf einen Hocker am Tisch umsetzen. Der Therapeut stellt den Hocker in die Nähe des Rollstuhles, so daß der Patient den Hocker sieht. Der Patient bewegt sich nicht. Der Therapeut erklärt nun dem Patien-ten, er solle sich umsetzen – der Patient bewegt sich immer noch nicht.

Wir folgern: Der Patient scheint weder die visuelle Information im ersten Fall, noch die auditive im zweiten verwerten zu können, das Ziel "Umsetzen" wird nicht verstanden.

Jetzt führt der Therapeut die Hand des Patienten zur Berührung des Hockers, der Patient bewegt sich immer noch nicht. Der Therapeut schiebt den Hocker näher, so daß dieser das Bein des Patienten berührt. Der Patient setzt sich auf den Hocker.

Wir interpretieren:

a) Der Patient kann visuelle und auditive Information nicht mehr mit gespeicherter gespürter Erfahrung verbinden. Weshalb dies, wenn wir gesunde Menschen dies doch meist können? Es stellt sich die Frage nach den Leistungen, die in diesem Können eingeschlossen sind: Ich habe mich schon unzählige Male auf einen Hocker gesetzt. Die dabei gespürte Interaktionserfahrung und entsprechende visuelle und auditive Information werden gespeichert. Wenn ich nun später einen Hocker sehe, oder man mir sagt, ich soll mich darauf setzen, so kann diese visuelle oder auditive Information das entsprechende gespürte Geschehnis aus der Speicherung hervorrufen. Dies erlaubt mir, mich auf den Hocker zu setzen. Dieser Zutritt zu gespeicherter gespürter Erfahrung aufgrund visueller oder auditiver Information ist bei unseren Patienten häufig gestört. So auch bei Herrn G. in unserem Beispiel.

b) Auch gespürte Information über die Hand scheint dem Patienten nicht zu helfen. Erst als er den Hocker am Bein spürt, setzt er sich um. Wir überlegen: Berühren mit der Hand bedeutet einen "Umweg". Um mich umzusetzen, muß ich meine untere Körperhälfte, einschließlich der Beine bewegen. Wir werden später auf dieses Problem des "Umweges" zurückkommen.

Ähnliches Verhalten können wir immer wieder bei Patienten beobachten, die Mühe haben in der Suche nach angemessener taktil-kinästhetischer Information. Diese Schwierigkeit, genügend gespürte Information zu erhalten, läßt sich bei unserem Patienten unter anderem deutlich aus Beobachtungen beim Treppensteigen folgern.

Herr S. geht die Treppe hoch, ohne auf die Stufen zu blicken. Er schiebt einen Fuß über die Unterlage des Treppenabsatzes, bis er mit den Zehen den Widerstand des nächsten Absatzes spürt. Mit dem Fuß geht er diesen Widerstand entlang in die Höhe, bis er auf der nächsten Stufe angelangt ist. Dort stellt er den Fuß ab und hebt seinen Körper in die Höhe, bis er den zweiten Fuß ebenfalls absetzen kann.

Solches Verhalten können wir bei einem kleinen Kind beobachten, wenn es eine unvertraute Treppe hinaufgeht oder bei uns, wenn wir dies im Dunkeln tun.

Leider können sich viele Leute das Verhalten eines Patienten, wie es bei Herrn S. zu beobachten ist, nicht erklären. Ein solcher Patient wirkt dann zermürbend in seiner Hyperaktivität und riskiert häufig, in eine psychiatrische Klinik eingewiesen zu werden.

1.5. Wie kann ich dem Patienten zu besserer gespürter Information verhelfen – visuelle/auditive kommt später "von selber dazu"

Der Entwicklungsaufbau beim Kleinkind läßt uns folgende Stufen in der Speicherung und im Hervorholen gespeicherter gespürter Alltagserfahrungen annehmen:

- Gespürte Interaktionen werden erfahren und gespeichert, getrennt von visueller Information.
- Nach einem kritischen Ausmaß solcher gespürter Erfahrung fügt sich bei Interaktionen zur gespürten Information entsprechende visuelle dazu (häufig von ca. 4 Monaten an zu beobachten).
- Bei visueller Aufnahme einer Situation werden entsprechende gespürte Erfahrungen der Speicherung entnommen (8 Monaten und älter), (1).

Mein Ziel wird also sein, dem Patienten Möglichkeiten gespürter Interaktionserfahrung zu verschaffen. Dabei bin ich mir immer wieder bewußt, daß Interaktion als Geschehen zwischen der Person/Patient und Umwelt abläuft. Folglich muß ich Person/Aktor/Umwelt und Geschehen in Betracht ziehen, wenn ich dem Patienten helfen will. Wir wollen zuerst über die Umwelt nachdenken, dann über die Person/Aktor und schließlich über das Geschehnis, das beide vereint.

1.5.1. Umwelt

Wir wiesen darauf hin, daß tägliche Geschehnisse Veränderungen in den topologischen Beziehungen zwischen mir und der Umwelt verlangen. Dies bedingt, daß ich immer wieder, in jedem Augenblick meiner Aktionen weiß, wo ich mich und wo die Umwelt sich befindet. Um dies zu wissen, muß ich die Umwelt berühren können (oder aufgrund der visuellen Information aus meiner Speicherung entsprechende Spürerfahrungen herausholen – was hirngeschädigte Patienten nicht oder nur erschwert können).

Aus diesen Überlegungen geht hervor, daß ich beim Durchführen täglicher Geschehnisse den Patienten möglichst viele Berührungen einer stabilen Umwelt verschaffen muß. Ich soll möglichst vermeiden, daß sie sich im sogenannten "freien Raum" bewegen müssen. Was heißt das? Ein Beispiel dazu aus einer geriatrischen Klinik:

Frau M. ist eine unruhige Patientin. Sie fuchtelt mit den Armen in der Luft herum, äußert ganze Redeschwälle, wobei man diese kaum versteht. Es handelt sich meistens um sterben, vergiftet werden, umgebracht werden ... Für das Pflegepersonal ist dieses Verhalten schwer zu ertragen.

Wir geben einen Kurs in unserer Klinik. Zwei Teilnehmer versuchen das, was sie über die Gestaltung der Umwelt gelernt haben, bei dieser Patientin anzuwenden.

Sie finden die Patientin auf der Toilette. Der Pfleger erwähnt, wie mühsam es sei, daß man Frau M. keine Sekunde allein lassen könne. Frau M. sitzt in der Mitte des Badezimmers, ohne die Umwelt zur Seite berühren zu können. Die Kursteilnehmer versuchen dies zu verändern. Frau M. wird in die Ecke gesetzt – sie wird ruhig. Der Pfleger ist erstaunt und fragt: "Haben Sie noch mehr solche Tricks?"

Frau M. soll essen. Wiederum wird ihre extreme Unruhe von der Pflegerin erwähnt, Frau M. könne weder allein essen noch trinken. Wo ist die Umwelt beim Essen? Der Tisch steht in der Mitte des Raumes. Frau M. sitzt im Rollstuhl. Dessen Armstützen sind so hoch, daß der Stuhl nicht unter den Tisch gefahren werden kann.

Die Kursteilnehmer verändern die Umwelt. Der Tisch wird mit der Seitenkante an die Wand gestellt, nahe zu einer anderen Wand, so daß für Frau M. ein "Sitzen in der Ecke" möglich wird. Der Rollstuhl der Patientin wird ausgewechselt mit einem, dessen Armstützen niedriger sind. Nun kann Frau M. in ihrem Rollstuhl unter den Tisch gefahren werden, so daß sie mit ihrem Körper die Tischkante berühren kann. Vorn der Tisch, zur Seite die Wand, hinter ihr die zweite, sie sitzt in der Ecke. Frau M. ist plötzlich ruhig. Ihre Hand kann zum Glas geführt werden, sie trinkt allein. Sie blickt um sich und sagt: "Heute ist es schön."

Die nächsten Überlegungen beschäftigen sich mit der Person, dem Aktor in der Interaktion.

1.5.2. Die Person als Aktor

Statt verbal/visuell an die Patienten heranzutreten, "führe" ich die Patienten: Ich lege meine Hände auf deren Hände, die Finger der rechten Hand auf die rechte, die linken auf die linke und führe so deren Körper zu den verschiedenen Aktionen eines Geschehnisses.

Dabei entsteht eine wichtige Frage: Kann man über gespürte Information einer anderen Person Wissen über ein Geschehnis vermitteln? Zur Beantwortung kann eine Selbsterfahrung dienen: Wir versetzen uns selbst in eine "geführte Situation", ähnlich jener der geführten Patienten. Ich schließe die Augen. Jemand nimmt meine Hände und beginnt, mit mir ein Geschehnis durchzuführen, ohne daß ich weiß was für ein Geschehnis. Dabei können wir erleben, daß problemlösende Prozesse in unserem Gehirn angeregt werden.

Wir folgern daraus:

a) Es ist möglich, über taktil-kinästhetische Information zum Wissen über ein Geschehnis zu gelangen.

b) Zu einem Geschehnis geführt zu werden löst höchst aktive Stimulierung problemlösender Prozesse in der geführten Person aus. Für unsere Patienten heißt dies: Förderung zu größerer Selbständigkeit.

c) Einsetzen von Führen heißt nicht einfach "Berühren der Patienten". Nein, das Führen der Patienten soll in einer **alltäglichen Interaktion** mit der Umwelt geschehen, d.h. beim Lösen von Problemen. Das Berühren des Patienten erfolgt also zielgerichtet. Und damit kommen wir zum Problem des Geschehens.

1.5.3. Das Alltagsgeschehnis

Der Begriff "Geschehnis" ist komplex. Aus dieser Komplexität wählen wir zwei wichtige Aspekt aus:

a) Probleme, die sich beim Beginn eines Geschehnisses stellen, oder während des Geschehnisses beim Wiedereinstieg, wenn ein Teilgeschehnis abgeschlossen ist und ein neues beginnen soll.

b) Probleme im Zusammenhang mit Umwegen.

a) Ein Geschehnis hat immer einen **Beginn**. Wir gesunde Menschen denken in der Routine des Alltags kaum je darüber nach, wieviele Entscheidungen wir fällen müssen, bevor wir ein eigentliches Geschehnis beginnen können.

Und gerade diese Anfangszeit des Auswählens, des Wegschiebens von Unwichtigem und Hervorholens von Wichtigem kann bei unseren Patienten sehr kritisch sein. Deshalb einige Gedanken dazu:

Man spricht oft von "enriched – angereicherter" Situation oder von "reizarmer". Für uns ist keines von beiden notwendig, weder angereichert noch reizarm. Wichtig ist eine "Alltagssituation". In einer Alltagssituation befinden sich stets wichtige und unwichtige, relevante und irrelevante Gegenstände/ Personen im Umfeld.

Wir wissen, daß zu **problemlösenden Prozessen** auch auswählende und beurteilende Prozesse gehören. Diese sind unter informationssuchende Prozesse einzuordnen, also Prozesse, die unseren Patienten Schwierigkeiten verursachen (3). Gerade deshalb werde ich beim Führen z.B. auch unwichtige Gegenstände ins Arbeitsfeld mit einbeziehen.

Herr S., 36 Jahre, 11 Monate nach Unfall mit SHT.

Ein Kissen soll neu bezogen werden. Der Patient zieht den alten Kissenbezug ab. Vor dem Patienten ist ein Stapel frischer Tücher. Geführt berührt er den Stapel – das oberste Tuch. Das ist nicht der Kissenbezug. Ein Tuch nach dem anderen wird hochgehoben, bis endlich der Kissenbezug berührt wird. Der Patient nimmt – stets geführt – diesen Kissenbezug und zieht ihn zwischen den Tüchern aus dem Stapel heraus.

Wir überlegen: In einem alltäglichen Geschehnis "Kissenbezug holen" begegnen wir verschiedenen Gegenständen, die nicht in Beziehung stehen zum Geschehen. Wir müssen auswählen und entscheiden, was ist wichtig und was ist unwichtig, nötig und unnötig.

So verhält sich die Therapeutin mit Herrn S. Sie sucht mit ihm den Kissenbezug. Sie berührt mit ihm verschiedene Gegenstände im Tätigkeitsfeld, berührt und legt weg, unwichtig, bis sie beim Bezug angelangt sind, wichtig.

Ein wesentlicher Faktor bei solchem Beginn des Geschehnisses ist die **Information**. Welche Information verschaffe ich dem Patienten, damit dieser mit Verständnis dabei ist?

Visuelle Information genügt oft nicht. Der Patient benötigt gespürte Information über den Beginn des Geschehens. Wir haben das Beispiel von Herrn G.

erwähnt, welcher sich auf einen Hocker an einen Tisch setzen sollte. Er erblickte den Hocker – kein Verständnis. Er hörte die verbale Aufforderung – kein Verständnis. Er spürte den Hocker mit der Hand – kein Verständnis. Erst als er den Hocker an den Beinen spürte, dort, wo man mit Umsetzen beginnt, da wurde es ihm klar.

Herr F. sollte einen Apfel schneiden. Die Therapeutin gibt ihm den Apfel in die Hand – Herr F. versteht nicht. Die Therapeutin gibt ihm ein Messer in die andere Hand – das Gesicht des Patienten leuchtet auf, er läßt sich zum Schneiden des Apfels führen, ist aufmerksam dabei.

So kann es notwendig sein, daß ich dem Patienten nicht nur einen für das Geschehnis wichtigen Gegenstand in die Hand gebe, sondern ihn durch den ersten Aktionsschritt führe.

b) Weitere Schwierigkeiten können während des Geschehnisses auftreten, dann, wenn **Umwege** eintreten.

Herr G., von unserem Beispiel des "sich auf einen Hocker Umsetzens":

Herr G. sitzt nun auf einen Hocker am Tisch. Die Zubereitung der Bananenmilch beginnt. Der Mixer steht links vom Patienten auf dem Tisch, vor ihm eine Tüte mit Bananen. Der Therapeut führt Herrn G., nimmt eine Banane aus der Tüte, beginnt diese zu schälen. Herr G. übernimmt die Handlung, entfernt die Schale, bringt die geschälte Banane zum Mund und ißt diese.

Der Therapeut überlegt: Die Banane hätte gemixt, dann in die Milch gebracht, umgerührt und erst dann als "Bananenmilch" gegessen werden sollen. Welche Umwege, um die Banane zu essen. Erinnern wir uns an das Umsetzen. Der Hocker berührte das Bein von Herrn G., er setzte sich um. Direkte Aktion ohne Umweg. Nun hält er eine geschälte Banane in der Hand. Was ist die direkte Aktion? Diese zu essen.

Der Therapeut überlegt weiter: Bei der zweiten Banane wird er schneller eingreifen und geführt mit dem Patienten die Banane in den Mixer legen.

Die zweite Banane wird geschält. Der Patient hält diese mit der rechten Hand. Ein Stück der Banane bricht ab. Der Therapeut führt die linke Hand des Patienten, nimmt das abgebrochene Stück Banane vom Tisch weg und führt es zum Mixer. Sobald Herr G. mit der linken Hand den Mixer berührt, läßt er das Stück Banane im Mixer los. Das andere Stück der Banane, in seiner rechten Hand, wird im nächsten Augenblick zum Mund geführt und gegessen.

Wir fassen zusammen:

Hirngeschädigte Patienten sind in alltäglichen Interaktionen auffällig. Alltag verlangt Veränderung topologischer Beziehungen. Solche Veränderungen verlangen berühren – umfassen – transportieren und loslassen. Grundlegende Information dabei ist die gespürte. Hier weisen unsere hirngeschädigten Patienten einen Mangel auf. Dieser Zustand verlangt, daß ich den Patienten zu vermehrter Interaktion im Alltag verhelfe, in einer stabilen Umwelt, und ihnen so vermehrte Möglichkeiten schaffe, gespürte Information zu erhalten.

Es ist deshalb unsere Aufgabe:

a) Den Patienten reichhaltige Berührung zu ermöglichen durch Gestaltung der Umwelt (Nischen, stabile Unterlage, Seitenwände), damit sie wieder erkennen können, wo die Umwelt ist und wo ihr Körper.

b) Statt den Patienten zu Beginn eines alltäglichen Geschehnisses verbale Anweisungen zu geben, führe ich sie so, daß dank der gespürten, zielgerichteten Interaktion problemlösende Prozesse angeregt werden.

2. Wenn die Organisation zerfällt ...

Mit dem Mangel an gespürter Information einher geht der Zerfall der Organisation in der Suche nach Information. Wenn wir dem Patienten langzeitig helfen wollen, dann müssen wir uns mit dem Begriff der Organisation der Suche nach Information beschäftigen. Was heißt dies?

In jedem Augenblick meines Daseins verfüge ich über unzählige Quellen/Rezeptoren, über die ich Information aufnehmen kann über meine Umwelt und über meinen Körper. Würde ich stets alle diese Quellen als gleichwertig betrachten, dann käme es in meinem Gehirn zu einem Chaos.

Stellen Sie sich vor, Sie kehren todmüde nach Hause zurück. Sie sehnen sich nach Ruhe, Stille. Statt dessen werden Sie von den Familienangehörigen erwartet, von denen jeder Ihnen etwas äußerst Dringendes erzählen möchte, dazu steht Besuch vor der Türe . . . das Chaos.

Um dies zu vermeiden, muß unser Gehirn in Bruchteilen von Sekunden entscheiden können, welche Quellen in einem gewissen Augenblick wichtig sind, welche unwichtig. Dies ist eine ungeheuer komplexe Leistung. Sie verlangt nicht nur diesen Entscheid, sondern als Folge davon ein Wechseln von Informationsquellen, ein Umschalten können.

Wir wollen mit dem ersten Aspekt beginnen:

2.1. Berühren der Umwelt – was geschieht mit meiner Wahrnehmung? – Wechseln können von einem Sinnesbereich auf einen anderen

Ich setze zur Berührung des Tisches mit meiner Hand an – eine Bewegung. Mein Gehirn muß diese Bewegung kontrollieren – kinästhetische Quellen der Information werden wichtig. Ich berühre den Tisch mit meiner Hand – mein Gehirn muß umschalten, weg von kinästhetischen Quellen, die eben so kritisch waren, zu taktilen Informationsquellen, und zwar nicht zu irgendwelchen, sondern zu jenen, die zwischen meiner Hand und dem Tisch liegen.

Bei hirngeschädigten Patienten fällt immer wieder auf, daß sie bei Bewegungen, beim Bewegt werden, so bei der Pflege, steif werden und diese Steifheit andauert. Wir nehmen an, daß sich hier die Schwierigkeit ausdrückt, von kinästhetischen Informationsquellen auf taktile umzustellen.

Wir haben bereits erwähnt, wie wichtig es ist, den Patienten zu helfen, möglichst oft sinnvoll berühren zu können, damit sie wieder wissen, wo die Umwelt ist und wo ihr Körper. Hier haben wir ein zweites Ziel der Berührung, nämlich, dem Patienten zum Wechsel der Sinnesbereiche zu verhelfen, von kinästhetisch geprägtem Aufnahmemuster zu einem taktil geprägten.

Der zweite Aspekt ist:

2.2. Wechsel von Informationsquellen innerhalb des taktilen Sinnessystems

Wir sollen den Patienten in der täglichen Pflege zu einem Wechsel der Informationsquellen innerhalb des taktilen Sinnessystems verhelfen dann, wenn jeweils eine Aktion (d.h. eine topologische Veränderung) abgeschlossen ist und damit eine neue Berührung der stabilen Umwelt stattfindet. Wir nennen dies das "pflegerische Führen" (s. Beitrag III - 2: Pflegerisches Führen).

Neben solchem pflegerischen Führen wenden wir in der Therapie noch eine andere Art des Führens, das sogenannte "intensive Führen" an. Diese Art des Führens ist schwierig und verlangt sehr viel Können vom Therapeuten, unter anderem das Wissen um drei besondere Phasen. Diese können auch bei einem gesunden Gehirn beobachtet werden bei Interaktionen im Rahmen alltäglicher Geschehnisse. Diese drei Phasen sind:

1. Die zielgerichtete Aktion
2. Die Informationssuche
3. Die Bereitschaft – die dann zur nächsten Aktion führt
   (siehe Phase 1 ... usw.).

Die zweite Phase wird für unser Problem des Wechsels von Informationsquellen innerhalb eines Sinnesbereiches besonders wichtig. Wir suchen in dieser Phase geprüfte Information, um beurteilen zu können,

a) ob die geplante Wirkung erreicht worden ist und

b) wo die Umwelt jetzt ist und wo ich bin.

Bei b) setzt die komplexe Organisation des Wechsels von Informationsquellen innerhalb des taktilen Sinnessystems ein (2).

Frau M., SHT nach Unfall vor 8 Jahren.

Sie wirkt äußerst angespannt, ihr Mund ist meist leicht geöffnet, ihre Hände und Finger in Bewegung. Sobald man sie im Rollstuhl in ein anderes Zimmer fährt, oder sie anderen Personen begegnet, frägt sie wiederholt:

"Was soll das? Was soll das?" Beschreibt man ihr, was sie erwartet, so dauert es nur kurze Zeit und sie stellt dieselbe Frage. Sie will immer wieder wissen, was die abwesenden Familienangehörigen tun, auch wenn man eben versucht hat, ihr deren Beschäftigung zu erklären.

Unsere Interpretation: Frau M.s Informationssuche ist stark auditiv geprägt, sie spricht und spricht und erhält auditive Informationen von der Umwelt. Was ihr an sprachlichen Mitteilungen gegeben wird, kann sie jedoch kaum benutzen, da sie sich deren Inhalte nur bruchstückhaft vorstellen kann. Ihr Sprachverständnis ist stark eingeschränkt. Neben der Suche nach auditiver Information sucht sie nach kinästhetischer Information. Dies drückt sich in ihrer Gespanntheit aus, ihren verkrampften Fingern mit den hastigen Suchbewegungen.

Frau M. wird von Betreuern und Angehörigen oft in "beiläufiger Art" geführt. Solches Führen simuliert problemlösende Prozesse. Wir haben diese Möglichkeit kurz erwähnt. Wir beobachteten Frau M. in einigen solcher geführter Situationen und registrierten diese auf Videos. Frau M. ist aufmerksam dabei – das Ziel des "beiläufigen Führens" ist erreicht, Frau M. überlegt sich "Ursachen und Wirkungen" aufgrund gespürter Information. Untersucht man aber ihr Verhalten vom Standpunkt der "Organisation der Informationsquellen" aus, so wie wir es hier diskutiert haben, dann stellen sich zwei wichtige Fragen:

a) Kann sie von mehrheitlich kinästhetischen auf mehrheitlich taktile Informationsquellen wechseln? Dies sollte sich durch ein "Weicherwerden" ihres Körpers ausdrücken, durch entspanntere Gesichtszüge, Schließen des Mundes, Berühren der Umwelt nach ausgeführten topologischen Veränderungen. Solche Beobachtungen fehlen.

b) Kann sie Informationsquellen innerhalb des taktilen Systems (beim Berühren) wechseln? Dies sollte sich durch "Suche von Berührungsinformation" an verschiedenen Körperteilen ausdrücken, wenn eine Aktion, eine topologische Veränderung stattgefunden hat: Wo sind jetzt meine Hände – auf dem stabilen Tisch? Wo ist mein Körper – an der Tischkante? Wo sitze ich – auf dem Stuhl? Wo befinden sich meine Füße – auf einem stabilen Boden? usw. Wiederum keine Beobachtungen, die solchen Wechsel von Informationsquellen annehmen lassen. Der Körper von Frau M. bewegt sich nicht, es erfolgen keine Veränderungen der Berührungen, die Beine bleiben in derselben Spannung, wie zwei Stöcke, der Körper bleibt auf dem Stuhl, unbeweglich wie ein Brett. Und ebensowenig verändern sich Spannungen der Nacken-Kopfhaltung – es findet kein lösendes Aufrichten statt.

Unsere Interpretation: Diese Auffälligkeiten lassen eine sehr schwere Wahrnehmungsstörung vermuten – eine Unmöglichkeit, die Informationssuche zu organisieren. Dies führt zu einem ausgeprägten Mangel an gespürter Information. Als Folge kann Frau M. die Frage "wo die Umwelt ist und wo ihr Körper" nicht beantworten. Es fehlt ihr das Wissen, um Veränderungen in der Umwelt feststellen zu können. Deshalb ihr unermüdliches Fragen: "Was soll das?", ihre Schwierigkeit, verbalen Formen Inhalte zu geben.

Was tun? Wir haben Frau M. intensiv geführt. Wir haben in der Informationssuche nicht nur versucht, gespürte Information zu vermitteln über Ursache und Wirkungen, was das beiläufige Führen anstrebt. Wir haben zusätzlich versucht, mit ihr gespürte Information zu suchen über die Beziehung zwischen Umwelt und ihrem eigenen Körper. Dies bedingt "Berühren der Umwelt", um vom kinästhetischen auf den taktilen Sinnesbereich wechseln zu können (Bedingung "a" der Organisation der Informationssuche). Dies bedingt ferner den Wechsel der Informationsquellen innerhalb des taktilen Systems (Bedingung "b" der Organisation der Informationssuche): Wo ist meine Hand, die sich eben bewegt hat, wo berührt sie die Umwelt? Wo ist mein Arm ..., meine Hüfte, sitze ich auf dem Stuhl ..., wo sind meine Füße ..., berühren diese einen stabilen Boden ... dies "geführt", nicht gesprochen (2).

Eine Analyse der auf dem Video festgehaltenen Verhaltensänderungen ergab eine positive Interpretation: Unter intensiver Führung gelingt es, bei Frau M. die erwähnten Verhaltensänderungen auszulösen. Sprachliches Verhalten in den kurzen Pausen wurde angepaßter. Folgerung: Intensives Führen erzeugt bei Frau M. wichtige Verhaltensänderungen im Sinne einer besseren Organisation der Informationssuche. Dies heißt: Frau M. benötigt "intensives Führen", um ihre schwere Wahrnehmungsstörung abzubauen.

Intensives Führen kann auch wichtig sein bei Patienten, die bereits aus der Rehabilitation entlassen worden sind, weil angenommen wurde, daß sie den Alltag wieder meistern. Beobachtet man jedoch ihr Alltagsverhalten genauer, dann zeigt es sich, daß sie häufig bedeutend mehr Zeit brauchen als früher, daß komplexe Planung vermieden wird, daß sie auf die Umwelt gespannter wirken, dies oft selbst bemerken. Manchmal spricht die Umwelt von "Persönlichkeitsveränderungen". Wir erwähnten in diesem Zusammenhang die Schwierigkeiten von Frau A., so zum Beispiel, wenn sie entscheiden sollte, ob sie wirklich sitze, oder ihre Angst, einen freien Platz zu überqueren. Frau A. suchte bei uns Hilfe. Diese Hilfe erhielt sie durch "intensives Führen" (1).

3. Folgerungen

a) Ich muß den Patienten zu gespürter Interaktion im Alltag verhelfen im Sinne von Lösen von Problemen.

b) Dazu muß ich stabile Umwelt anbieten mit Möglichkeiten des Berührens.

c) Ich soll die Patienten möglichst häufig in Alltagssituationen führen und ihnen so bei der Suche nach gespürter Information helfen, sei es durch pflegerisches, beiläufiges oder intensives Führen.

Literaturverzeichnis

(1) Affolter, F. (1987). Wahrnehmung, Wirklichkeit und Sprache. Villingen-Schwenningen: Neckar-Verlag.

(2) Affolter, F. & Bischofberger, W. (1993). Die Organisation der Wahrnehmung, Aspekte der Entwicklung und des Abbaus. In Affolter, F. & Bischofberger, W. (Eds.). Wenn die Organisation des zentralen Nervensystems zerfällt – und es an gespürter Information mangelt (S. 24-52). Villingen-Schwenningen: Neckar-Verlag.

(3) Affolter, F. & Bischofberger, W. (In Vorbereitung). Nonverbal problem-solving, a seriation task.

(4) Affolter, F. & Striker, E. (Eds.) (1980). Perceptual processes as prerequisites for complex human behavior. Bern: Huber Verlag.

(5) Bischofberger, W. (1989). Aspekte der Entwicklung taktil-kinästhetischer Wahrnehmung. Villingen-Schwenningen: Neckar-Verlag.

(6) Lurija, A. R. (1987). The man with the shattered world. Cambridge, MA: Harvard University Press.

(7) Piaget, J. (1969). Das Erwachen der Intelligenz beim Kinde. Stuttgart: Klett Verlag. (Original: La naissance de l'intelligence chez l'enfant. Neuchâtel: deleachaux & Niestlé, 1959)

(8) Piaget, J. (1974). Der Aufbau der Wirklichkeit beim Kinde. Stuttgart: Klett Verlag. (Original: La construction du réel chez l'enfant. Neuchâtel: Delachaux & Niestlé, 1950)

(9) Piaget, J. & Inhelder, B. (1971). Zur Entwicklung des räumlichen Denkens beim Kinde. Stuttgart: Klett Verlag. (Original: La représentation de l'escpace chez l'enfant. Paris. PUF, 1948).

(10) Poon, L. W., Rubin, D. C. & Wilson, B. A. (1989). Everyday cognition in adulthood and late life. Cambridge, MA: University Press.

(11) Schwartz, M. F., Reed, E. S., Montgomery, M., Palmer, C. & Mayer, N. H. (1991). The quantitative description of action disorganisation after brain damage: A case study. Cognitive Neuropsychology 8 (5), 381-414.

Weitere Literaturhinweise zum Thema Wahrnehmung

Barnard, K. E. & Brazelton, T. B. (Eds.) (1990). Touch foundation of experience. Madison, CT: International Universities Press.

Broadbent, D. E. (1958). Perception and communication. London: Pergamon Press

Broadbent, D. E. (1971). Decision and stress. London. Academic Press.

Carterette, E. C. & Friedmann, M. P. (Eds.). (1973). Handbook of perception (Vol. 3). New York: Academic Press.

Cherry, C. (1967). Kommunikationsforschung – eine neue Wissenschaft. Hamburg: S. Fischer (Original: On human communication. Cambridge: M.I.T. Press, 1957).

Gibson, J. J. (1983). Commentary on the development of perception and cognition. In T. J. Thige & B. E. Shepp (Eds). Perception, cognition, and development: Interactional analyses. Hillsdale, NJ: Lawrence Erlbaum.

Gibson, J. J. (1962). Observations on active touch. Psychological Review, 69, 477-491.

Gibson, J. J. (1973). Die Sinne und der Prozeß der Wahrnehmung. Bern: Huber. (Original: The senses considered as perceptual systems. Boston: Houghton-Mifflin, 1966).

Gibson, J. J. (1982). Wahrnehmung und Umwelt. München: Urban & Schwarzenberg. (Original: The ecological approach to visual perception. Boston: Houghton-Mifflin, 1979).

Lashley, K. S. (1951). The problems of serial order in behavior. In L. A. Jeffries (Eds.). Cerebral mechanisms in behavior. New York: Wiley.

Lashley, K. S. (1954). Dynamic processes in perception. In E. D. Adrian, F. Bremer & H. H. Jaspers (Eds.). Brain mechanisms and consciousness. Springfield, Ill: Charles C. Thomas.

Loomis, J. M. & Lederman, S. J. (1986). Tactual Perception. In K. R. Boff, L. Kaufmann & J. P. Thomas (Eds.). Handbook of perception and human performance. Volume II Cognitive processes and performance. Section VI: Perceptual Organisation and Cognition. Chapter 31 (31-1-31-41). New York: Wiley.

Miller, G. A. (1956). The magical number seven, plus or minus two. Some limits on our capacity for processing information. Psychological Review, 63, 81-97.

Miller, G. A. (1967). The psychology of communication. Baltimore: Penguin Books.

Miller, G. A., Galanter, E. & Pribram, K. H. (1973). Strategien des Handelns. Stuttgart: Klett. (Original: Plans and the structure of behavior. New York: Holt, Rinehart & Winston, 1960).

Montagu, A. (1971). Touching: The human significance of the skin. New York: Columbia University Press.

Neisser, U. (1979). Kognition und Wirklichkeit. Stuttgart: Klett-Cotta. (Original: Cognition and reality. Principles and implications of cognitive psychology. San Francisco: W. H. Freeman, 1976).

Piaget, J. (1969). The machanisms of perception. London: Routledge & Kegan. (Original: Les mécanismes perceptifs: modèles probabitilistes, analyse génétique, relation avec l'intelligence. Paris: PUF, 1961).

Pick, H. L. (1980). Tactual and haptic perception. in R. L. Welsh & B. B. Blasch (Eds.). Orientation and mobility for visually handicapped persons: Development and fundamental principles. New York: American Foundation for the Blind, 89-114.

Pick, H. L. (1984). Cognition and action in development: a tutorial discussion. In W. Prinz & A. F. Sanders (Eds.). Cognition and motor processes. Berlin: Springer, 309-324.

Posner, M. I. (1976). Kognitive Psychologie. München: Juventa. (Original. Cognition: An Introduction. Glenview, III.: Scott, Foresman & Co, 1974).

Pribram, K. H. (Eds.) (1969). Perception and action. Harmondsworth: Penguin Books.

Pribram, K. H. (1991). Brain and perception. holonomy and structure in figural processing. Hillsdale, NJ: Lawrence Erlbaum.

Schiff, W. & Foulke, E. (Eds.) (1982). Tactual perception: A sourcebook. Cambridge, MA: University Press.

Shiffrin, R. M. & Nosofsky, R. M. (1994). Seven plus or minus two: A commentry on capacity limitations. Psychological review, 101 (2), 357-361.

Thelen, E. & Ulrich, B. D. (1991). Hidden Skills: A Dynamical Systems Analysis of Treadmill Stepping during the First Year. Monograph of the Society for Research in Child Development, Serial No. 223.

Spastik und Kontrakturen

P. Davies

Mit dem Wort "Spastik" verbinden die meisten Leute das Bild eines schwerbehinderten Kindes, eines Kindes, das nicht gehen und sich nicht selbständig bewegen kann. Fälschlicherweise wird dieses Bild häufig auch so interpretiert, daß das Kind darüber hinaus geistig behindert sein muß und nicht in eine normale Schule gehen kann. Eine ähnliche Beurteilung wird leider auch erwachsenen Menschen zuteil, wenn sie nach Hirnschaden spastische Symptome zeigen. Die Spastizität zu vermeiden oder zu verringern ist somit ein äußerst wichtiges Ziel von der Rehabilitation von Patienten nach Hirntrauma oder anderen schweren Läsionen des zentralen Nervensystems.

- Spastizität erschwert sonst die aktiven Bewegungen des Patienten durch die Spannung in den gegenüberliegenden oder antagonistischen Muskelgruppen. Der Patient muß sich ständig gegen einen Widerstand bewegen. In manchen Fällen ist der Widerstand so stark, daß eine aktive Bewegung sogar völlig unmöglich wird.

- Kosmetisch ist die Spastizität sehr unerfreulich und peinlich für die Patienten, weswegen sie oft nicht aus dem Haus gehen. Andere Leute starren sie an und verhalten sich ihnen gegenüber ganz anders. Sie benutzen zum Beispiel eine einfache Sprache und stellen ihre Fragen an die Begleitperson statt direkt mit dem Patienten selbst zu reden.

- Die für das Lernen notwendige Interaktion mit der Umwelt wird durch die Spastizität immer mehr beeinträchtigt.

- Die durch die Spastizität verursachten Dauerstellungen führen leicht zu Kontrakturen, die dann schmerzhaft sind, wo sonst kein Schmerz vorhanden wäre. Eine selbstverstärkende Situation entwickelt sich, denn die geringste Verkürzung erhöht die Spastizität noch weiter, weil der Dehnreflex dadurch noch früher ausgelöst wird.

Was eigentlich ist Spastizität? Sie wird definiert als "erhöhter Widerstand gegen eine passive Bewegung". Hypertone Muskeln zeigen außerdem gesteigerte Reflexe. Die Spastizität verursacht gewisse stereotypische Dauerhaltungen der Arme und der Beine von Patienten.

Aber solche einfachen Beobachtungen helfen uns nicht, um das komplexe Problem besser zu verstehen und zu lösen. Vielmehr müssen wir uns überlegen, unter welchen Umständen und in welchen Situationen auch Menschen ohne eine Hirnläsion erhöhte Spannung, einen Hypertonus, in ihren Muskeln zeigen. Dann können wir in der Betreuung des Patienten ähnliche Situationen oder Stimuli vermeiden.

Beispiele von tonuserhöhenden Situationen:

- beim Erlernen einer neuen motorischen Geschicklichkeit, die für uns noch zu schwierig ist, z.b.: Der Fahrschüler beim Autofahren.

- wenn unsere Füße ausrutschen oder wir in Gefahr sind hinzufallen.

- wenn wir uns weh tun oder an Schmerz leiden – es gibt sogar einen erhöhten Tonus bereits in der Erwartung eines Schmerzes, etwa während einer zahnärztlichen Untersuchung.

- wenn eine sensorische Modalität fehlt, z.B. ein Bein schläft ein beim langen Sitzen vor dem Fernseher, oder wenn der Strom plötzlich ausfällt und wir eine Kerze im Dunkeln suchen.

- plötzliche laute Geräusche oder eine laute Stimme, die einen Befehl gibt.

- fremde Apparate, wie ein Videorecorder, an dem wir uns nicht auskennen, oder der Versuch, einen neuen Ofen in der Küche zu Hause zu gebrauchen.

- verwirrende Information über die Wahrnehmungskanäle, wie in einem Flugzeug unter schlechten Wetterverhältnissen.

- in Zeitnot, z.B. wenn wir in Eile sind und unseren Hausschlüssel nicht finden können.

- emotionale Zustände, glückliche, wie auch traurige, oder frustrierende.

Bei Patienten mit einer Hirnläsion wird der Tonus unter solchen Umständen ebenfalls erhöht, aber in ihrem Fall ist die Steigerung des Tonus aufgrund ihrer Hirnläsion viel ausgeprägter, weil sie nicht in der Lage sind, den Tonus zu hemmen. Der daraus resultierende Hypertonus zeigt sich bei ihnen in stereotypen spastischen Mustern.

Wir sehen somit einen engen Zusammenhang zwischen erhöhtem Tonus, der Entwicklung von Kontrakturen und wie sie zu vermeiden sind.

Wenn solche spastizitätsauslösenden Umstände nicht sorgfältig bei der Behandlung jedes Patienten berücksichtigt werden, können dadurch schwerwiegende Probleme verursacht werden.

In *Abb. 1* und *Abb. 2* sind zwei junge Patienten dargestellt, wie wir sie primär gesehen haben: E. S., 6 Monate nach dem Unfall, und T. B., 9 Monate nach dem Schädel-Hirn-Trauma. Wichtig zu wissen ist, daß beide Patienten vorher in großen modernen Universitätsspitälern waren.

Abb. 1:   E.S. mit ausgeprägten Kontrakturen der oberen und unteren Extremitäten

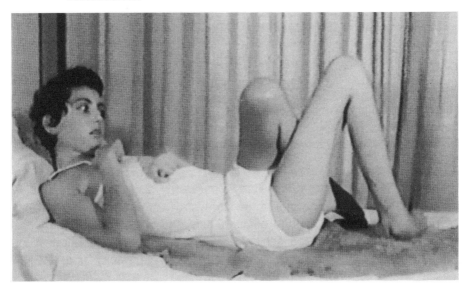

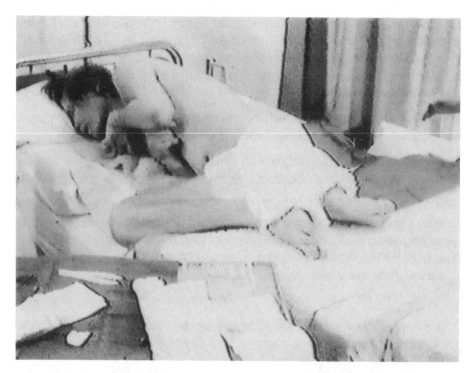

Abb. 2:   T.B. mit ausgeprägten Kontrakturen seines Rumpfes und seiner Extremitäten

Diese beiden Patienten mit solch schweren Kontrakturen ihrer unteren und oberen Extremitäten sind keineswegs einzelne Ausnahmefälle. Im Gegenteil: Patienten in solchen Zuständen sind überall dort in der Welt zu beobachten, wo keine ausführliche und adäquate Behandlung und kein Management vorhanden sind.

Die in den Abbildungen dargestellten Kontrakturen sind durchaus vermeidbar, und sie müssen unbedingt vermieden werden. Sie bedeuten sonst ein unvorstellbares Leiden für den Patienten, eine enorm verlängerte und teure Rehabilitationszeit und noch schlimmer, die Möglichkeit, daß der Patient permanent geschädigt sein könnte und deswegen nie sein optimales Endresultat erreichen kann.

Ich werde im folgenden versuchen zu erklären:

1.) Warum dieses Bild von schwerstgradigen Kontrakturen immer noch entstehen kann in heutigen Zeiten der modernen Medizin und Gesundheitssysteme.
2.) Was wir tun können, um Kontrakturen oder den Verlust des Bewegungsausmaßes zu vermeiden.
3.) Wie wir das Problem überwinden können, falls Kontrakturen schon vorhanden sind, wenn der Patient zu uns in die Klinik kommt.

1. Warum entstehen Kontrakturen?

- Meistens bekomme ich die Antwort: "Wir haben geglaubt, der Patient würde sterben und haben ihn deshalb alleine gelassen und ihn nicht behandelt", oder "Es sah alles so schlimm und hoffnungslos aus, wir dachten, er wird nicht überleben".

Solche Patienten liegen dann vier oder mehr Wochen auf dem Rücken auf der Intensivstation ohne aktive Therapie, bis es klar wird, daß sie doch nicht sterben. Während dieser Zeit ohne gezielte Behandlung entwickeln sich die Gelenksteifigkeiten und die Muskelverkürzungen.

Prädisponierende Faktoren:

- Die Spastizität mit ihren stereotypischen Massensynergien hält die Arme und Beine des Patienten in Dauerstellungen.

- Der Patient hält seine Extremitäten in extremen Gelenkstellungen, um verzweifelt herauszufinden, wo er sich in einem informationsarmen, weichen Bett mit Antidekubitus-Matratze befindet.

- Der Patient hält einen Teil seines Körpers ständig in einer schmerzfreien Position; eine schmerzauslösende Veränderung wird entweder verursacht durch eine andere Person, die ihn passiv bewegt, oder durch die Schwerkraft, die auf seine Extremitäten wirkt. Dieser Schmerz beginnt vielleicht nach einem langen Liegen in einer unbequemen

Stellung, oder weil Flüssigkeit von einer Infusion in sein Gewebe ausgelaufen ist. Vielleicht hat jemand zu rigoros passive Bewegungen durchgeführt und dadurch irgendein Gewebe verletzt. Es kann natürlich auch sein, daß er gleichzeitig bei dem ursprünglichen Unfall andere schmerzhafte Verletzungen erlitt.

- Oftmals fühlen sich Therapeuten absolut hilflos und wissen nicht, was sie tun sollen. Sie sind überfordert, weil alles, was sie während der Physiotherapieausbildung lernten, nicht anwendbar oder erfolgreich zu sein scheint.

- Letztlich führt heterotope oder paraossäre Ossifikation oft zu einem Verlust an Beweglichkeit oder sogar zu einer totalen Arthrodese des Gelenkes.

2. Was können wir tun, um Kontrakturen zu vermeiden?

Am allerwichtigsten ist es für das ganze Team, den Patienten trotz seines anfänglichen schlechten Zustandes zu betreuen mit der positiven Vorstellung, daß er eines Tages zu Fuß aus dem Spital geht, chic angekleidet ist und ihnen lächelnd zuwinkt.

a) Lagerung des Patienten im Bett und im Rollstuhl

Lagerung im Bett:

- Der Patient sollte in verschiedenen, tonushemmenden Positionen im Bett liegen, und seine Stellung muß regelmäßig umgeändert werden. Die Rückenlage sollte so weit wie möglich vermieden werden, weil sie die Spastizität erhöht.

- Der Patient wird auf beiden Seiten gelagert, dies schon auf der Intensivstation *(Abb. 3)*.

- Die Bauchlage ist sehr zu empfehlen, weil dadurch die Flexion der Hüften und der Kniegelenke verhindert und der Hypertonus in den Extensoren reduziert wird.

Spastik und Kontrakturen

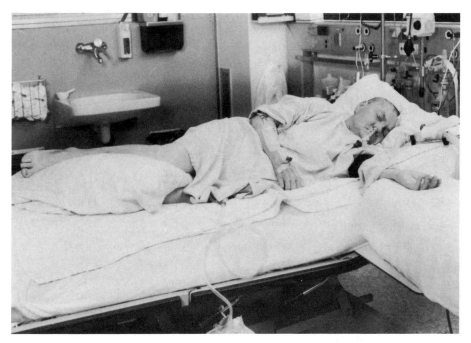

Abb. 3: Schon auf der Intensivstation liegt die Patientin in Seitlage

- Der Patient kann auch mit einem offenen Tracheostoma auf dem Bauch liegen, wenn ein Kissen unter seinem Brustkorb das Tracheostoma frei läßt *(Abb. 4)*.
- Bauchlage trotz einer Steifigkeit der Schulter des Patienten kann dadurch ermöglicht werden, daß ein Kissen unter seinen Brustkorb gelegt wird.
- Falls der Patient schon schwere Kontrakturen aufweist, kann mit Hilfe angemessener Polstermaterialien die Bauchlage erreicht werden.
- Wenn ein rastloser Patient nicht in der gewünschten Stellung bleibt, darf er nicht festgebunden sein, weil er dann nur um so stärker gegen die Binde ziehen würde. Statt dessen hilft es ihm, wenn er mit gepolsterten Packs umgeben ist, die den freien Raum um ihn herum im Bett füllen.

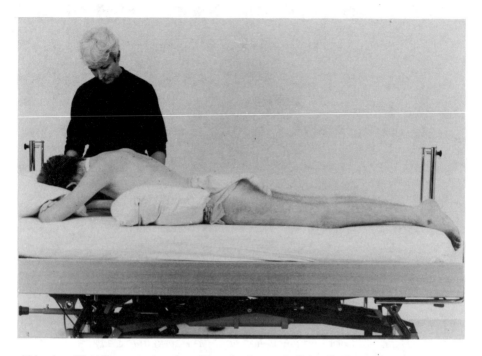

Abb. 4: Ein Kissen unter dem Brustkorb ermöglicht die Bauchlage trotz Tracheostoma und eingeschränkter Schulterbeweglichkeit

Lagerung im Rollstuhl:

Sobald der Patient aus dem Bett kommt und im Rollstuhl sitzt, sollte seine Sitzstellung optimal sein. Das Pflegepersonal und die Therapeuten sorgen dafür, daß der richtige Rollstuhl gewählt wird und verschiedene Anpassungen vorgenommen werden. Dazu gehören z.B. ein Rollstuhltisch, eine verlängerte Rückenlehne, höhere Armlehne usw. Der Patient im Rollstuhl muß immer nach oben schauen, wenn andere Personen mit ihm sprechen. Die Extension seines Halses erhöht den Tonus sehr, und deshalb sollten die verschiedenen Mitglieder des Rehabilitationsteams entweder sitzen oder hocken, während sie mit dem Patienten reden. Ein stabiler Tisch vor dem Patient unterstützt seine Arme und gibt ihm Sicherheit. In dieser Stellung sollte er tagsüber sitzen, z.B. wenn seine Familie ihn besucht oder während er fernsieht.

b) Passive Bewegungen von proximal her durchführen

Beispiele von solchen passiven Bewegungen:

- Der Kopf des Patienten wird von einer Seite zur anderen bewegt, um den Hals frei beweglich zu erhalten.

- Die Therapeutin hemmt den Hypertonus in den Extensoren der Beine durch Flexion/Rotation der Lendenwirbelsäule. Dann bringt sie den Patienten in den Schneidersitz und bewegt seinen Rumpf vorsichtig nach vorne. Dadurch mobilisiert sie die Abduktion und Flexion seiner Hüfte.

- Die Therapeutin beugt den Patienten nach vorne, während er auf der Bettkante sitzt, seine Füße sind auf dem Boden. Auf diese Weise bewegt sie seine Hüfte passiv in Flexion, indem sie den proximalen Hebelarm statt den distalen benutzt *(Abb. 5)*.

- Mobilisation der Rumpfrotation mit den Armen des Patienten seitlich gestellt.

- Der Patient wird mit der notwendigen Unterstützung zum Stehen gebracht. Während er steht, können Aktivitäten durchgeführt werden, um seinen Rumpf und seine Beine von distal her passiv zu mobilisieren.

Wir sollten nicht vergessen, daß fehlende Information einen Hypertonus verursacht, genauso wie es auch bei gesunden Babys zu sehen ist, wenn sie alleine auf dem Boden gelassen werden. Das Baby weint, und seine Arme und Beine werden entweder in Flexion ziehen oder mit Spannung in die Extension strecken. Sobald aber dem Baby ein vertrauter Gegenstand angeboten wird oder sein Vater es auf seinem Schoß hält, normalisiert sich sein Tonus.

Patienten, die lange im Bett liegen, ohne jegliche Stimulation oder Kontakt zu ihrer Umwelt, werden auch in solchen Stellungen ihre Extremitäten behalten. Wir müssen ihnen deshalb unbedingt mehr Information anbieten, Kontakt mit ihnen aufbauen und sie aus dem Bett bringen.

Droht sich eine Kontraktur schon in der akuten Phase zu entwickeln, sollte dem Patienten mehr Information angeboten werden, obwohl er vielleicht noch bewußtlos zu sein scheint. Weil er sich noch nicht aktiv bewegen kann, führt

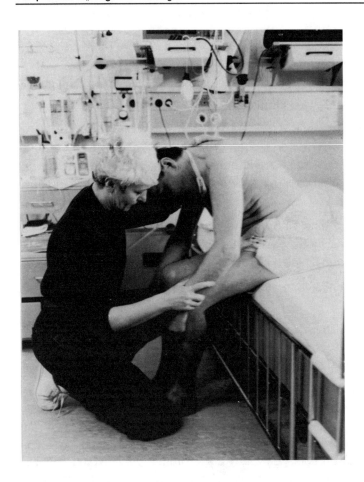

Abb. 5:
Vom proximalen Hebelarm her werden die Hüftgelenke flektiert

die Therapeutin seine Hände, um Gegenstände zu berühren, zu umfassen und zu bewegen. Durch die so ermöglichte taktil-kinästhetische Information normalisiert sich dramatisch der Tonus, und das Bewegungsausmaß bleibt erhalten.

Der gesamte Körper und alle Strukturen einschließlich des Nervensystems müssen sorgfältig und regelmäßig mobilisiert werden: Beispielsweise werden durch Bewegungen des Rumpfes nach vorne, während der Patient im Langsitz ist, nicht nur Muskeln verlängert, sondern auch das ganze Nervensystem paßt sich gleichfalls durch Verlängerung an (siehe Kap. I - 8).

3. Was können wir tun, um schon vorhandene Kontrakturen zu überwinden?

Falls Kontrakturen schon vorhanden sind, werden passive Bewegungen nicht helfen. Die passiven Dehnungen verursachen dem Patienten Schmerzen und lösen einen protektiven Schutzspasmus aus, oder der Patient spannt sich aktiv gegen den passiven Versuch, seine Extremität zu bewegen. Der Patient hält die Extremität ganz fest, um schmerzhafte Verlängerungen zu vermeiden, und für die restlichen 23 Stunden wird sein Arm oder sein Bein zurück in die verkürzte Position ziehen.

Erfahrungsgemäß ist die beste Methode, die Kontrakturen zu überwinden, die Anwendung von zirkulären Gipsen. Diese Methode ist sogar erfolgreich bei Kontrakturen, die schon seit langen Jahren vorhanden sind.

Der zirkuläre Gips sollte allerdings nie in zwei Teilen aufgemacht oder ein Teil weggeschnitten werden, wie manchmal in der Literatur empfohlen ist. Nur wenn der Gips zirkulär bleibt, "wagt sich der Patient wirklich zu entspannen", weil er dann ganz sicher weiß, daß niemand das betroffene Körperteil plötzlich dehnen und in eine schmerzhafte Stellung bringen kann. Die Methode kann für Kontrakturen des **Knies**, des **Fußes**, des **Ellbogens** und des **Handgelenkes** erfolgreich benutzt werden. Verkürzungen der Hüftflexoren werden fast immer überwunden, wenn das Knie in einem zirkulären Gips ist und das gesamte Bein nicht mehr in die Flexion ziehen kann, der Patient regelmäßig in Bauchlage ist und täglich zum Stehen mit Unterstützung gebracht wird.

Das Prinzip der redressierenden Gipsbehandlung ist in *Abb. 6* dargestellt:

Ein kontraktes Gelenk wird für eine Woche zirkulär eingegipst. Nach dieser Woche wird der Gips entfernt, und es gelingt, das Gelenk um vielleicht 10° näher an die Normalstellung heranzuführen. Im direkten Anschluß wird unter Halten des Gelenkes in dieser Stellung ein erneuter zirkulärer Gips für eine Woche angelegt. Danach erfolgt die gleiche Prozedur, und im Laufe von 6 bis 8 Wochen, d.h. eine Serie von 6 bis 8 Gipsen, gelingt es in der Regel, wieder eine endgradige Gelenkstellung zu erreichen.

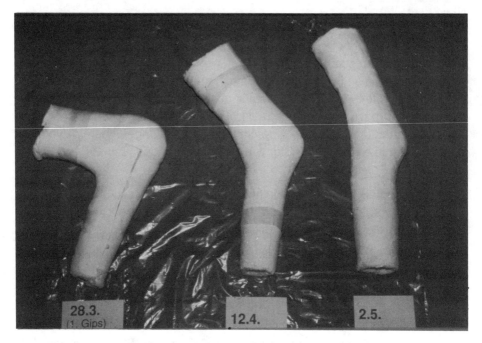

Abb. 6: Prinzip der seriellen Gipsbehandlung

Die Patienten empfinden diese Behandlung als nicht belastend, lediglich in der ersten Nacht nach erneuter Gipsanlage können Schmerzen auftreten, weswegen hier Analgetika gegeben werden können.

Es ist unbedingt notwendig, daß bei dem Patienten zusätzlich eine aktive Therapie durchgeführt wird und er nicht nur im Gips sitzt oder liegt.

Beispiele von wichtigen Aktivitäten während der Periode des Gipsens wurden aufgezeigt, z.B. die Bauchlage, das Rollen, der Langsitz, geführte, problemlösende Aufgaben und vor allem das Stehen, sobald die Korrektur der unteren Extremitäten dies zuläßt *(Abb. 7)*.

Chirurgische Interventionen, um die Kontrakturen zu korrigieren, sind nicht zu empfehlen, weil sie die perfekte Balance der Aktivität zwischen verschiedenen Muskelgruppen zerstören. Zudem sind Muskelverlängerungen oder Durchtrennungen meistens irreversibel. Zuerst mag das Resultat zufriedenstellend aussehen, weil die Extremität wohl in die richtige Stellung gebracht werden kann, aber später können die Probleme um so größer sein. Häufig kehren Kontrakturen zurück oder andere Fehlstellungen entwickeln sich.

Nur dann, wenn konservative Maßnahmen keinen Erfolg bringen oder Kontrakturen schon fortgeschritten sind, sollten chirurgische Eingriffe sorgfältig überlegt und durchgeführt werden.

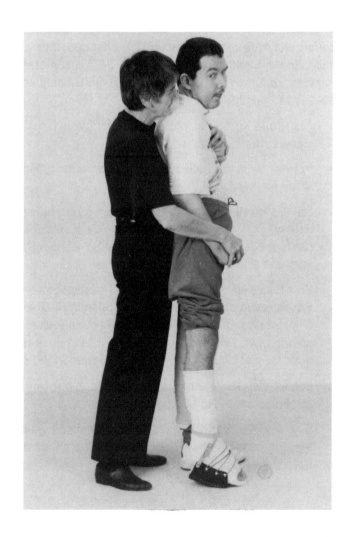

Abb. 7:
Patient mit Fußgips beginnt zu stehen. Der untere Teil des Fußgipses wird durch eine rutschfeste Gummisohle bedeckt

Die heterotope Ossifikation ist eine mühsame und quälende Komplikation und betrifft nach Literaturangabe (1) zwischen 10 und 20% der Patienten nach Querschnittslähmung oder Hirntrauma.

Die Ossifikation verhindert volle Gelenkbeweglichkeit und manchmal verursacht sie vollständigen Verlust jeglicher Bewegungsmöglichkeit in dem betroffenen Gelenk.

Bis jetzt weiß niemand genau, warum solche Ossifikationen entstehen. Es sind darüber verschiedene Hypothesen veröffentlicht worden, z.b., daß eine genetische Anfälligkeit vorhanden ist, oder daß biochemische Veränderungen nach einer neurologischen Läsion die Ossifikation erzeugen. Ich möchte aber Faktoren anführen, die diesen Hypothesen widersprechen und natürlich meine eigene Hypothese bestätigen:

- Nur große Körpergelenke werden betroffen, d.h. diejenige, die eine lange Hebelarmwirkung haben.

- In circa 50 % der Fälle ist nur ein Gelenk betroffen, monofokal wie es beschrieben wird.

- Die Ossifikation wird nicht bei anderen neurologischen Patienten gefunden, wie z.B. MS, Schlaganfall ohne Bewußtlosigkeit, cerebral gelähmten Kindern oder Patienten mit Schädel-Hirn-Trauma, die wieder zu sich gekommen sind und protestieren können.

- Es scheint so, als ob paraossäre Ossifikationen sich nur entwickeln bei Patienten, die keine Schmerzempfindung haben, wie bei kompletten Querschnittslähmungen oder bewußtlosen Patienten, die entweder nichts spüren oder, falls sie doch spüren, nicht in der Lage sind, zu protestieren oder aus der Situation durch aktive Bewegungen zu entkommen.

- Letztlich ist die heterotope Ossifikation in der Neurologie fast ausschließlich bei Patienten mit Spastizität bekannt.

- Es scheint so zu sein, daß Schmerzempfindung und die Fähigkeit zu protestieren oder Ausweichbewegungen zu unternehmen, die Bildung von heterotopen Ossifikationen vermeidet.

- Meine Meinung ist, daß die Ossifikationen als Resultat einer Überdehnung von vorher immobilisierten Geweben entstehen, entweder während passiver Bewegungen oder während pflegerischer Maßnahmen.

Meine Hypothese wird unterstützt durch ein Forschungsergebnis (2):

Die hinteren Beine von 216 Kaninchen wurden in abnehmbaren Plastikschienen in Flexion- oder in Extensionsstellungen immobilisiert. Jeden Tag sind passive Bewegungen in vollem Bewegungsausmaß durchgeführt worden. Alle Kaninchen zeigten sehr bald paraossäre Ossifikationen. Interessanterweise traten die Ossifikationen in den Flexoren bei denjenigen Beinen auf, die in Flexion gehalten waren und in den Extensoren bei denjenigen, die in Extension immobilisiert wurden!

Bei Patienten nach Hirntrauma entsteht die Immobilität durch Koma oder Lähmungserscheinungen, und Grund für die Flexion- oder Extensionsstellungen ist das Muster der Spastizität. Bei Patienten tritt die Ossifikation in den entsprechenden Muskelgruppen auf, d.h. bei Patienten mit Extensorspastizität in den Extensoren oder umgekehrt.

Obwohl meine Hypothese nicht wissenschaftlich bewiesen ist, ist sie die einzige, die einen sinnvollen Ansatz für prophylaktische Maßnahmen bietet. Wenn es nur eine kleine Möglichkeit gibt, daß wir die Ossifikation vermeiden können, warum sollten wir es nicht probieren!

Prophylaktischer Vorgang:

Lagerungen in verschiedenen Stellungen gegen Verkürzungen benutzen, statt passive Dehnungen.

Passive Bewegungen nur in einem kleinen Bewegungsausmaß durchführen.

Die Körperteile von proximal statt von distal passiv bewegen.

Wenn der Patient bewußtlos ist, andere Hinweise auf Schmerz, z.B. Herzrhythmus, Atemfrequenz, Schwitzen oder plötzlichen Spasmus beobachten und sofort aufhören oder das Bewegungsausmaß reduzieren.

Falls der Ellbogen schwierig in Extension zu bewegen ist, trotz täglicher passiver Bewegungen, dann sollte früh ein zirkulärer Gips eingesetzt werden. Nach ein paar Tagen kann der Gips in zwei geteilt werden, und das Problem ist schon gelöst. Der Arm liegt ruhig.

Vorgang für schon vorhandene paraossäre Ossifikationen:

Falls Ossifikationen schon vorhanden sind, sollte allerdings der Verlust der Beweglichkeit nicht als "Sündenbock" für alle Probleme des Patienten angenommen werden. In einem Kurs über die Analyse von normalen Bewegungen nach Klein-Vogelbach befand sich als Kursteilnehmerin eine voll berufstätige Ergotherapeutin. Sie konnte alle Bewegungen unauffällig ausführen und niemand hat bemerkt, daß sie eine totale Arthrodese einer Hüfte hatte, und zwar seit ihrer Kindheit. Auch beim Gehen hat die Instruktorin nichts Ernsthaftes festgestellt, außer, daß die Ergotherapeutin früher als sonst ihr Knie in der Schwungphase gebeugt hat. Nur als die Kursteilnehmerin auf einem Ball sitzen mußte, hat man gesehen, daß sie die Unbeweglichkeit ihrer Hüfte kompensierte.

Wenn der Patient mit Ossifikation im Hüftgelenk im Sitzen nicht nach vorne kommen oder sich alleine anziehen kann, ist der Grund dafür nicht seine steife Hüfte, sondern seine gestörte Wahrnehmung.

Obwohl ein Patient mit röntgenologisch sichtbaren Ossifikationen im Hüftgelenk zunächst in seinem Rollstuhl nicht nach vorne kommen konnte, so gelang ihm dies, sobald ein Tisch vor ihm war und seine Hände auf den Tisch geführt wurden.

Unsere Behandlung strebt deshalb an, möglichst alle anderen Körperteile des Patienten zu mobilisieren, so daß er wie die Ergotherapeutin den Verlust an Beweglichkeit in einer Hüfte kompensieren kann und auch seine Wahrnehmungsprobleme, die im Vordergrund stehen, überwinden kann.

Schlußgedanke

Es sollte immer im Auge behalten werden, daß die Spastizität zu verringern und die Kontrakturen zu vermeiden viel leichter, zeitsparender, weniger schmerzhaft und weniger mühsam ist als die daraus entstehenden Probleme

Spastik und Kontrakturen

später zu überwinden; ganz zu schweigen davon, daß dem Patient viel Leid erspart bleibt.

Weil wir nie wissen können, wie weit ein Patient vorankommen wird und ganz gleich, welche Ursache den Kontrakturen zugrunde liegt, sollten wir immer alles tun, um jedem Patienten eine optimale Chance zu geben, auch dann, wenn die Aussichten vielleicht ohne Hoffnung zu sein scheinen *(Abb. 1)*. Erfreulicherweise gibt es doch erstaunliche, überraschende Erfolge! *(Abb. 8)*.

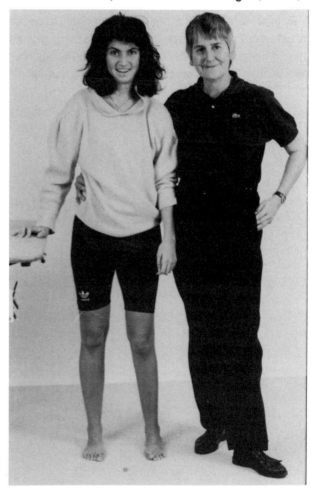

Abb. 8:
E. S. nach Überwindung ihrer Kontrakturen

115

Literatur:

(1) Garland DE (1991) : A clinical perspective on common forms of acquiered heterotopic ossification. Clin. Orthop. Related Res. 263:13-29

(2) Michelsson, Rauschning (6/1983) : Pathogenesis of experimental heterotopic bone formation following temporary forcible exercising of immobilized limbs. Clin. Orthop. Related Res. Number 176 : 265-274

* Eine ausführliche Beschreibung aller Behandlungsmaßnahmen mit vielfältigen, detaillierten Fotos zu dem Thema findet sich in meinem Buch "Wieder Aufstehen", 1995, Springer-Verlag, Heidelberg - Berlin. Die Abbildungen in diesem Beitrag sind dem Buch mit der freundlichen Genehmigung des Springer-Verlages entnommen.

Befundaufnahme und Behandlung der neuralen Gegenspannung

G. Rolf

Im Vorwort dieses Buches steht zu lesen, daß das Therapiezentrum Burgau aus "medizinischer Notwendigkeit und menschlicher Not" entstand. In der Zwischenzeit ist eine beachtliche Wegstrecke erfolgreich bewältigt worden, und doch – die medizinisch-therapeutische Notwendigkeit und die menschliche Not sind immer noch und auch immer wieder neu unsere täglichen Wegbegleiter und halten uns unsere therapeutische Begrenzung bei unseren Patienten mit einem Schädel-Hirn-Trauma nur allzusehr vor Augen.

Jeder von uns kann immer nur den einen oder den anderen Aspekt in der Problemstellung, die nur diese Patienten aufgeben, therapeutisch abdecken. Mein Mosaikstein, das heißt mein Aspekt, richtet sich auf das Nervensystem als ein Organ, das in dreierlei Hinsicht ein **kontinuierliches System** bildet. Durch seine biomechanischen Eigenschaften als ein Ganzes kann es sich auffalten und durch Erhöhung seiner Spannung verlängern, wenn es sich an Körperbewegungen anpaßt. Nicht die kleinste Bewegung oder Positionsänderung kann in unserem Körper geschehen, ohne daß sich das Nervensystem daran anpaßt, denn es ist wie ein feinverzweigtes Spinnwebennetz in unserem Körper ausgebreitet. Gleichzeitig zur Bewegungsanpassung leitet es von und zu anderen Geweben Impulse und schützt sich durch seine biomechanischen Eigenschaften vor Druck von außen und Zug.

Durch seine Gewebekontinuität wird es direkt für die Mobilisation zugänglich, und wir können seine Spannung durch Tests genau analysieren und durch Therapie beeinflussen.

1. sind seine Bindegewebe kontinuierlich, obwohl sie, wie z.B. das Epineurim und die Dura mater in ihrer Form unterschiedlich sind. Ein einzelnes Axon kann mit mehreren dieser Bindegewebe in Verbindung stehen. Es sind gerade diese innervierten Bindegewebe, z.B. um die Faszikel und

um das Nervensystem, die bei Verletzungen und Bewegungsarmut des Körpers durch Elastizitätsverlust zu horrenden Fehlstellungen des Rumpfes und der Gliedmaßen führen können. Die Zugkräfte für diese Fehlstellungen können dabei von weither wirken.

2. sind die Neurone elektrisch so untereinander verbunden, daß z.B. ein am Fuß erzeugter Impuls am Hirn ankommt. Das Nervensystem stellt also auch ein Leitungskontinuum dar; es leitet ununterbrochen Impulse, denn dazu ist das Nervensystem angelegt.

Diese Leitungsfähigkeit wird stark reduziert, wenn es in zu große Spannung gerät und seine Beweglichkeit verliert.

3. kann das Nervensystem als ein chemisches Kontinuum angesehen werden. In der Peripherie befinden sich die gleichen Neurotransmitter, wie im Zentrum, und in den Axonen besteht immer ein Zytoplasmafluß, der aber bei Immobilität des Körpers und bei Verletzung des Nervensystems gestört werden kann und sich bei erhöhter Spannung verändert.

Es gibt keine Struktur in unserem Körper, die in sich selbst ein derart komplexes Zusammenspiel aufweist. Deshalb ist die Trennung in ein zentrales, peripheres und ein autonomes Nervensystem auch nur künstlich und erschwert – oder genauer gesagt: verengt – unser klinisches Denken und Handeln.

Belastungen, denen das periphere Nervensystem bei Bewegungen im Alltag ausgesetzt ist, werden dem zentralen Nervensystem und vegetativen Nervensystem übermittelt; umgekehrt kann Spannung vom zentralen Nervensystem die vegetativen Funktionen verändern und zur Peripherie geleitet werden. Dies bedeutet also, daß Änderungen in einem Teil des Systems Auswirkungen auf das ganze System haben müssen; die **Kontinuität des Gewebetraktes** führt unvermeidlich zu dieser Schlußfolgerung.

Auf seinem verschlungenen Weg durch den Körper kommt das Nervensystem auch mit vielen anderen Geweben wie Muskeln, Sehnen, Tunneln und Knochen in Berührung. Seine freie Gleitfähigkeit entlang dieser Berührungsflächen angrenzender anderer Gewebe ist für die Erhaltung seiner Beweglichkeit und damit für seine normalen Funktionen sehr wichtig. Werden angrenzende Strukturen durch Unfälle, Entzündungen, Operationen, degenerative Prozesse, pathologische Gewebsveränderungen wie Blutergüsse oder Tumoren oder gar durch Kontrakturen verändert und verletzt, dann kann das entstehende Narbengewebe das freie Entlanggleiten des Nervensystems behindern. Bei Kontrakturen wird das Nervensystem erbarmungslos in Fehlstellungen eingemauert, was zu Schmerzen, schweren Durchblutungsstörungen, zu Verlust an sensiblen Qualitäten und natürlich zum Verlust an aktiven, selektiven Bewegungen führt. Kontrakturen stellen als Sekundärschäden einen ungeheuren Leidensweg für unsere Patienten mit einem Schädel-Hirn-Trauma dar und verlängern den Rehabilitationsprozeß bedeutsam.

Biomechanisch gesehen kann das Nervensystem intraneural (innerhalb der Nerven und durch die innervierten Bindegewebe) und auch extraneural (durch benachbarte andere Gewebe) behindert werden, d.h. seine Fähigkeit sich zu verlängern und sich an *alle* Bewegungen des Körpers anzupassen, wird verringert oder geht gar über ganze Abschnitte verloren.

Generell kann man sagen, daß große freie Bewegungen des Körpers (wie z.B. beim Spielen, Tanzen, Sport, Wandern) mehr extraneurales Gleiten des Nervensystems an seinen Berührungsflächen bewirken. Bei Dehnpositionen und gewebedehnenden Bewegungen (wie z.B. Aerobic, Sportdehntraining, Dehntraining beim Balett), wenn sich nämlich das Nervensystem extrem verlängern und Bewegungen begrenzen muß, was vor allem notwendig wird, wenn Rumpf und Extremitäten zusammen ihre Stellungen verändern, dann wird mehr die intraneurale Bewegung betont: das Nervensystem verlängert sich durch Auffalten und Spannungserhöhung. Normalerweise hat dies keine vegetativen Auswirkungen für uns. Unser Spinalkanal verlängert sich bei Rumpfbeugung um 5 bis 9 cm (bei hypermobilen Personen noch mehr), und die Gewebe im Spinalkanal passen sich an.

Das Nervenbett des Nervus medianus muß sich bei vollständig extendierter oberer Extremität im Vergleich zu in allen Gelenken gebeugter oberer Extremität um 20 % verlängern – all dies geschieht in unserem Alltag ganz selbstverständlich.

Bei permanenter, ausgeprägter Spannungserhöhung im Nervensystem – ganz unabhängig von der Ursache – ist die Sauerstoffversorgung im Nervensystem vermindert. Das forcierte ausgedehnte "Muskelstretching" im Sport, in der Aerobic und vor allem in unserer Therapie muß unter diesem Aspekt von uns neu überdacht und unbedingt vermieden werden – vor allem dann, wenn es sich um ein bereits geschädigtes und sich regenerierendes Nervensystem handelt.

Immer, wenn das Nervensystem sanft rhythmisch und ohne Schmerzreaktionen bewegt wird, dann reduziert sich seine erhöhte Spannung, die wir als erhöhten Tonus in der Muskulatur spüren können. Dazu benutzen wir meistens Komponenten von Spannungstesten und richten uns bei der Mobilisation des Nervensystems nach der Menge des Widerstandes, der uns bei den Bewegungsrichtungen entgegengebracht wird. Es ist absolut abzuraten, diesen Widerstand forciert überwinden zu wollen und Schmerzreaktionen beim Patienten auszulösen – die Spannung würde sich dadurch im Nervensystem nur sinnlos erhöhen.

Bei "post stroke"–Schmerzsyndromen oder auch bei sogenanntem Thalamussyndrom, wo wir die peripheren Nerven wie harte, bewegliche Plastikrohre im Gewebe liegend palpieren können, ist die seitliche Verschiebung der peripheren Nerven zu empfehlen, bevor Komponenten von Spannungstesten eingesetzt werden, die meistens Schmerzen auslösen. Die seitliche Verschiebung von peripheren Nerven, Plexus und Nervenwurzeln mindert die diffusen Schmerzbilder bei Patienten, reduziert Spannung im Nervensystem und beeinflußt die oftmals starke vegetative Dysfunktion beträchtlich.

Berthie Bobath sagte oft, daß sie zwar nicht wisse warum, aber klinisch könne sie stets beobachten, daß Rumpfrotation Spannung in den Extremitäten hemme. Heute wissen wir, daß Rumpfrotation und andere Bewegungen des Rumpfes Gegenspannung in den Extremitäten reduziert und zur Bahnung von aktiven, selektiven Bewegungen vorbereitet. Alle von Berthie Bobath empfohlenen Stellungen und Bewegungen für die Hemmung von Spastizität gleichen den Spannungstesten von Elvey und Butler.

Unter dem Gesichtspunkt der Biomechanik des Nervensystems und dem Aspekt der Kontinuität des Gewebetraktes mit gleichzeitig kontinuierlichen Leitungsfunktionen des Nervensystems geben nur die Spannungsteste die Möglichkeit, die Gesamtspannung im Nervensystem zu untersuchen und zu analysieren und sie gleichzeitig von der Spannung und vom Elastizitätsverlust anderer Gewebe klar zu unterscheiden. Das passive Bewegen einzelner Gelenke – so wichtig dies auch sein mag – reicht aber für die Erhaltung der Beweglichkeit des Nervensystems niemals aus.

Mobilisationen des Nervensystems müssen von Anbeginn nach einer zentralen Läsion stets den kontinuierlichen Gewebetrakt berücksichtigen und beeinflussen, wenn wir unseren Patienten eine "Bewegungszukunft" erhalten wollen.

Einen Schlüssel für die erfolgreiche Rehabilitation stellt die Interaktion mit der Umwelt dar (Affolter 1989). Interaktion impliziert jedoch auch, daß der Körper, inklusive der orale Trakt, sich bewegen kann – und zwar ziemlich frei und spontan. Bei der Ausbildung von Kontrakturen und permanent hoher Spannung im Nervensystem bleiben Interaktion und Kommunikation schlechthin eine Utopie. Deshalb können unsere Ansprüche an die passive und aktive Mobilität unserer Patienten nicht hoch genug sein, und sie beginnt in der Frühphase z.b. mit dem Stehen und Bewegen der noch bewußtlosen Patienten – wir dürfen keine Zeit verlieren.

Oft macht sich im langen Rehabilitationsprozeß – und zwar verständlicherweise – eine gewisse Resignation und Bescheidung in den therapeutischen Zielen breit, die aber nicht mit den realen Möglichkeiten, die wir noch haben, übereinstimmen. Das ständige Vergleichen mit der normalen passiven Beweglichkeit des menschlichen Körpers und mit den normalen aktiven Bewegungsmöglichkeiten darf den Therapeuten und dem gesamten Behandlungsteam nie abhanden kommen, wenn wir den Leidensweg unserer Patienten mit einem Schädel-Hirn-Trauma mitgehen und optimal beenden wollen. Wir bleiben häufig auf diesem Weg mit unseren Patienten stecken, weil wir zurückschauen und denken "es ist bereits ein langer und erfolgreicher Weg beschritten". Dieser Weg geht "aus medizinisch-therapeutischer Notwendigkeit und menschlicher Not des einzelnen Patienten" immer weiter. "Es ist nie zu spät, aber immer allerhöchste Zeit" (Blumenthal 1990) auch für den kleinsten Fortschritt.

II.
REHABILITATION DES FACIO-ORALEN TRAKTES

Einleitung:
Rehabilitation des facio-oralen Traktes

W. Schlaegel

Gesicht und Mund spielen in unserem Leben eine zentrale Rolle, ja mit ihnen präsentiert sich der Mensch seinem Gegenüber, das Gesicht ist das typischste Merkmal zur Unterscheidung von anderen. Die mimische Gesichtsmuskulatur spiegelt direkt den Ausdruck unserer Stimmung wider. Gesicht und Mund sind also zwei wesentliche Faktoren für die Ausdrückbarkeit eines Individuums, den Output.

Essen und Trinken ist ein elementarer Bestandteil unseres Lebens und besitzt darüber hinaus einen hohen gesellschaftlichen Stellenwert, wenn wir bedenken, daß die meisten Veranstaltungen in einer Gemeinschaft mit Essen oder Trinken verbunden sind. Zur notwendigen Nahrungsaufnahme kommt also der soziale Charakter.

Für eine funktionierende Ausdrückbarkeit gegenüber der Umwelt (Output) ist ein funktionierendes Inputsystem (1) mit intakten Perzeptionskanälen für Sehen, Fühlen, Hören, Riechen und Schmecken Grundvoraussetzung. Beim Schlucken als halbautomatischem Vorgang läßt sich die Notwendigkeit des Zusammenspieles von Sensorik und Motorik gut verdeutlichen.

Generell wird die Nahrungsaufnahme in folgende Phasen unterteilt:

1. präorale Phase
2. orale Phase
3. pharyngeale Phase
4. ösophageale Phase

(5. gastro-enterale Phase).

In der präoralen Phase wird das Essen wahrgenommen (gesehen, gerochen), man bereitet sich vor (Position) und führt die Nahrung aktiv oder passiv in den Mund.

In der oralen Phase kann ein Bolus nur bei intakter Wahrnehmung gebildet und transportiert werden. In der pharyngealen Phase kann der komplexe Schluckakt (Anheben des weichen Gaumens mit Verschluß des Nasalraums, Anheben des Kehlkopfes mit passivem Kehldeckelschluß, Öffnen des oberen Ösophagusmuskels und Beginn der ösophagealen Transportphase) mit zeitlich korrekter Abfolge nur über Stimulation sog. Triggerpunkte ausgelöst werden (2, 3). Nicht zu Unrecht sind Gesicht, Mund- und Rachenraum sowohl sensorisch wie auch motorisch cortical überdurchschnittlich groß repräsentiert. Genau hierin liegt nun der entscheidende Therapieansatz bei der Rehabilitation des Mund- und Gesichtstraktes. In mühevoller Detailarbeit muß die Sensibilität so verbessert bzw. wieder hergestellt (wieder gelernt) werden, um o.g. Voraussetzungen für einen feinabgestimmten Schluckvorgang zu erlangen. Um dieses Ziel zu erreichen, müssen verschiedene Stufen erklommen werden. Zunächst versuchen wir, einen Mundschluß zu erreichen und ein anfangs zwar noch seltenes, aber spontanes Schlucken von Speichel zu erzielen. Gelingt dies nicht bzw. nicht im gewünschten Ausmaß, kann die Aspiration des in einer Menge zwischen 800 bis 1200 ml täglich gebildeten Speichels eine pulmonale Gefährdung darstellen. In einem solchen Fall ist eine dauergeblockte Trachealkanüle die therapeutische Konsequenz.

Mit neueren Ballontechniken, wechselnden Tubuslängen und zeitweiser Entblockung kann die gefürchtete Tracheomalazie verhindert oder zumindest verzögert werden. Mit zunehmendem Wachheitsgrad und unter intensiver facio-oraler Therapie kann das Ziel des Lippenschlusses und spontanen Schluckens von Speichel erreicht werden. Eine solche Therapie wird wünschenswerterweise in einer guten, wenn möglich sitzenden Position mit anteflektiertem Kopf bei entblocktem und abgestöpseltem Trachealtubus, oder noch günstiger, dekanüliert (bessere Beweglichkeit des Larynx) durchgeführt. In dieser Phase erhält der Patient seine zur Kalorienzufuhr notwendige Nahrung und Flüssigkeit über eine Ernährungssonde, wobei die Indikation für eine PEG frühzeitig und großzügig gestellt werden sollte (vgl. Kap.II-3). Vor allem in der neurologischen Rehabilitation hat die PEG-Sonde in den letzten

Jahren wegen ihrer praktischen Anwendbarkeit eine weite Verbreitung gefunden (4).

In der Regel wird eine PEG-Sonde solange belassen, bis ein sicheres Schlucken von festen und vor allem flüssigen Speisen garantiert ist. Insbesondere bei Vigilanzschwankungen oder sonstiger Instabilität wird man sich eher dazu entschließen, die Sonde für den Bedarfsfall der Flüssigkeitsgabe zu belassen.

Die Rehabilitation des Mund- und Gesichtsbereiches war früher ein sogenanntes Niemandsland (5). Zwischen der reinen pflegerischen Mundhygiene und der Sprachtherapie klaffte sozusagen ein großes therapeutisches Loch. Glücklicherweise ist die facio-orale Therapie heute ein interdisziplinärer Ansatz, wobei die verschiedenen Disziplinen die Voraussetzungen für den nächsten Behandlungsschritt einleiten bzw. ermöglichen. Von den ersten Schluckversuchen bis hin zum Essen und Trinken als selbstverständlichem Alltagsgeschehnis mit seiner gesellschaftlichen Bedeutung ist es ein weiter Weg, den wir mit dem Patienten in der Rehabilitation von Anfang an beschreiten müssen.

Literaturverzeichnis

(1) Affolter, F. (1987) Wahrnehmung, Wirklichkeit und Sprache. Neckar-Verlag, Villingen-Schwenningen 1987.

(2) Logeman, J. Evaluation and Treatment of Swallowing Disorders. College Hill Press 1989.

(3) Bartolome et al. Diagnostik und Therapie neurologisch bedingter Schluckstörungen. Gustav Fischer Verlag, Stuttgart 1993.

(4) Affolter, F., Bischofberger, W. Wenn die Organisation des ZNS zerfällt, S. 74, Neckar-Verlag, Villingen-Schwenningen 1993.

(5) Davies, P. Reanimating in Face and Mouth, In: Starting again. Springer-Verlag 1994.

Diagnostik und Therapie neurogener Schluckstörungen

M. Prosiegel

1. Definition

Unter Dysphagie versteht man eine Schluckstörung, wobei Schlucken definiert ist als ein "semiautomatischer Akt, mit dem Ziel, Nahrung und Flüssigkeit von der Mundhöhle in den Magen zu befördern". Wesentlich ist hervorzuheben, daß im Gegensatz zu Patienten mit nicht neurogenen Schluckstörungen, bei neurogenen Schluckstörungen in aller Regel weder eine Odynophagie (Schmerzen beim Schlucken) noch ein Globusgefühl vorkommen. Vielmehr berichten die Patienten über ein "Steckenbleiben von Nahrung im Hals", daß sie Speichel, Sekret, Flüssigkeit und Nahrung nicht oder nur unvollständig abschlucken können bzw. daß sie sich häufig verschlucken. Anamnestisch ist auch wichtig, nach einer Gewichtsabnahme bzw. nach (Aspirations-)Pneumonien zu fragen.

2. Diagnostik

Neben der klinischen Untersuchung gilt als Goldstandard die röntgenkinematographische (ca. 250 Bilder/s) oder videofluoreskopische (ca. 150 Bilder/s) Untersuchung des Schluckaktes in der sogenannten modifizierten Form, d.h., daß nicht nur die ösophageale, sondern auch die orale und pharyngeale Phase untersucht werden. Weiterhin kann Trockenschlucken oder Schlucken definierter Mengen von kontrastmittelangereichertem Material (verschiedener Konsistenzen) untersucht werden. Wir verwenden, um pulmonale Komplikationen zu vermeiden, nicht Barium, sondern isoosmolares Kontrastmittel (Isovist). Da dieses jodhaltig ist, muß vorher eine Schilddrüsendiagnostik erfolgen. An weiteren Untersuchungen sind zu nennen: die endoskopische Beurteilung des oropharyngealen Bereichs, die Manometrie (insbesondere Pharynx und oberer Ösophagussphinkter) sowie die pH-Metrie.

3. Therapie

Man kann invasive und nichtinvasive Therapiemethoden unterscheiden. Unter den **invasiven Methoden** sind zu nennen: Die Tracheotomie (geblockte oder ungeblockte Kanülen), die perkutane endoskopische Gastrostomie (PEG), in seltenen Fällen operativer Stimmbandverschluß oder gar Laryngektomie. Weiter wird in bestimmten Fällen (s. u.) eine Myotomie des oberen Ösophagussphinkters (OÖS) durchgeführt oder aber eine sogenannte Hyoido-Mento-Pexie. In aller Regel bevorzugen wir gegenüber einer nasogastralen Sonde (wegen der zahlreichen Komplikationen) eine PEG. Eine Myotomie des OÖS ist nur indiziert, wenn proximal des OÖS der pharyngeale "Anschluckdruck" größer/gleich 40 mm Hg beträgt. Insgesamt ergeben sich selten Indikationen für eine derartige Myotomie.

Unter den **nichtinvasiven Methoden** sind zu nennen: Medikation, Injektion von Botulinum A Toxin in den OÖS, die Plazierung eines Montgomery-Tubus (im Bereich des OÖS) sowie die sogenannte funktionelle Schlucktherapie.

Medikation: Pharmaka, die gestörtes Schlucken unmittelbar positiv beeinflussen sind (noch nicht) verfügbar. Selbstverständlich verbessert sich eine Dysphagie, wenn die zugrundeliegende Grunderkrankung kausal medikamentös behandelt wird (z.B. Myasthenia gravis).

Was die Injektion von Botulinum A Toxin in den OÖS betrifft, so liegen begrenzte Erfahrungen vor (bis-lang zwei Studien), wobei Patienten mit neurogenen Schluckstörungen im Gegensatz zu solchen mit nichtneurogenen Schluckstörungen relativ schlecht abschnitten, da zwar eine OÖS-Relaxation erreicht wurde, der pharyngeale Anschluckdruck (s.o.) jedoch zu gering war.

Die Plazierung des Montgomery-Tubus (selten) ist eine ultima ratio, auch hierbei muß der pharyngeale Anschluckdruck normal sein. Verschieben des Tubus, Abtransport in die Speiseröhre etc. sind bislang noch nicht endgültig gelöste Probleme.

Funktionelle Schlucktherapie

Man unterscheidet kausale, kompensatorische und adaptive Verfahren. Es sei jeweils ein Beispiel genannt.

Kausale Verfahren: Wegen der Häufigkeit einer fehlenden oder verzögerten Schluckreflexauslösung erfolgt Stimulation im Bereich der Gaumenbögen mit der Thermosonde (Kaltreiz). Dies ist eine effektive Methode, um die Schluckreflextriggerung zu verbessern.

Kompensatorische Verfahren: Das sicher am häufigsten verwendete Verfahren ist das sogenannte Mendelsohn-Manöver. Das Prinzip besteht darin, daß zum einen die Zungenkraft erhöht wird (Sprechen des Lautes "K", wobei die Zunge an den harten Gaumen gepreßt wird) und zum anderen die anterior-superiore Bewegung des Hyoid-Schildknorpel-Ringknorpel-Komplexes verstärkt wird (vereinfacht ausgedrückt: verstärkte und verlängerte Kehlkopfanhebung). Durch dieses Manöver wird bewirkt, daß zum einen die Kraft mit der der Bolus nach unten gedrückt wird, verstärkt wird, zum anderen, daß (durch die verstärkte und verlängerte anterior-superiore Anhebung) der OÖS passiv aufgedehnt wird. Dieser ist nämlich im Sinne eines ringförmigen Muskels mit dem Ringknorpel verbunden.

Adaptive Verfahren: Verschiedene Trink- und Eßhilfen als Hilfsmittel zur Anpassung der Umwelt an die Behinderung (diverse Trinkgefäße, speziell geformte Bestecke, Tellerranderhöhung u. a. m.)

Abschließend sei festgestellt, daß bei neurogenen Dysphagien eine Störung im OÖS-Bereich sehr häufig ist.

Enterale Ernährung bei Patienten mit zentral bedingten Schluckstörungen

W. Schlaegel

Bereits auf der Intensivstation, zum Teil noch beim beatmeten Patienten wird die Nahrung von der parenteralen Infusionstherapie auf eine enterale Sondenkost umgestellt, wobei auch in der parenteralen Phase minimale enterale Nahrung verabreicht werden soll, um u.a. die Darmzottenatrophie zu vermeiden. Dies gilt im besonderen Maße für die Patienten mit schweren Hirnschädigungen, die primär keine gastroenteralen Schädigungen aufweisen. In der Umstellungsphase von parenteral auf enteral wird darauf geachtet, daß die Applikationsmenge nur behutsam gesteigert wird, um Durchfälle zu vermeiden. Aus Gründen der Zuverlässigkeit sollten ausschließlich Nahrungspumpen verwendet werden; bei einer gastral endenden Sonde zeigt die Intervallgabe (Bolusgabe mit zufuhrfreien Perioden) physiologisch begründete Vorteile gegenüber der kontinuierlichen Applikation. Kommt die Sonde dagegen im Jejunum zu liegen, ist die kontinuierliche Gabe vorzuziehen.

Es stehen uns heute hochwertige, exakt bilanzierte und praktikable Sondennahrungen zur Verfügung, so daß die Selbstherstellung in der Frührehabilitation keine echte Alternative ist. Bei der Auswahl der Sondennahrung sollten folgende Punkte berücksichtigt werden:

- indikationsgerechte Nährstoffrelation
- indikationsgerechte Nährstoffauswahl
- biologisch hochwertiges Protein
- Mineralstoffe, Spurenelemente, Vitamine (Diätverordnung)
- frei von Begleitstoffen (Gluten, Purin, Laktose, Cholesterin)
- ausreichend freie Flüssigkeit
- Osmolarität unter 400 mosmol/l
- Viskosität (gute Fließeigenschaften)

In Phasen von vegetativen Krisen mit Tachykardien, Tachypnoe, motorischer Unruhe, vermehrtem Schwitzen usw. kann der Flüssigkeits- und Kalorienbedarf ein mehrfaches des Ruhebedarfs sein. Der tatsächliche Bedarf kann nach der Formel: Grundumsatz x Verletzungsfaktor annähernd errechnet werden, wobei für den täglichen Grundumsatz das Körpergewicht x 24 Stunden in Kilokalorien veranschlagt wird. Der Verletzungsfaktor ist nach Harris-Benedict wie folgt zu veranschlagen:

Verletzungsart	Faktor
Polytrauma	1,35
SHT (mit Cortisontherapie)	1,60
stumpfes Bauchtrauma	1,35
Verbrennungen 40 % Körperoberfläche	1,50

Dazu sind Infektionen, je nach Schweregrad, mit Faktor 1,2 bis 1,6 zu berücksichtigen.

Ein Bedarf von 4000 kcal pro Tag ist demzufolge keine Ausnahme und kann den Arzt zwingen, bei gleichzeitig bestehendem hohem Flüssigkeitsbedarf, zusätzlich zu der enteralen Sondengabe, parenteral zu substituieren. Bei einer durchschnittlichen Kalorienzahl der Sondennahrung von 1 kcal/ml und einer Applikationsgeschwindigkeit von 150 ml pro Stunde müßte bei einem Bedarf von 4000 kcal der Tag 32 Stunden haben, um die erforderliche Menge zu applizieren.

In solchen Fällen sind zum einen hochkalorische Nahrungen mit 750 bis 800 kcal pro 500 ml zu verwenden und gleichzeitig die Applikationsgeschwindigkeit zu steigern, wobei 250 ml pro Stunde nach Möglichkeit nicht überschritten werden sollten. Eine zusätzliche Kalorien- und Flüssigkeitsgabe über einen Venenkatheter kann dann hilfreich sein, wenn osmotisch bedingte Durchfälle auftreten.

Ein weiteres Problem kann die nicht selten beobachtete Magenatonie sein, die ein rezidivierendes Erbrechen verursacht. Folgende schrittweise Vorgehensweisen haben sich hierbei als günstig erwiesen:

1. Veränderungen des Applikationsmodus (Verminderung der Pumpendurchlaufgeschwindigkeit, kleinere Bolusgaben, Wechsel von kontinuierlich auf Bolus bzw. umgekehrt).
2. Änderung der Sondenkost (Wechsel des Präparates, Verdünnen mit Tee).
3. Medikamentöse Behandlung (Prokinetica, z.B. Cisaprid).
4. Schrägstellung des Bettes ca. 25 bis 30 Grad (Kopf hoch, Beine tief).
5. Umwandlung der gastralen Sonde in eine gastroduodenale, besser gastrojejunale Sonde bzw. direkte Jejunostomie.

Letztere Maßnahme, die allerdings nur in relativ seltenen Fällen angewandt werden muß, hat bislang bei allen Problempatienten in unserer Klinik den gewünschten Erfolg gebracht.

Bei Patienten mit zentral bedingten Schluckstörungen sollte die Indikation zur PEG-Sonde großzügig und vor allem frühzeitig gestellt werden. Bei einer zu erwartenden Sondenernährung von vier Wochen und länger sollte in jedem Fall eine PEG-Sonde gelegt werden, sofern keine Kontraindikationen vorliegen wie Blutungsübel, Unmöglichkeit der Magenspiegelung und/oder der Magenpunktion.

Selbstverständlich handelt es sich bei der Anlage einer PEG-Sonde um keinen notfallmäßigen Eingriff. Eine Aufklärung sowie die Zustimmung des Patienten sind erforderlich. Es zeigt sich in der Praxis, wie wichtig eine frühzeitige Bestallung einer Betreuungsperson ist, da der schwer hirngeschädigte Patient in aller Regel nicht einwilligungsfähig ist.

Die Anlage der PEG-Sonde wird – sofern noch nicht im Akuthaus geschehen – in dem Haus der Frührehabilitation unter Lokalanästhesie, meist ohne weitere Gabe von Sedativa, durchgeführt; der Eingriff selbst dauert in der Regel 15 bis 20 Minuten. Nach Testung anderer Techniken hat sich die Fadendurchzugsmethode bewährt und wird regelhaft eingesetzt. Nach achtstündiger absoluter Nahrungskarenz unter gleichzeitiger parenteraler Gabe von Elektrolytlösung wird dann Tee und am folgenden Tag das komplette Nahrungsprogramm verabreicht.

Nicht selten wird die Indikation zu einer PEG-Sonde doch erst in der Rehabilitationsklinik gestellt, wo eine exaktere Diagnostik bezüglich der Schluckstörungen durchgeführt wird. Ein nicht unbeachtlicher Teil von Patienten wurde bereits in der vorbehandelnden Klinik zum Teil oral ernährt; die Qualität des Schluckens mit möglicherweise kleinen Aspirationen ohne ausreichenden Hustenreflex stellt jedoch eine pulmonale Bedrohung dar. Für die Angehörigen, die bereits liebevoll Joghurt oder ähnliches zugeführt haben, mag dann die Anlage einer Sonde wie ein Rückschritt erscheinen. Nach eigenen Erfahrungen werden aber zu viele Patienten zu früh oral ernährt!!!

Dies liegt einerseits an der genannten Schluckstörung, andererseits auch an einer oft vorliegenden Apraxie, sowie am fehlenden Bezug zum Essen, zum Teller oder zum Besteck.

Immer seltener kommen Patienten mit nasogastraler Sonde in die Frührehabilitation. In der Regel tauschen wir diese recht schnell durch eine PEG-Sonde aus, da bei einer nasogastralen Sonde erhebliche Nachteile entstehen, die im folgenden aufgezeigt sind:

1. Irritation des weichen Gaumensegels bis hin zur Gaumensegelparese
2. Irritation der Ösophagus- und Magenschleimhaut
3. Unsichere Lokalisation des Sondenendes
4. Störend bei facio-oraler Therapie
5. Sensibilitätsverlust an den sogenannten Triggerpunkten
6. Subjektives Mißempfinden bei zunehmender Wachheit mit häufigem Entfernen der Sonde durch den Patienten und unangenehmer Prozedur des neuen Sondenlegens
7. Kosmetische Nachteile, Stigmatisierung des Patienten.

Eigene Erfahrung mit der PEG-Sonde:

Von 1989 bis 1994 wurden im Therapiezentrum Burgau insgesamt 134 Endoskopien wegen einer PEG-Sonde durchgeführt. 60,4 % davon waren Neuanlagen, bei 9,7 % mußte ein Wechsel vorgenommen werden, 29,6 % waren Entfernungen.

Endoskopien wegen PEG

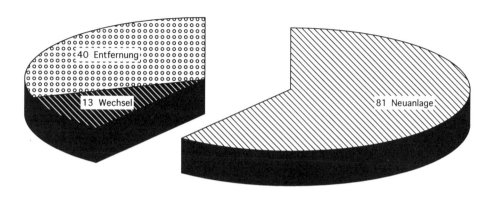

Graphik: Endoskopien wegen PEG (n = 134, 4/94-9/94)

Demzufolge konnten wir bei der Hälfte der Patienten die gelegte PEG-Sonde nach adäquater Rehabilitation des Schluckvorganges wieder entfernen. Bei manchen Patienten, die in der Klinik voll oral ernährt wurden, beließen wir die PEG-Sonde auch bei der Entlassung, um im Bedarfsfall noch ausreichend Flüssigkeit über die Sonde geben zu können. Die 81 im o. g. Zeitraum in unserem Hause angelegten PEG-Sonden zeigten folgende Komplikationen:

Tabelle 1: PEG-Komplikationen

PEG-Komplikationen	Anzahl in %
Blutung, Peritonitis	0
Lokale Entzündungen, Abszeß	10
Proliferierende Druckulcera	4
Abgerissen außen	8
Abgerissen innen	4

Alle diese Zahlen (Entzündungen, Abriß) waren keine Früh-, sondern Spätkomplikationen, oft nach Monaten oder sogar Jahren. Bei den Entzündungen[*] war dies in der Regel durch eine mechanische Irritation der Sonde an der Fisteleintrittsstelle bedingt.

Durch eine einfache Sondenschleife, die im Verband fixiert wird, läßt sich eine solche Irritation meist vermeiden. In keinem Fall waren aus diesem Grund ein Sondenwechsel oder eine systemische Antibiotikagabe erforderlich, lokale Maßnahmen führten immer zur Abheilung.

Die 4 % Druckulcerationen (3 Fälle) an der Magenschleimhaut waren eindeutig durch zu langen, zu festen Zug bei Fixation der Hautplatte entstanden. Lediglich die ersten drei bis fünf Tage sollte zur Verkürzung des Fistelweges ein Zug bewirkt werden, anschließend wird die Hautplatte gelockert. Drei Patienten zogen so massiv an dem Sondenende, daß es zu einem Abbruch der Sonde innerhalb des Magens kam und der Teller im Magen verblieb. Dies wurde ausschließlich bei der ersten Sondengeneration beobachtet und ist wohl auf eine Materialschwäche in diesem Bereich zurückzuführen.

Manche unruhige Patienten ziehen an der Sonde, die dann abreißt und dadurch am sichtbaren Sondenteil so kurz werden kann, daß die Sonde gewechselt werden muß. Als Schutz hat sich für solche Patienten das Anlegen eines Bodies bewährt.

Durch die PEG-Sonde wird die Nahrungs- und Flüssigkeitszufuhr sichergestellt, ohne den Patienten zu irritieren und ohne die Rehabilitation gerade im Mund- und Gesichtsbereich zu erschweren.

---

[*] Als Entzündung wurde ein mehr als 2 mm großer Hof um die Sondeneintrittsstelle definiert

Von der Ernährungssonde zum Essen am Tisch – Aspekte der Problematik, Richtlinien für die Behandlung

Kay Coombes

Einleitung

Der Umgang mit schweren Eßproblemen aufgrund einer Hirnverletzung und die erfolgreiche Rehabilitation des Patienten, welche von der Sondenernährung zum unabhängigen Essen am Tisch führt, ist ein ausgezeichnetes Beispiel für multidisziplinäre Zusammenarbeit des Teams. Das Team sollte aus Krankenpflegepersonal, Ärzten, Therapeuten, Diätassistenten etc. bestehen und die Angehörigen und Freunde des Patienten einschließen.

In der Vergangenheit war die Rehabilitation des facio-oralen Traktes ein vernachlässigtes Gebiet, ein "Niemandsland")[*], in welchem die Aufgaben der Teammitglieder begrenzt und ohne Bezug zueinander waren. Seit ca. 10 Jahren beschäftigen wir uns mehr mit Sensibilitäts- und Wahrnehmungsstörungen. Dieses Wissen wird in speziellen Rehabilitationszentren in ein ganzheitliches, intensives und multidisziplinäres Behandlungskonzept eingebunden. Im folgenden werden typische Probleme zusammengefaßt und die Anwendung der Prinzipien der auf dem Bobath-Konzept basierenden Therapie des facio-oralen Traktes (FOTT) als Teil des ganzheitlichen Ansatzes vorgestellt. Sie beinhaltet die Analyse und Behandlung von sensomotorischen Störungen im Gesicht und oralen Trakt. Ziel ist es, die Fähigkeiten des Essens und Trinkens sowie die nonverbale Kommunikation und die Stimmgebung wiederzuerlangen, um dadurch die Lebensqualität des Patienten zu verbessern und seine Unabhängigkeit zu fördern.

)[*] Pat Davies: Starting again, Springer-Verlag 1994

Um angemessene Voraussetzungen im Sinne eines guten Haltungshintergrundes für die Entwicklung dieser Funktionen zu erreichen und so die Behandlung effektiv zu gestalten, muß das Therapieteam den nach einer Hirnschädigung sich entwickelnden abnormalen Tonus, die Gleichgewichtsprobleme und die motorischen Koordinationsstörungen beeinflussen.

Die soziale Bedeutung von gemeinsamen Mahlzeiten

In unserer Kultur dienen Essen und Trinken nicht nur der Ernährung, sondern sind oft mit Freude und Genuß verbunden, z.b. bei gesellschaftlichen Anlässen wie Hochzeiten, Geburtstagsfeiern usw.

Darüberhinaus wird die emotionale Bedeutung bei Sprichwörtern wie "Liebe geht durch den Magen" und "Ich hab dich zum Fressen gern" sichtbar. Mit Sorgfalt bereiten wir die Lieblingsgerichte derjenigen zu, die wir verwöhnen wollen. Das Wiedererlangen des normalen Eßvermögens wird als grundlegender Schritt zum Gesundwerden angesehen. Deshalb bringen Angehörige bei Krankenbesuchen Geschenke zum Essen mit.

Normalerweise betrachten wir die Fähigkeit zu essen als etwas Selbstverständliches. Essensprobleme unserer Patienten wie Nahrungsreste im Gesicht oder Speichelfluß sind nicht "gesellschaftsfähig". Sie schränken die sozialen Kontakte mit Familie und Freunden ein und beeinträchtigen dadurch die Lebensqualität. Wir können zwar die Ernährung über die PEG-Sonde gewährleisten, aber es gilt, die soziale Bedeutung der Einnahme von Mahlzeiten in den Rehaprozeß einzubinden.

Problemstellung

Aufgrund der Fortschritte in der Notfall- und Akutmedizin überleben immer mehr Menschen mit schweren traumatischen Hirnverletzungen und vaskulären Hirnschädigungen. Die dabei auftretenden sensomotorischen Störungen beeinträchtigen meistens auch Essen und Trinken über eine lange Zeit. Viele komatöse und schwer beeinträchtigte Patienten müssen einen großen Teil ihres Tages im Bett oder Rollstuhl verbringen. Die Atmung erfolgt oft über eine Trachealkanüle. Die orale Nahrungszufuhr muß durch eine Sondenapplikation (nasogastrale Sonde oder perkutane endoskopische

Gastrostomie, PEG) ersetzt werden, um die Ernährung zu gewährleisten und schwere Komplikationen wie Aspiration und Lungenentzündungen zu vermeiden. Die physiologischen Abläufe des Schluckens sind kompliziert und für Laien nur schwer verständlich. Der Rehabilitationsansatz muß deshalb die Schulung und Unterstützung der Angehörigen einschließen, ohne sie zu verunsichern.

Typische Symptome bei Patienten mit facio-oralen Problemen

1. Probleme mit der Kopfkontrolle beeinflussen die Schlucksequenz. Die Stellung von Kopf zu Schultern ist grundlegende Voraussetzung für ein normales Schlucken und die Kommunikation, wobei eine Kopfbewegung, z.B. Nicken, Sprache verstärkt oder manchmal sogar ersetzt.

a) Der Kopf kann wegen des hypertonen Nackens in einer Position fixiert sein und evtl. zu einer Seite gedreht.

b) Der Kopf wird als Kompensation für den instabilen Rumpf nach vorne geschoben.

c) Der Kopf fällt wegen des Hypotonus nach vorne oder hinten (abhängig von der Position).

2. Störungen der Bewegungen im Gesicht beeinflussen den Gesichtsausdruck und gehen mit fehlender Kieferkontrolle und reduzierten oralen Bewegungen einher.

a) Hochgezogene Stirn und weit geöffnete Augen geben dem Patienten ein erstauntes Aussehen. Der Kiefer ist dabei zurückgezogen. Diese Symptome sind Teil des Extensionsmusters, das es zu hemmen gilt, um sowohl normalen Tonus und die für das Schlucken notwendige Kopfflexion (chin tuck) zu facilitieren als auch die oralen Bewegungen für das Beißen und Kauen zu erreichen, die eine normale Kieferstellung einschließen.

b) Einseitige Gesichtslähmungen beeinträchtigen den mimischen Ausdruck und durch Überaktivität der nicht betroffenen Seite wird die Asymmetrie noch verstärkt.

c) Der Mund ist offen.

d) Der Mund ist fest geschlossen.
   - Dies erschwert die Mundhygiene.
   - Die Lippen können durch den starken Druck des Kieferschlusses oder durch das Beißen der oberen Zähne in die Unterlippe verletzt werden.
   - Beim Versuch, den Mund mit Gewalt zu öffnen, können Zähne herausgebrochen werden.

3. Störungen der Zungenbewegungen beeinträchtigen die Kontrolle der Nahrung und Flüssigkeit im Mund und den Transport von der oralen zur pharyngealen Schluckphase.

a) Die Zunge ist zurückgezogen (als Teil des Hyperextensionsmusters).

b) Die Zunge bewegt sich nur in Verbindung mit dem Kiefer nach oben und unten (schmatzen).

c) Die Zunge bewegt sich im stereotypen Muster nach vorne und hinten.

4. Speichelfluß aus dem Mund ist ein Symptom des Schluckproblems. Es wird durch nicht adäquate Zungenbewegungen verursacht, welche oft mit Kieferinstabilität und vermindertem Lippenschluß einhergehen.

5. Husten ist ein Zeichen dafür, daß Nahrung aufgrund reduzierter Sensibilität oder unkoordinierter Bewegungen in die Luftwege geraten ist. Ist kein effektives Husten möglich, kann es sogar zur Aspiration von Speichel kommen.

6. Störungen der Stimme und des Sprechens.
   Sprechen erfordert ein präzises Zusammenspiel von Atmung, oralen und laryngealen Bewegungen.

a) Stimmgebung ist nicht möglich.
b) Pathologisches Lachen und Weinen auf Inspiration.
c) Stimmqualität ist beeinträchtigt, sie klingt monoton oder nasal.
d) Verzerrte Artikulation.

Die Therapie des facio-oralen Traktes (FOTT)

Die Therapie umfaßt vier Bereiche: Ernährung, Mundhygiene, nonverbale Kommunikation und Sprechen.

Dazu bedarf es:

- Detaillierter Kenntnisse der Schlucksequenzen beim normalen Essen und Trinken *(siehe Abb.1)*, die beim hirngeschädigten Patienten beeinträchtigt sein können.
- ein klares Verständnis, in welcher Art und Weise normale Bewegungsmuster beim hirngeschädigten Menschen gestört sind.
- Hemmung unerwünschter und Facilitierung erwünschter Bewegungsmuster (sensomotorisches Lernen).
- Erkennen der spezifischen facio-oralen Probleme
- Verständnis für psychologische Gesichtspunkte

Alle Teammitglieder arbeiten nach demselben Konzept. Dies erfordert ein hohes Maß an Kommunikation zwischen den Teammitgliedern.

Ein frühzeitiger Therapiebeginn schafft die Grundlage für eine möglichst erfolgreiche Rehabilitation. Hierfür ist es nicht notwendig, daß der Patient bei vollem Bewußtsein ist oder verbalen Aufforderungen Folge leisten kann.

Phasen des Schluckvorgangs

- Prä - orale Phase (Vorbereitung)
  - Augen
  - Arm und Hand
  - Augen und Hand
  - Armbewegung

- orale Phase
  - Beißen
  - Kauen
  - Transport des Nahrungsbolus entlang der zentralen Zungenrinne in die hintere Mundhöhle

- pharyngeale Phase
  - Unterbrechung der Atmung und Schutz der Atemwege durch Anheben des Larynx, Kippen der Epiglottis und Verschluß der Stimmbänder
  - pharyngeale Peristaltik

- ösophageale Phase

Abb. 1: Phasenüberblick

Präorale Phase:

Die präorale Phase ist von entscheidender Bedeutung, da sie den Beginn der komplexen Schlucksequenz darstellt. Das Essen wird gesehen, gerochen und eventuell mit den Händen angefaßt. Die Speichelproduktion und das Schlucken können angeregt sein. In anderen Worten, wir sind bereit für das, was als nächstes kommen wird. Diesen Vorgang wollen wir auch bei unseren Patienten in Gang setzen.

Orale Phase:

Häufig auftretende Probleme wie Hypersensibilität und Beißen, die die Aufnahme von Nahrung in den Mund erschweren, werden durch systematischen und eindeutigen taktilen Kontakt positiv beeinflußt. Man beginnt mit dem Berühren der Hände, des Gesichts und einer gezielten Stimulation des Mundes. Die Formung und der Transport des Bolus werden auch dann facilitiert, wenn sich der Patient nicht oral ernähren kann. Orale Therapie beinhaltet therapeutische Mundhygiene. Die Gesundheit des Mundes leidet, wenn keine Stimulation im Mund z.B. durch Essen erfolgt und die Reinigung durch Zungenbewegungen (in Verbindung mit Speichel) unmöglich ist.

Pharyngeale Phase:

Grundlegend wichtig ist der Schutz der Atemwege. Es erfolgt die Boluspassage durch den Rachen zum oberen ösophagealen Sphinkter, die durch die Kopfflexion (chin tuck) normalerweise unterstützt wird). Bei unseren hirnverletzten Patienten erschwert der abnormale Tonus die neuromuskuläre Koordination zusätzlich. Durch die verzögerte und unvollständige Auf- und Vorwärtsbewegung des Kehlkopfes wird der Schutz der Atemwege verhindert und die Öffnung des oberen Ösophagussphinkters beeinträchtigt. Das typische Extensionsmuster des Kopfes erschwert das Schlucken und erhöht das Risiko der Aspiration. Therapeutisch wird an einer Verbesserung des Haltungshintergrundes *(Abb. 5b)*, dem Facilitieren freier Kopfbeweglichkeit und Zungen- sowie Larynxbeweglichkeit angesetzt.

Ösophageale Phase:

In der ösophagealen Phase passiert der Bolus die Speiseröhre. Diese Phase entzieht sich unserer direkten Beobachtung und kann therapeutisch nur indirekt beeinflußt werden.

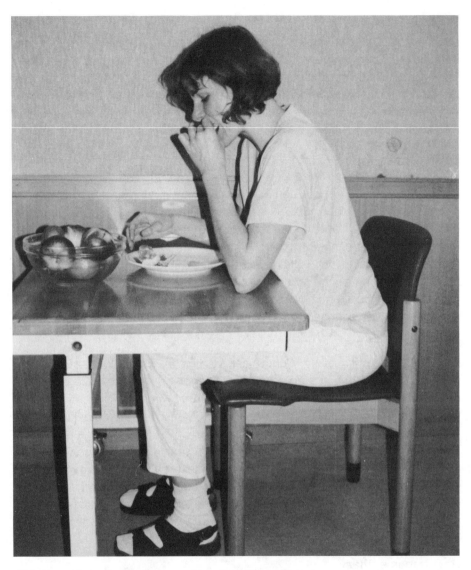

Abb. 2: Normale Sitzhaltung (präorale Phase)
Optimale Haltung für die präorale Phase
Kopf- und Rumpfposition sind grundvoraussetzend
für orale, pharyngeale und ösophageale Phase

In den folgenden Abbildungen 3-6 sind typische Probleme hirngeschädigter Patienten mit Auswirkung auf den facio-oralen Trakt aufgezeigt.

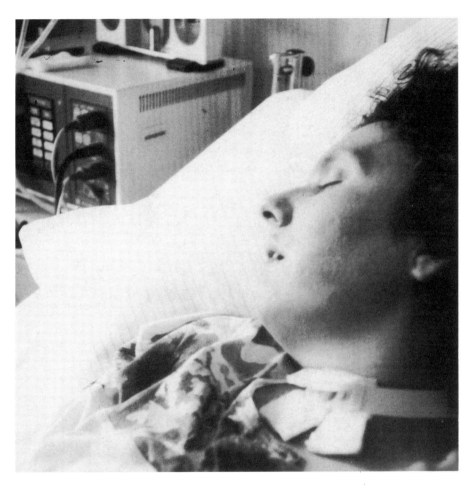

Abb. 3:
Patient mit typischen Problemen nach einer schweren Hirnschädigung: Hypertonus, Hypersensibilität, Aspirationsgefahr (geblockte Trachealkanüle schützt die Luftwege, die Ernährung erfolgt über PEG). Rückenlage verstärkt das spastische Muster!

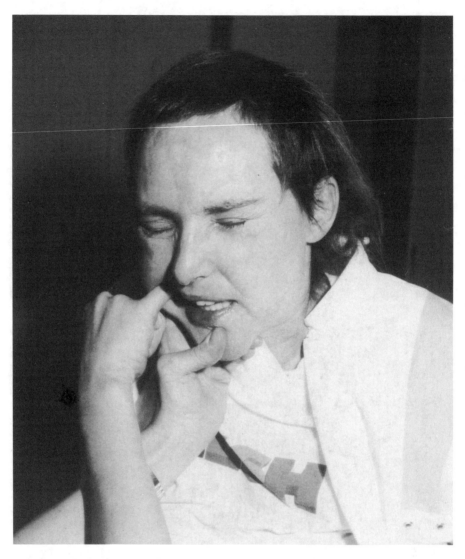

Abb. 4:
Hypersensibilität bei bestehendem Beißreflex. Wenig hilfreiche Behandlungsposition. Orale Therapie erfordert Vorbereitung: gute Rumpfunterstützung, Flektion des Nackens, Berühren der Hände und des Gesichtes.

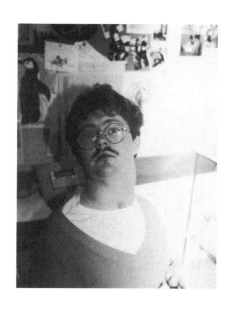

Abb. 5a:
Hyperextension von Rumpf und Nacken. Dieses Muster verstärkt Probleme der Atem- und Schluckkoordination. Der Ablauf der pharyngealen Phase ist unsicher und der Gesichtsausdruck stark beeinträchtigt.

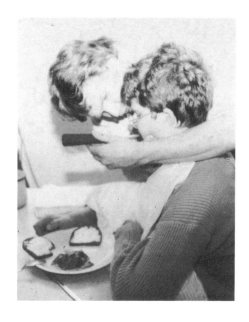

Abb. 5b:
Korrigierte Sitzposition mit Unterstützung des Kopfes und des Nackens: Dies fördert eine normale präorale Phase, hemmt Hyperextension des Kiefers und facilitiert die orale Phase sowie sicheres Schlucken.

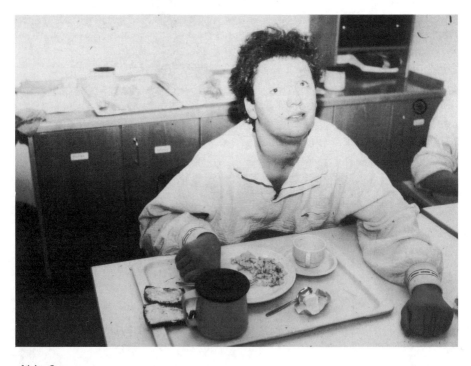

Abb. 6:
Patient mit Ataxie: Hypotoner Rumpf mit kompensatorischer vorgestreckter Kopfposition erschwert den Ablauf aller am Schluckakt beteiligten Phasen.

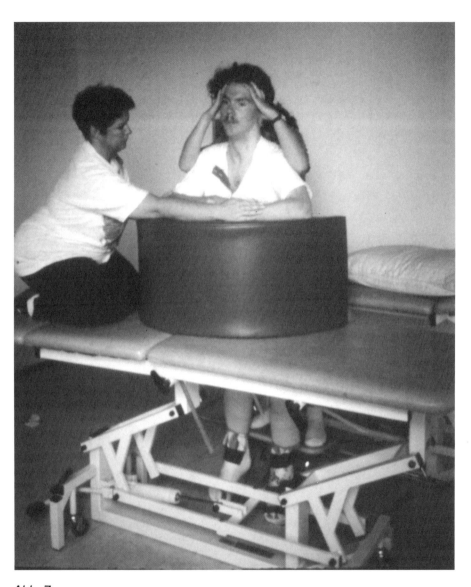

Abb. 7:
Normale Atmung trägt zu normalem und sicherem Schlucken bei. Das Stehen ist eine hilfreiche Position für die Atemarbeit.

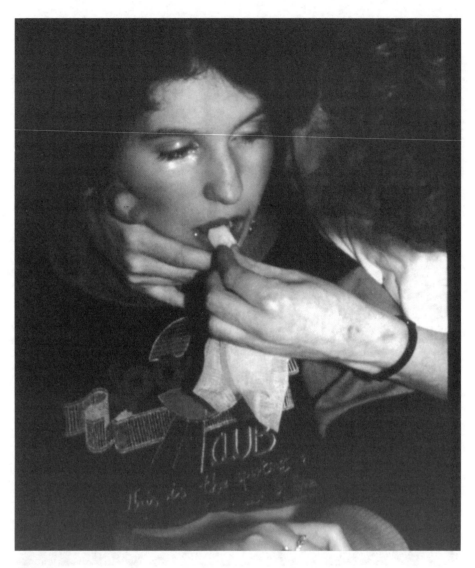

Abb. 8:
Therapeutisches Essen: Wenn Patienten in der Lage sind, ihren eigenen Speichel zu schlucken, fördert das Kauen eines Apfelstückes in Gaze eingewickelt orale Bewegungen, Sensibilität und den Schluckakt.

Ein weiterer wichtiger Bestandteil der FOTT ist die Atemtherapie (Zusammenhang zwischen Schluck- und Atemkoordination). Die Facilitierung des Haltungshintergrundes sowie der freien Kopfbeweglichkeit und die Mobilisierung der Halsmuskulatur verbessert auch das Atemmuster *(siehe Abb. 7)*. Durch Tonusregulierung und Facilitierung der physiologischen Haltungsausrichtung wird mit der Atemtherapie auch indirekt die ösophageale Phase beeinflußt.

Die Therapie muß frühzeitig beginnen, um einer sensorischen Deprivation im Mundbereich mit all ihren negativen Folgen entgegenwirken zu können *(siehe Abb. 8)*. Die FOTT beinhaltet eine Analyse der den Symptomen zugrundeliegenden Probleme des Patienten und die Erstellung eines individuellen Behandlungsplanes. Auf dieser Grundlage wird ein oraler Nahrungsaufbau angestrebt. Die Behandlung ist jedoch nicht auf eine ausschließliche orale Ernährung ausgerichtet, solange diese nicht ohne Gefährdung des Patienten und innerhalb eines bestimmten Zeitrahmens erfolgen kann (Kombination orale Ernährung/ PEG).

Bedeutung und Aspekte der Mundhygiene

S. Seitz

Mundhygiene bedeutet eben nicht nur Zähneputzen, Mundspülen, Lippenpflege, und dient nicht nur – wie in vielen Lehrbüchern für Krankenpflege aufgeführt – der Soor- und Parotitisprophylaxe, der Lösung von Borken und der Erhaltung eines gesunden Mundmilieus.

Gerade in der Rehabilitation schädel-hirn-verletzter Menschen nimmt die Mundhygiene und alles was damit zusammenhängt einen hohen Stellenwert ein und bekommt dadurch eine besondere, ganz eigene Bedeutung.

Mundhygiene beinhaltet viele andere Aspekte und Dimensionen.

1. Wohlbefinden und Sicherheit

Ein sauberer Mund ohne Mundgeruch ist für uns alle eine Voraussetzung, um überhaupt miteinander in Kontakt treten zu können.

Stellen wir uns vor, wir hätten gerade gegessen. Wir hätten die Reste des Salzes mit der Zunge entfernt, uns vergewissert, daß nichts mehr an den Lippen hängt, oder ein Mundwasser oder einen Kaugummi benutzt, vielleicht sogar die Zähne geputzt.

Jetzt stellen wir uns einmal vor, all dies können wir nicht.

Im Mund hängen noch Nahrungsreste zwischen den Zähnen, Butter klebt an unserem Gaumen, und wir können diese nicht entfernen, da sich unsere Zunge nicht bewegen läßt und ein Zähneputzen nicht möglich ist ...

Dann können wir noch unseren Mund nicht schließen und Speichel fließt unkontrolliert aus unserem Mund ...

Bedeutung und Aspekte der Mundhygiene

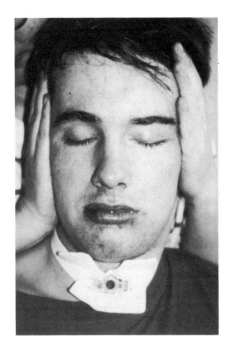

Abb. 1: "Ich kann meinen Kopf nicht aufrecht halten"

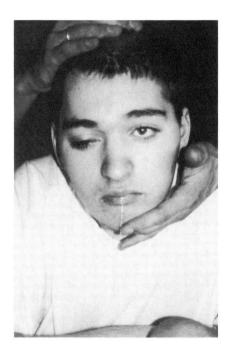

Abb. 2: "Speichel fließt ständig unkontrolliert aus meinem Mund"

Ich glaube, ich brauche dieses Beispiel nicht weiter ausführen, es spricht für sich ... und bedarf keiner weiteren Erläuterung.

Wieviel sicherer fühlt man sich, wenn man vorher den Mund säubern konnte. Es wird überprüft, indem man mit der Zunge im Mund herumfährt.

Jetzt kann man sich wirklich auf etwas anderes freuen.

2. Wachheit und Bewußtheit

Im Gehirn des Menschen nimmt der Mundbereich für seine reale Größe im Verhältnis zum Körper einen enorm großen Raum ein. *(Abb. 3).*

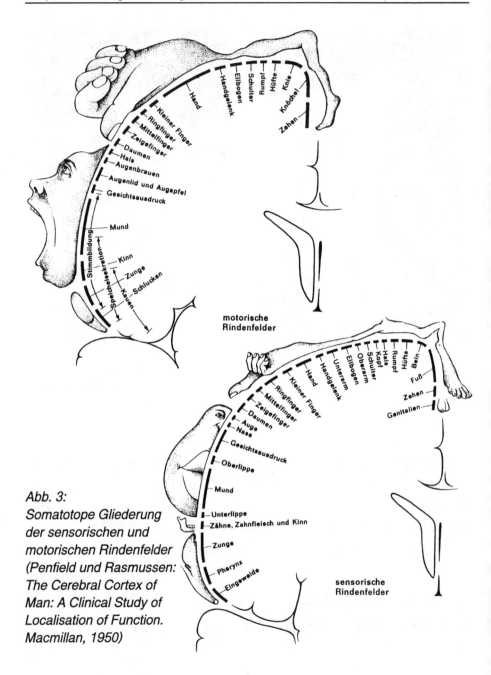

Abb. 3:
Somatotope Gliederung der sensorischen und motorischen Rindenfelder (Penfield und Rasmussen: The Cerebral Cortex of Man: A Clinical Study of Localisation of Function. Macmillan, 1950)

Bedeutung und Aspekte der Mundhygiene

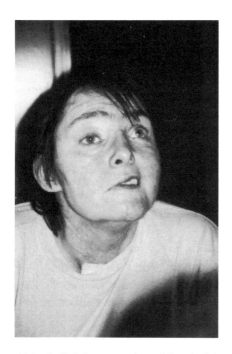

Abb. 4: "Ich kann meinen Mund nicht schließen"

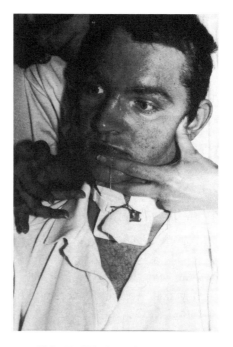

Abb. 5: "Es ist mir nicht möglich zu schlucken"

Auch dies läßt Rückschlüsse auf die Wichtigkeit dieses Bereiches zu.

In unserer Arbeit – gerade mit Betroffenen, welche noch im sogenannten Wachkoma liegen – stellen wir sehr häufig fest, daß nach "Manipulationen im Mundbereich" eine Veränderung in der Vigilanz eintritt.

Durch Berührung mit der eigenen Hand in seinem Gesicht entspannen sich die Gesichtszüge;

durch Stimulation in den Wangen öffnet sich der Mund und

bei gezieltem punktuellem Berühren auf Zunge und Gaumen leitet sich der Schluckakt ein.

Oft sinkt – auf dem Monitor sichtbar – die Herzfrequenz, die Atmung geht langsamer und tiefer, motorisch unruhige Patienten werden ruhiger, Bewegungen langsamer und geplanter.

Zuweilen ist auch der Blick des Betroffenen klarer; er fixiert – vielleicht auch nur für einige Zeit –, und es entsteht oft der Eindruck, er schaut die Bezugsperson an und nicht durch sie hindurch.

3. Mund als Sinnesorgan

Säuglinge und Kleinkinder erfahren ihre Umwelt zum Großteil über den Mund. Spielzeug, wie Tiere, Rasseln, Häuser und andere Gegenstände werden über den Mund erkundet. Wie groß ist es, wie hart, wie fühlt es sich an, rauh, weich, welchen Widerstand bringt es mir entgegen, kann ich es so verändern ... ?!

Der Mund ist für sie ein unersetzliches Sinnesorgan.

Im Laufe der weiteren Entwicklung tritt dies dann zunehmend in den Hintergrund. Andere Sinnesorgane bekommen Priorität.

Für einen Menschen mit einer Schädel-Hirn-Verletzung bekommt der Mund wieder einen ähnlich großen Stellenwert.

Und gerade deshalb möchte ich an dieser Stelle darauf hinweisen, daß dieser Bereich sehr sensibel und intim ist.

Von wem lassen wir uns als erwachsene Menschen so intim am und im Mund berühren?!

Bestimmt nicht von jedem?!

Vielleicht vom Zahnarzt, aber nur, weil es sein muß.

Ansonsten meist nur von unserem Lebenspartner.

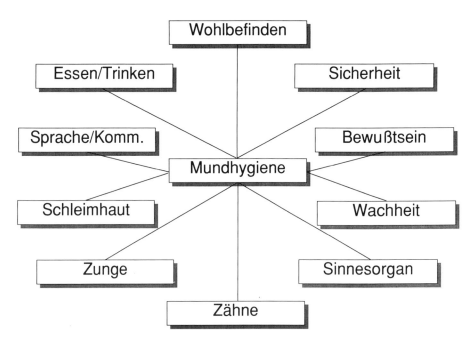

Abb. 6: Zentrale Rolle der Mundhygiene

Diese beiden Aspekte, Intimbereich auf der einen Seite und Rehabilitationsansatz "Mund" auf der anderen Seite, miteinander zu verbinden und individuell auf den Menschen mir gegenüber abzustimmen und anzuwenden, ist eine Herausforderung und die Kunst der täglichen Arbeit mit dem Betroffenen.

4. Mundschleimhaut, Zunge und Zähne, Essen und Sprache

Eine intakte, rosige, gut durchblutete Mundschleimhaut, eine willkürlich bewegliche Zunge, sowie funktionsbereite Zähne bilden die Voraussetzungen für Essen und Trinken sowie für die Sprache und Kommunikation.

All diese Aspekte gilt es bei der Mundhygiene mit zu beachten und in die Rehabilitation mit einzubringen.

Mundhygiene um diese Aspekte und Dimensionen erweitert, bilden die Voraussetzungen, Prinzipien und so auch die Ansatzmöglichkeiten in der Arbeit mit unseren Patienten.

– Es gilt, eine ruhige und entspannte Atmosphäre herzustellen, Außengeräusche soweit möglich auszuschalten, die Anzahl der im Raum anwesenden Personen auf ein Minimum zu reduzieren. Für die Bezugsperson ist es wichtig, genügend Zeit und so auch Raum für die Mundpflege zu haben bzw. sich zu nehmen.

– Als weitere Voraussetzung ist es notwendig, eine möglichst optimale Position zu schaffen *(Abb. 7)*:
Wenn möglich am Waschbecken auf einem Hocker sitzend,
beide Beine auf dem Boden,
viel Kontakt zur Sitzfläche,
den Rumpf aufgerichtet und die Arme auf dem Waschbecken;
der Kopf ist in der Mitte und schaut geradeaus.
Er ist nicht nach hinten überstreckt oder fällt auf die Brust.

Ist so eine Position nicht möglich, suchen wir nach Alternativlösungen. Mit dem Rücken oder der Seite an der Wand, vor dem Patienten ein Tisch ...

Ist eine Position außerhalb des Bettes z.B. wegen funktioneller Einschränkungen nicht möglich, wird der Betroffene im Langsitz im Bett gelagert, um zumindest eine Aufrichtung des Oberkörpers zu erreichen.

Nun führen wir die Hand des Betroffenen zu seinem Gesicht. Durch gezielten, klaren Kontakt ist es ihm möglich, Erfahrungen zu sammeln und sich vorzubereiten.

Wie ist es, mit meiner Hand mein Gesicht zu erkunden?! ... Wie fühlt es sich an?! ... Warm, kalt, verschwitzt ... fremd oder vertraut?

Langsam nähert man sich nun der Mundregion.

Sofern möglich, berührt der Patient mit seinem Finger seinen Mund, zuerst an den Lippen, später dann im Mund *(Abb 8)*.

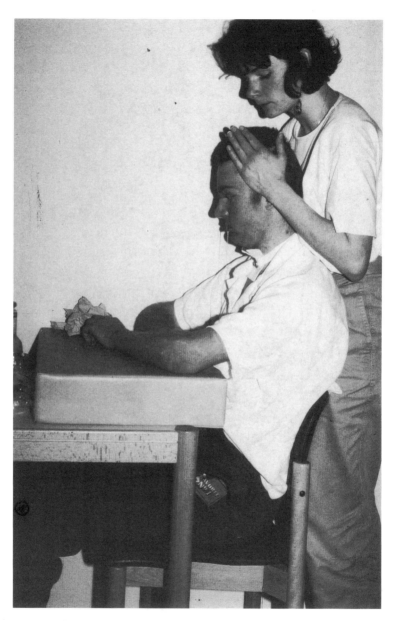

Abb. 7: Gute Position schaffen

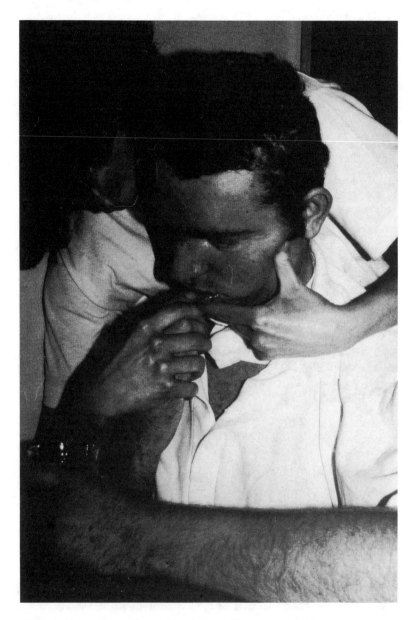

Abb. 8: Erster Mundkontakt mit dem Finger des Patienten

Bedeutung und Aspekte der Mundhygiene

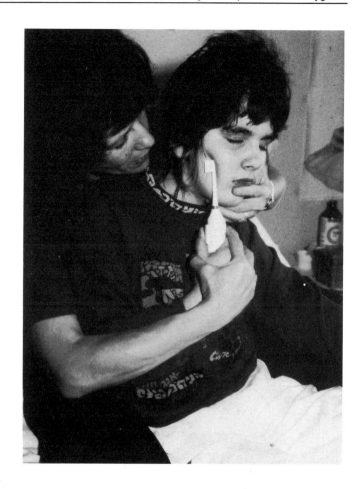

Abb. 9:
Einsatz einer elektrischen Zahnbürste zunächst auf der Wange

Er wird von uns unterstützt, wo er Hilfe benötigt; wo er Schwierigkeiten in der Lösung dieses Problemes hat; wo seine Leistung zerfällt und er alleine versagen würde.

Oft wird die Mundhygiene mit der facio-oralen Therapie und/oder einer krankengymnastischen Einheit verknüpft und so in den Alltag des einzelnen mit einbezogen.

Nach ärztlicher und logopädischer Abklärung, daß der Betroffene nicht aspiriert, benützen wir seine normalen Mundpflegeartikel.

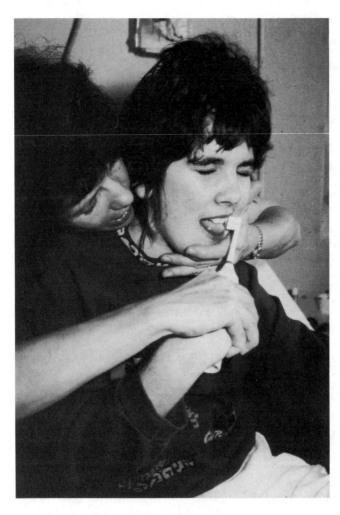

Abb. 10:
Nach entsprechender Vorbereitung kann die Zahnbürste in den Mund gebracht werden

Die weiteren Schritte der Mundhygiene führen wir mit dem Patienten und nicht für ihn aus.

Mit der Pflegeperson greift seine Hand zur Zahnbürste, gemeinsam erspüren sie, wo die Borsten sind und wo der Griff ist; er bekommt vermittelt, wie es geht, Zahnpasta aufzutragen und die Zahnbürste zum Mund zu bringen und sich die Zähne zu putzen.

- Wohlbefinden
- Wachheit
- Bewußtsein
- Sinnesorgan
- intakter Mund
- Essen/Trinken
- Sprache/Kommunikation

- gute Ausgangsposition
- ruhige Atmosphäre
- Beziehung zw. Pat./ Personal
- Beziehung Gesicht-Hand-Mund
- Mundpflege/Zähneputzen
- eigene Mundpflegeartikel

MUNDHYGIENE

**PFLEGEPRO-
FESSIONALITÄT**

**REHABILITATIONS-
VERSTÄNDNIS**

Abb 11: Bedeutung der Mundhygiene

Wir verzichten in der Regel bewußt auf medizinische Wattestäbchen, künstlichen Speichel und ähnliches und verwenden statt dessen Wasser, Zahnbürste, -paste und Mundwasser.

Ist ein Putzen mit diesen Methoden noch nicht möglich, greift das Behandlungsteam gerne auf Fruchtsäfte, auch mal Kaffee oder Tee zurück, um zusätzlich Informationen zu vermitteln und dadurch zusätzlich Stimuli zu setzen.

Führt man Mundhygiene nach den oben beschriebenen Kriterien aus, ist es in der Regel kein Problem, in den Mund des Betroffenen zu kommen.

Bis auf ganz wenige Ausnahmefälle ist es auf diesem Weg möglich, Mundhygiene auch bei "widerspenstigen" Patienten durchzuführen.

Entscheidend in unserer Arbeit ist, sich immer wieder die Bedeutung der Mundhygiene für jeden einzelnen vor Augen zu führen *(Abb. 11)*:

für Wohlbefinden, Sicherheit,
für Wachheit und Bewußtsein,
als sensibles Sinnesorgan,
als Voraussetzung für Essen und Trinken
sowie für Kommunikation und Sprache.

Diese Kriterien und die genannten Prinzipien

wie ruhige, entspannte Atmosphäre,
gute Ausgangsposition,
die Beziehung zwischen Patient und Personal,
die Verbindung Hand-Mund-Gesicht,
Verwendung der eigenen Mundpflegeartikel und
Mundpflege über Zähneputzen ...

gilt es bewußt in die Rehabilitation mit einfließen zu lassen.

Aufbauend auf Pflegeprofessionalität und unserem Rehabilitationsverständnis wird so die Vorgehensweise bei Mundhygiene eindeutig klar und deutlich vorgegeben und definiert.

Essen und Trinken als geführtes Alltagsgeschehnis

C. Gratz

Nur im Schlaraffenland fliegen uns die Tauben in den geöffneten Mund, und nur dort brauchen wir nicht mehr zu tun, als die Hand nach fertig zubereiteter, köstlicher Speise auszustrecken. Das Schlaraffenland ist auf der Landkarte bekanntermaßen schwer zu finden – vielmehr finden wir uns in einem Alltag wieder, der auch, was das Essen und Trinken angeht, eine Menge Anforderungen an uns stellt.

Vor dem eigentlichen Essen und Trinken bedarf es der Planung dessen, was ich essen und trinken möchte. Die Lebensmittel müssen beschafft und zubereitet werden. Nach einer Mahlzeit wird das Geschirr abgewaschen und verräumt.

Patienten mit einer Hirnschädigung können bei einem oder mehreren Teilaspekten dieses Essens- und Trinkzyklus Probleme haben:

– Der Patient ist aufgrund einer Halbseitenlähmung nicht in der Lage, beidhändige Verrichtungen auszuführen, z.B. Brötchen aufschneiden, Kaffeekanne aufschrauben etc..

– Obgleich motorisch dazu in der Lage, beidhändig zu arbeiten, setzt der Patient nur eine Hand ein.

– Ein schwer betroffener Patient kommt bei erhaltenem, unauffälligem Schluckakt nicht zum Einsatz seiner Hände, z.B. wegen Spastik, Kontrakturen etc.

– Ein Patient kann die Planung einer Mahlzeit nicht vollziehen.

– Ein Patient kann mit den vor ihm stehenden Nahrungsmitteln nichts anfangen, obgleich er Hunger und Durst hat.

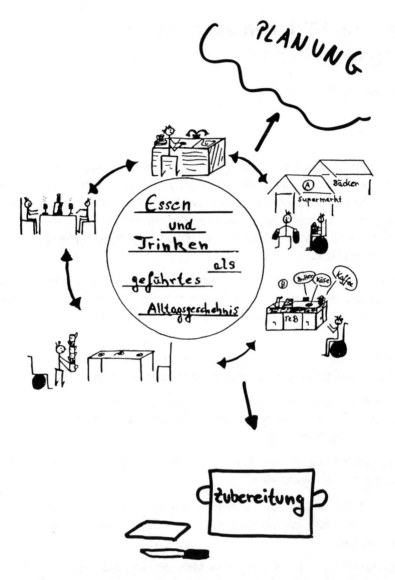

Abb. 1: "*Essen und Trinken sind Bestandteil eines Zyklus, der mit der Planung dessen, was ich essen will beginnt und mit dem Verräumen des abgewaschenen Geschirres endet.*"

– Ein Patient wirkt in seiner Ausführung irgendwie auffällig. Er streckt z.B. beim Tisch decken schon einen Meter vor dem Tisch die Arme aus, um das Geschirr abzusetzen. Das Ablegen des Bestecks auf der Tischplatte sieht eher so aus, als fiele es ihm aus der Hand. Der Patient berührt Gegenstände mehrfach, ehe er zum Umfassen kommt.

Essen und Trinken, eingebettet in den Prozeß der Nahrungszubereitung, der Vor- und Nachbereitung des Eßtisches, bedeutet Auseinandersetzung mit der Umwelt.

Da müssen Äpfel aus dem Beutel und Zwiebeln aus dem Netz herausgeholt werden. Ein Marmeladenglas muß aufgeschraubt werden, ehe man an die Marmelade kommt, ebenso muß eine Saftflasche aufgedreht werden, ehe eingeschenkt werden kann. Kartoffeln werden oft geschält, Gemüse wird geraspelt. Verschüttetes muß aufgewischt werden und übriggebliebene Speise wird in Schüsselchen gefüllt und aufbewahrt. Lauter für uns so selbstverständliche und einfach klingende Verrichtungen, die aber den Patienten vor große Schwierigkeiten stellen können.

Hier nun "führend" tätig zu werden, bedeutet, in unterschiedlicher Weise dem Patienten zu mehr gespürter Information über den Geschehnisablauf, den er selbst nicht oder nur auffällig bewältigen kann, zu verhelfen.

Was bedeutet das aber? Wie fühlt es sich an?

Das bedeutet z.B., einem Patienten das Messer in seine plegische Hand zu geben und mit ihm zusammen das Brötchen zu schmieren. Es kann bedeuten, eine Saftflasche mit dem Patienten gemeinsam zu öffnen, meine Hände auf seinen Händen, weil er alleine gelassen die Flasche nur ungeöffnet zum Mund führt und aus der unerfüllten Trinkerwartung schließt, daß da nichts drin ist. Und es kann bedeuten, mit dem Patienten den Warmhaltedeckel seines Mittagessens abzunehmen, weil er es alleine nicht täte. Viele andere Beispiele ließen sich hier noch aufführen.

Wie sich das anfühlt, ist mit Worten nicht wiederzugeben, eben weil es so viel mit Spüren zu tun hat, nicht nur für den Patienten, auch für den Therapeuten, und das wiederum erschließt sich nur in der praktischen Arbeit.

Herr X (wahrnehmungsgestört) möchte etwas trinken, offensichtlich kann er aber das Problem des Flascheöffnens nicht lösen. Die begleitende Person versucht nach jeder Bewegung erneut Spürinformation mit dem Patienten über die veränderte Körper-/Umweltbeziehung zu suchen. Während des Geschehnisses äußert sich der Patient verbal. Nachdem er die geschlossene Flasche zum Mund geführt hat, äußert er: "Na, na, Mädchen, so nicht" – er erkennt offensichtlich, daß er so nicht zum Trinken kommt. Er sagt: "Ist das anders?" und scheint zu ahnen, daß man das Problem anders lösen muß und drückt dann an der Flasche. Es stellt sich kein Erfolg ein. Er äußert: "Ich kenn' mich nicht aus." Es erfolgt ein erneuter Versuch: "Muß gedreht werden?", dabei dreht der Patient am Flaschenkörper und scheitert wieder. "Ach, ich weiß ja gar nicht", und er beginnt zu fluchen.

Erst als seine Hand zum Deckel geführt und die Drehbewegung mit ihm eingeleitet wird, übernimmt er das Öffnen der Flasche. Dann sagt er: "Ach so, der ist ja so, jetzt komm' ich erst drauf, jetzt hab' ich's erst", und ein kurzes Lächeln huscht über sein Gesicht.

Essen und Trinken, begriffen als Alltagsgeschehnis, bietet eine Fülle von Möglichkeiten, gemeinsam mit dem Patienten Probleme zu lösen und ihm zu mannigfaltiger Spürinformation zu verhelfen.

Essen und Trinken besteht aus mehr als dem funktionierenden Schluckakt, es braucht einen Bezug zum Essen, der sich aufbauen und erweitern läßt, indem wir an den jeweiligen Problemen des Patienten, aus der Sicht des ganzheitlichen Essens- und Trinkzyklus führend tätig werden.

III.
ALLTAG UND REHABILITATION

Einleitung:
Alltag und Rehabilitation

W. Schlaegel

Die Bewältigung des Alltags – für Gesunde eine Selbstverständlichkeit, für Kranke ein hohes Ziel und für das behandelnde Rehabilitationsteam eine große Herausforderung!

Gemeinsames Ziel – Patienten zu helfen, den Alltag ohne Fremdhilfe zu bewältigen.

Alle unsere Patienten haben solche Alltagsaktivitäten vor dem tragischen Ereignis der Hirnschädigung gelernt, sie waren ein selbstverständlicher, unbewußt funktionierender Teil ihres Lebens.

Jeder Mensch lernt während seines ganzen Lebens – Lernen bedeutet ständiger Zuwachs an "Erfahrungen" von Ursache und Wirkung, von Aktion und Reaktion und von dem Bezug der eigenen Person zur Umwelt bzw. umgekehrt. So hat ein Kind irgendwann im wahrsten Sinne des Wortes "begriffen", was ein Löffel ist und was man mit diesem Löffel machen kann. Rein verbale Erklärungen der Mutter oder ein rein visueller Anschauungsunterricht durch Vormachen haben nur teilweise zum Lernen beigetragen.

Ebenso wollen wir mit unseren Patienten von Anfang an die Erfahrungen durchleben bzw. durchspüren und so Schritt für Schritt einzelne Handlungsabläufe (wieder-)erlernen mit dem Ziel, eine absichtsvolle, geplante und selbständig ausgeführte Handlungsabfolge zu erreichen. Die Bewältigung des Alltags ist somit Inhalt (Strategien) und Ziel der Rehabilitation!

In der Praxis bedeutet dies, dem Patienten von der Lagerung über das Stehen bis hin zu komplexeren Handlungen in der weiteren Rehaphase zu entsprechenden Erfahrungen zu verhelfen, die ihm das schrittweise Übernehmen einzelner Handlungssequenzen und ganzer Handlungsabfolgen ermöglichen. Dabei muß bereits im frühesten Rehabilitationsstadium ein rein passives "Handling" dem aktiven, therapeutisch geführten Umgang mit dem Patienten weichen. Am Beispiel des Umlagerns (Kap. III-2) wird deutlich, wie die Grenzen zwischen pflegerischen und therapeutischen Maßnahmen mehr und mehr verwischen müssen, der ganzheitlich rehabilitative Gedanke löst das abteilungsspezifische Zuteilungsdenken ab, wo quasi für jedes Defizit bzw. jeden Körperteil ein eigener "Sachbearbeiter" die Rehabilitation zu übernehmen hat.

Nur über eine gespürte Selbsterfahrung können Gesunde nachempfinden, was es bedeutet, plötzlich umgelagert zu werden, transferiert zu werden, gewaschen zu werden. Eine solche "Magie der Umwelt" (Affolter, Bischofberger) mag zwar die Umlagerung, den Transfer oder eine saubere Haut bewirken, der Preis dafür kann aber hoch sein: Der Patient weiß nicht – er "begreift" nicht –, was mit ihm geschieht, er reagiert mit Angst und Panik, welche Muskeltonus-erhöhung oder psychomotorische Entgleisungen zur Folge haben, die wir dann vielleicht als aggressive Verhaltensmuster fehlinterpretieren. Wieder zeigt sich, daß wir ja nur die Reaktion des Patienten sehen, nicht aber sein Wahrnehmungsmuster (Reizaufnahme, Reizleitung und Reizverarbeitung).

Es wäre fatal, den Patienten von allen Reizen fernzuhalten und ihn sozusagen an Informationen verarmen zu lassen. Kein Mensch ist ohne Informationen von seiner Umwelt als Persönlichkeit, nicht nur als bloßes Vegetativum, lebensfähig. Diese Informationen sollen allerdings nicht unkoordiniert in einem Wirrwarr von multimodalen Reizen über den Patienten einströmen, sondern sollen klar und deutlich, gut diskriminierbar und in einzelnen Handlungssequenzen erfolgen. Beim apallischen und postapallischen Patienten werden sich diese Reize auf verschiedene Lagerungen, Transfers sowie das Stehen beschränken und im weiteren Verlauf an Komplexität zunehmen. Mögen sich die Alltagsaktivitäten zunächst nur auf Körperhygiene, Anziehen/Auskleiden, Transfer oder Nahrungsaufnahme beschränken, werden dann vermehrt Aktivitäten aus dem Freizeitbereich und individuelle Ressourcen unter besonderer Berücksichtigung der Sozialintegration (Gruppengeschehnis) gefördert. Natürlich kann auch schon in frühen Rehabilitationsphasen mit Gruppentherapien begonnen werden. Deutlich kann allerdings beobachtet werden, daß eine echte soziale Interaktion der Patienten untereinander erst dann eintritt, wenn das eigene Körperbewußtsein, das Verhältnis vom Ich zur Umwelt einigermaßen wiederhergestellt und stabil ist.

Die Qualität einer Handlung ist also unmittelbar abhängig von der Qualität der Wahrnehmung! Die Rehabilitation setzt daher nicht an der ausführenden Handlung, sondern an der Wahrnehmung als Voraussetzung für eine Aktion an (siehe auch Kap. I - 1, S. 20).

Pflegerisches Führen bei der Lagerung

M. Bihlmayr

"Ich kann mich im Bett nicht drehen, wenn ich mich vom Liegen unwohl fühle."

"Wenn eine Fliege auf meiner Nase sitzt, kann ich diese nicht verscheuchen."

"Ich verspüre bei jeder Bewegung starke Schmerzen!"

"Es kostet mich viel Kraft, auch nur den kleinen Finger gezielt zu beugen!"

"Plötzlich kommen vier Hände und drehen mich auf die andere Seite, einige Kissen werden um mich herumgebaut, und so liege ich wieder für zwei oder vielleicht auch für drei Stunden!"

Kann man sich vorstellen, daß dieser Patient bei dieser Art der Umlagerung tatsächlich etwas gespürt hat?

- Er hat weder seinen Kopf auf dem Kissen gespürt, noch seinen Ellenbogen, der in die Matratze gedrückt wurde, um das Gewicht des Oberkörpers zu verlagern.
- Er hat sein Bein nicht angewinkelt und seinen Fuß nicht auf die Matratze gestellt, um den Widerstand dieser wahrzunehmen.
- In der Rückenlage hat er nicht die Unterlage gespürt.
- Er hat sein Gesäß nicht mit eigener Kraft zur Seite gehoben.
- Auch konnte er den Unterschied zwischen Rückenlage und Seitenlage nicht nachvollziehen.

Kein Wunder, wenn der Patient bei solchen für ihn unverständlichen und nicht nachvollziehbaren passiven Handlungen in Panik gerät und einen hohen Tonus entwickelt.

Pflegerisches Führen bei der Lagerung

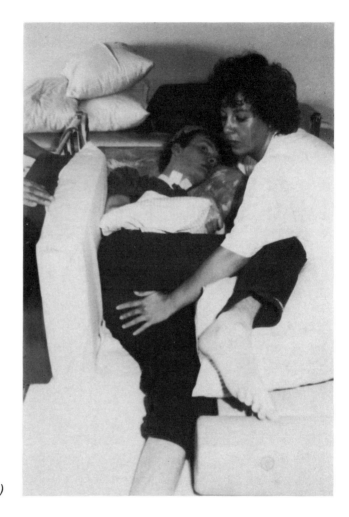

Abb. 1:
Umlagerung eines Patienten mit Hilfe des pflegerischen Führens (Ausgangsposition)

Die notwendigen Informationen, die ihm die Handlung nachempfindbar machen, können wir durch pflegerisches Führen vermitteln. Dabei kommt es darauf an, den Patienten jede Lageveränderung spüren zu lassen und somit zu verstehen zu geben, wo ist er und wo seine Umwelt.

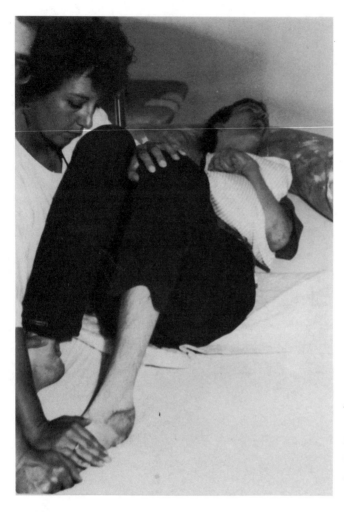

Abb. 2:
Umlagerung eines Patienten mit Hilfe des pflegerischen Führens (Zwischenposition)

In dem abgebildeten Fall *(s. Abb. 1-3)* soll der Patient M. von der Linksseiten- in die Rechtsseitenlage gebracht werden. Zunächst wird hierbei das linke Bein berührt und mit sanften Wackelbewegungen gegen die Unterlage gedrückt, so daß die Propriozeption des linken Beines verbessert wird. Ebenso geschieht es mit der Oberkörperseite, die der Unterlage zugeneigt ist.

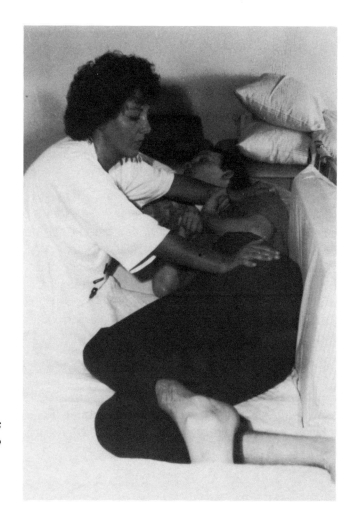

Abb. 3:
Umlagerung eines Patienten mit Hilfe des pflegerischen Führens (Zielposition)

Dann wird passiv der rechte Fuß bei gebeugtem Knie über den Unterschenkel des linken Beines geführt, wobei die geführte Ferse stets Berührung mit der Unterlage bzw. mit dem anderen Bein hat. Bei weiter gebeugtem rechten Knie wird dann die ganze Fußsohle fest auf die Matratze gestellt und ebenfalls unter leichten Wackelbewegungen mäßig gegen die Auflage gedrückt.

In gleicher Weise wird nun die taktile Information der gesamten rechten Körperseite verbessert. Dann wird das linke Bein im Kniegelenk gebeugt, anschließend wieder Informationssuche durch die Hilfe mittels leichten Bewegungen unter sanftem Druck.

Schrittweise wird also so immer eine Bewegung passiv führend ausgeführt und anschließend in der neuen Position eine taktile Information vermittelt, bevor dann wieder die kontralaterale Seite geführt wird. Dies wird solange wiederholt, bis die gewünschte Linksseitenlage erreicht ist, anschließende Lagekorrektur und Stabilisierung mittels Polster bzw. Packs.

Patient M. soll also eine Lage und eine Bewegung nachvollziehbar spüren, ohne dabei in Panik zu geraten. Immer wieder muß bedacht werden, ob er auch z.B. seine linke Seite spürt, daß sie auf der Matratze liegt, sein Bein, daß es gebeugt bzw. gestreckt ist. Der Muskeltonus gibt hierbei eine sichere Rückmeldung, er läßt nach, wenn genügend taktile Information vermittelt wird. Durch abwechselnde Informationssuche mit der einen Körperseite und anschließendes Bewegen der anderen Körperseite spürt der Patient M. seine Umwelt und nimmt diese und gleichzeitig seinen Körper wahr und fühlt sich dadurch sicherer.

Für den Lagewechsel werden ca. 15 - 20 Minuten benötigt. Aus einer notwendigen pflegerischen Verrichtung wird somit eine therapeutische Aktivität, von der der Patient profitiert. Auch beim Transfer vom Bett zum Rollstuhl oder beim Aufstehen hilft dieses pflegerische Führen nach Affolter dem schwer schädelhirnverletzten Menschen, wieder selbst mit seiner Umwelt in Kontakt zu treten.

Stehen mit dem bewußtlosen Patienten

P. Davies

Aufrecht zu stehen und sich zu bewegen ist schon von frühester Kindheit an ein großes Bedürfnis für alle Menschen.

Betrachten wir noch einmal die deformierenden Kontrakturen von E. S. und T. B. *(Abb. 1 und 2, siehe auch Kap. I-7)*.

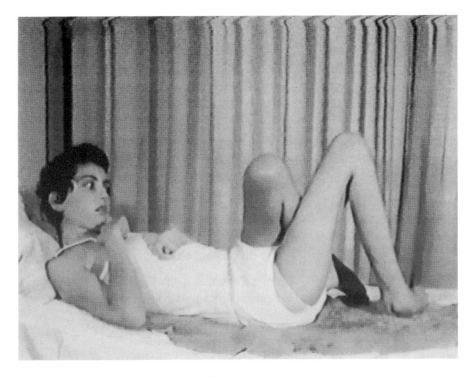

Abb 1:   E. S. mit ausgeprägten Kontrakturen der oberen und unteren Extremitäten

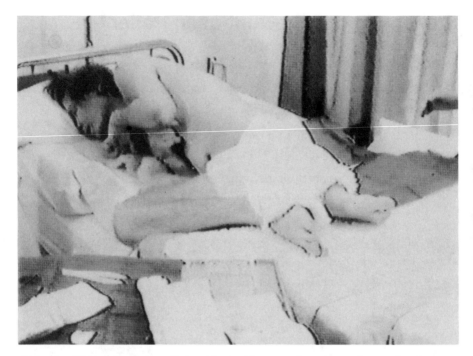

Abb. 2: T.B. mit ausgeprägten Kontrakturen seines Rumpfes und seiner Extremitäten

Wenn nun jemand die beiden jungen Menschen zum Stehen gebracht hätte, während sie noch in der Frühphase nach ihrem Unfall auf der Intensivstation lagen, dann wären ihre Beine nicht in den gezeigten Zustand geraten. Andere Probleme hätten auch vermieden werden können.

Ich plädiere deshalb dafür, daß alle Patienten nach einer Hirnläsion von Anfang an mit angemessener Unterstützung täglich zum Stehen gebracht werden.

Warum ist Stehen so wichtig für hirnverletzte Patienten?

1. Der Hypertonus oder die Spastizität werden wie auch bei Patienten mit spinalen Läsionen durch das Stehen dramatisch reduziert.

2. Durch das tägliche Stehen kann allen Kontrakturen des Rumpfes und der unteren Extremitäten vorgebeugt werden. Die Notwendigkeit von chirurgischen Interventionen oder anderer Formen der Korrektur in einer späteren Phase entfällt dann weitestgehend.

   Für Patienten mit starker Spastizität in den Plantarflexoren ist das Stehen die einzige Möglichkeit, um die volle Dorsalflexion des Fußes zu erhalten. Die Muskelgruppe ist sonst zu kräftig für eine Therapeutin, um rein passiv mit ihren Händen die Spannung überwinden zu können und den Fuß in sein volles Bewegungsausmaß hoch zu bringen.

3. Im Stehen sind Aktivitäten zur Mobilisierung des gesamten Nervensystems leicht durchzuführen, und zwar in einer kurzen Zeit. Solche Aktivitäten können mit sinnvoller Zielsetzung für die Patienten verbunden werden.

4. Einer Osteoporose mit der dazugehörigen Gefahr von spontanen Frakturen kann vorgebeugt werden oder zumindest kann das Risiko stark reduziert werden.

5. Bei Kindern mit schweren Hirnläsionen ist das tägliche Stehen unentbehrlich, um das Knochenwachstum zu gewährleisten, damit sie später nicht auf Dauer mit viel zu kurzen Beinen im Verhältnis zu ihrer Größe leben müssen.

6. Es scheint, daß sich durch das aufrechte Stehen auch andere Leistungen des Patienten verbessern. Das Stehen, während der Patient noch bewußtlos ist, scheint ihn früher aus dem Koma zu holen.

7. Patienten, die in der Frühphase stehen, haben später weniger Angst, wenn sie aufstehen und wieder gehen lernen. Diejenigen, die zu lange im Bett oder Rollstuhl gelassen wurden, haben später oft schreckliche Angst, aufrecht zu sein.

8. Stehen verbessert den Kreislauf und entlastet den Druck auf empfindliche Stellen und verhindert dadurch die Ausbildung von Druckgeschwüren. Der Heilungsprozeß von schon entstandenen Druckgeschwüren wird durch das Stehen zeitlich verkürzt.

9. Blasenfunktionen, vor allem die Entleerung der Blase, werden auch durch das Stehen verbessert.

10. Wieder auf seinen Beinen aufrecht zu stehen, ist eine sehr positive Erfahrung für den Patienten, ein Fortschritt, den er wirklich verstehen kann. Es ist auch für die Angehörigen des Patienten ermutigend, ihn im Stehen zu sehen. Dabei können sie natürlich eine große Hilfe sein, indem sie den Therapeutinnen bei dem Aufstehen Hilfestellung leisten. Erfahrungsgemäß sind Angehörige sehr motiviert, mitzuhelfen.

Bei so vielen Vorteilen für den Patienten ist es leicht zu verstehen, warum das Stehen eine äußerst wichtige Rolle in der Rehabilitation spielt, und zwar ganz von Anfang an.

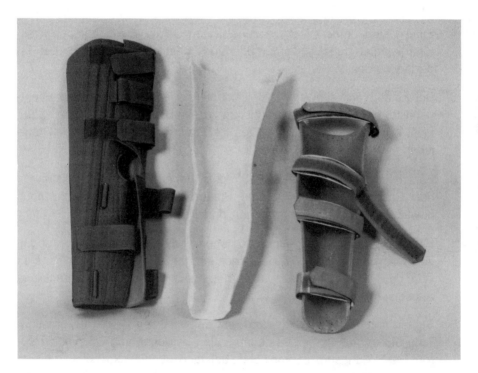

Abb. 3: Verschiedene Knieextensionsschienen aus hartem Material

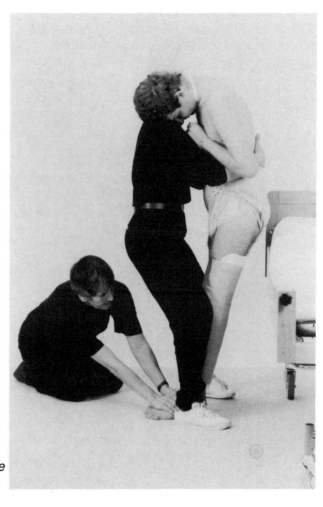

Abb. 4:
Während der Patient zum Stehen gebracht wird, stabilisiert eine Assistentin seine Füße

Wie können bewußtlose Patienten zum Stehen gebracht werden?

Am besten werden Schienen mit Bandagen an seinen Beinen angebunden, um seine Kniegelenke in Extension zu halten. Die Schienen müssen aus hartem, festem Material wie Gips oder Plastikmaterial angefertigt werden *(Abb. 3)*. Die Schienen stabilisieren die Beine in Extension, und die Therapeutin kann den Patienten leicht aufrecht bringen, auch dann, wenn er noch nicht das Bewußtsein wiedererlangt hat *(Abb. 4)*.

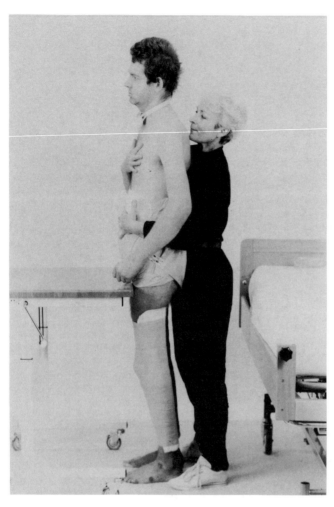

Abb. 5:
Ein fester Tisch vor dem Patienten gibt ihm Sicherheit und Orientierung

Falsche Rotationsstellungen der Beine können während des Anbandagierens der Schienen korrigiert werden.

Wenn eine Dauerstellung mit Innenrotation vorhanden ist, wird die Bandage am Knie unter Zug von medial nach lateral angelegt. Bei einer ständigen Außenrotation des Beines wird die Fehlstellung durch das Anlegen der Bandage unter Zug von lateral nach medial korrigiert.

Stehen mit dem bewußtlosen Patienten

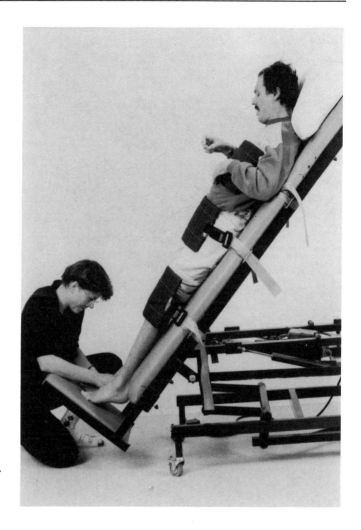

Abb. 6:
Auf dem Kipptisch kann die Therapeutin die Plantarflexion der Füße korrigieren

Wenn die Schienen anbandagiert sind und der Patient steht, kann die Therapeutin von ihrer Position hinter ihm seinen Rumpf kontrollieren und bewegen und auch sein Gewicht von einer Seite zur anderen transferieren oder nach vorne, um die Dorsalflexion seiner Füße zu vergrößern.

Ein Tisch vor dem Patienten hilft ihm, die korrekte Stellung zu erreichen *(Abb. 5)*.

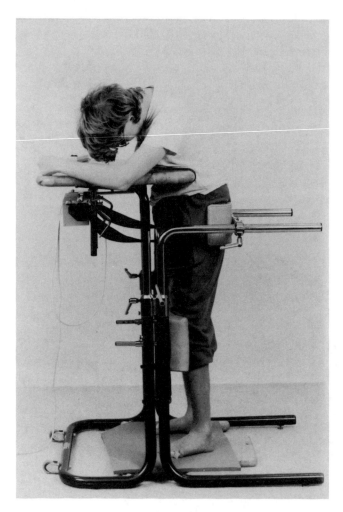

Abb. 7:
Der Patient sollte nie in einem Stehgerät alleine gelassen werden

Eine geeignete, von der Therapeutin geführte Aufgabe kann die Extension seines Kopfes und seines Rumpfes stimulieren, um eine aufrechte Körperhaltung zu erreichen.

Während der Patient noch auf der Intensivstation liegt, hat das Stehen den Vorteil, daß angesichts der begrenzten räumlichen Verhältnisse keine zusätzlichen Hilfsmittel notwendig sind.

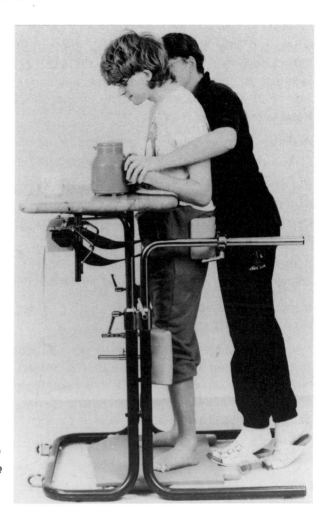

Abb. 8:
Eine geführte Aufgabe stimuliert die aufrechte Haltung

Warum ist ein Kipptisch nicht zu empfehlen?

Ein Kipptisch wird oft benutzt, weil es für die Therapeuten bedeutend weniger anstrengend ist. Obwohl sicher jede Art von Stehen besser ist als gar kein Stehen, gibt es doch gewisse Nachteile. Die Plantarflexion der Füße wird verstärkt. Der Patient stößt nach hinten, wo sich eine feste Unterstützungsfläche befindet, weil es ein erschreckendes Gefühl ist, in dieser Weise in die

Vertikale zu kommen bzw. aufgerichtet zu werden *(Abb. 6)*. Viele Therapeuten, die in einer Selbsterfahrung das Stehen auf dem Kipptisch versucht haben, bestätigen, daß sich auch ihre Füße und Zehen fest gegen die Unterlage gedrückt haben, weil sie das Gefühl hatten, als ob der Tisch schon zu weit nach vorne gekippt wäre, obwohl er sich noch gar nicht in vertikaler Position befand.

Außerdem gibt es gibt auch keine Möglichkeit, die Dorsalflexion der Füße durch eine Verlagerung des Körpers nach vorne zu verstärken.

Ein Stehgerät hat ähnliche Nachteile wie der Kipptisch. Falls es benutzt wird, muß immer jemand dabei sein, um eine geeignete Aktivität mit dem Patienten durchzuführen, weil er sonst ungern in dieser Stellung bleibt *(Abb. 7 und Abb. 8)*.

Auch ist es wichtig zu bedenken, daß jeder Patient wünscht, wieder gehen zu können und dazu das Aufstehen und das Stehen der erste Schritt ist.

Manchmal haben wir das Glück, daß nach gezielter Therapie ein Patient wieder selbständig und frei gehen kann.

Aber selbst wenn ein Patient später nur ein paar Schritte mit viel Unterstützung machen kann, bedeutet es für ihn und für seine Familie einen außerordentlichen Gewinn an Lebensqualität. Beispielsweise kann er in einem Restaurant essen gehen, in einer Ferienwohnung, die nicht rollstuhlgängig ist bleiben und auch im Meer mit seiner Frau das Schwimmen genießen.

Eine ausführliche Beschreibung aller Behandlungsmaßnahmen mit detailliertem Bildmaterial zu dem Thema "Stehen mit dem bewußtlosen oder schwer-behinderten Patienten" findet sich in meinem Buch "Wieder Aufstehen", 1995, Springer-Verlag, Heidelberg - Berlin. Die Abbildungen in diesem Beitrag sind dem Buch mit freundlicher Genehmigung des Springer-Verlages entnommen.

Geführte Interaktion in der Selbsthilfe

J. Carroll

Das Wort "Selbsthilfe" deutet an, daß es sich um das Selbst handelt, d.h. um die Person, die sich selbst hilft.

In der Umgangssprache der Klinik beinhaltet Selbsthilfe die persönliche Hygiene, d.h. sich waschen, an- und ausziehen, Zähne putzen, rasieren, Haare bürsten usw.

In der Regel waschen sich Gesunde einmal täglich gründlich, sei es am Waschbecken, in der Dusche oder in der Badewanne. Die Zähne werden nach den Mahlzeiten geputzt oder mindestens zweimal täglich. Das Wechseln der Kleidung, das Haarebürsten, sich Parfümieren ist abhängig von der Person, dem Beruf, oder das Wetter kann auch eine Rolle spielen. Persönliche Hygiene braucht nicht auf eine bestimmte Tageszeit beschränkt zu sein, z.B. wie oft am Tag waschen wir uns die Hände?

Eine Person, die gut bekleidet und wohlriechend ist, macht einen anderen Eindruck als jemand, der das Gegenteil ist.

Es sind Tätigkeiten, die wir ohne viel nachzudenken, also in Gewohnheitsmustern, ausführen. Außer man ist in fremder Umgebung, dann kann die Bedienung der Dusche etwas Schwierigkeiten bereiten, aber normalerweise sind sie schnell überwunden.

Ein Beispiel von vertrauter Gewohnheit:

Ich beobachte im Zug eine ältere Frau, wie sie sich die Lippen schminkte. Sie brauchte dazu keinen Spiegel und die Unterhaltung mit ihrer Nachbarin brauchte sie nicht zu unterbrechen. Sie führte eine vertraute, gewohnte Tätigkeit aus, die nicht ihre volle Kapazität in Anspruch nahm.

Ein hirngeschädigter Patient liegt im Bett auf der Station für Frührehabilitation. Von früheren Fotos, die an der Pinnwand hängen, kann ich interpretieren, daß diese Person Wert auf ein gepflegtes Aussehen legte.

Sein Zustand jetzt kann so sein, daß sein Kopf kahlgeschoren ist, seine Augen sind offen, aber fixieren nicht, er kann nicht sprechen, also er kann mir nicht sagen, was er möchte, seine Arme können fest an seinen Körper gepreßt sein, seine Beine können von ihm, aber auch von mir schwer bewegt werden. Oder der Patient kann seinen Körper bewegen. Aber er benutzt die Gegenstände nicht sinnvoll, z.B., er bürstet sich die Haare mit der Zahnbürste, er versucht, die Flüssigseife zu trinken oder seine Hose über den Kopf zu ziehen usw. Oder er führt eine sinnvolle Tätigkeit aus, z.b. er wäscht sein Gesicht, und er wäscht und wäscht und kann nicht aufhören. Die Erscheinungsbilder sind sehr vielfältig.

Es ist sieben Uhr in der Früh – die Nacht ist vorbei –, der Klinikalltag beginnt.

Ich bin für eine Stunde bei Herrn X für die Selbsthilfe im Plan eingetragen.

Wie soll dies geschehen? Er kann es selbst nicht ausführen.

Ich habe die Möglichkeit, alles für Herrn X zu tun. Meine Gedanken dabei können so sein, daß ich etwas Gutes für Herrn X mache – er ist nach meiner Selbsthilfe sauber und hat frische Kleidung an. Er ist doch ein kranker Mann, und es ist meine Aufgabe, ihm zu helfen. Es sind durchaus positive Gedanken, aber wenn ich so arbeite, verpasse ich viele Gelegenheiten, ihn zu Fortschritten zu bringen, ihn in seiner Rehabilitation zu fördern.

Während dieser Stunde sind viele gespürte Interaktionseinheiten geschehen – unzählige Male mußte ich etwas berühren, umfassen, transportieren und loslassen. Das Berühren ist immer dabei. Ich kann nicht umfassen, ohne zu berühren, oder ich kann nicht loslassen, wenn ich nicht berührt und umfaßt habe.

In der Selbsthilfe habe ich die Duschgelflasche berührt, sie umfaßt, aufgemacht, etwas davon ins Wasser gegeben, wieder zugemacht, zum Schrank gebracht und dort versorgt. Und desgleichen geschah mit dem Waschlappen, Handtuch, Deoroller usw. Ich habe alles für den Patienten gemacht und nicht mit ihm. Er ist versorgt, aber nicht aktiv in die Geschehnisse miteinbezogen worden. Wie soll ich es besser machen?

Ich kann Herrn X bei der Selbsthilfe führen. Das heißt, ich führe seine rechte Hand mit meiner rechten Hand, seine linke Hand mit meiner linken Hand. So kann ich z.B. die Duschgelflasche wie eben beschrieben **mit ihm** berühren, umfassen, aufmachen usw. Wenn ich das tue, dann kann ich die vielen, für das Geschehen notwendigen Interaktionen zwischen Patient und Umwelt mit ihm statt für ihn durchführen. Ich habe die Gelegenheit benutzt, ihm beim Öffnen der Duschgelflasche wichtige Spürinformation zu vermitteln. Seine Hände sind leer – sie holen die Duschgelflasche. Nun ist die Flasche nicht mehr dort, wo sie war. Ich umfasse, – öffne, – benütze, – schließe, – stelle sie zurück, – lasse sie los, – mit ihm.

Vor seinem Unfall hat er die Duschgelflasche täglich selbst geöffnet. Vielleicht helfen ihm die nun gespürten Interaktionen, einen Zugang zu finden zu seinen gespeicherten Erfahrungen. Erfolgt dieser Zugang, dann spüre ich das, während ich den Patienten führe: Er wird z.B. eine geführte Bewegung selber weitermachen, wie das Aufmachen der Flasche.

Je nach Zeit und Kapazität von mir sowie Zustand des Patienten, muß ich mein Führen auf einzelne Schritte der Selbsthilfe beschränken.

In der Frühphase ist es oft nur möglich, den Patienten im Bett zu waschen. Aber auch hier kann ich seine Hände nehmen und mit ihm z. B. sein Gesicht waschen. Sobald wie möglich sollte der Patient vorm Waschbecken sitzen, am besten auf einem Hocker, weil ich so seinen Körper besser führen kann.

Das Oberziel Waschen / Anziehen beinhaltet ein Netzwerk von kleineren Unterzielen, die aber alle zum Oberziel hinführen.

Unterziele wären:

– Wasserhahn betätigen

– Seife holen

– Gesicht waschen

– Zähne putzen

– Pullover/Hosen anziehen usw.

Es ist unmöglich, alle diese Tätigkeiten in einer Stunde führend zu bewältigen. Ich wähle ein oder zwei Geschehnisse, die ich ausführlich mit dem Patienten mache, und den Rest mache ich passiv.

Selbsthilfeaktivitäten beschränken sich nicht nur auf die eine Stunde am Morgen. Im Laufe des Tages kann der Patient stark schwitzen, ich wechsle sein T-Shirt mit ihm. Wenn er auf einem Hocker am Tisch sitzt, kann ich ihn dabei intensiv führen.

Dies kann der Inhalt meiner Therapiestunde sein.

Wohin dann mit dem schmutzigen T-Shirt?

Vielleicht kann der nächste, der mit dem Patienten arbeitet, mit ihm das T-Shirt in der Schmutzwäschetrommel entsorgen.

Der Patient hat Joghurt mit seinen Fingern probiert. Seine Finger sind klebrig. Ich wasche seine Hände mit ihm.

Wie ist es, ein Stück Seife in die Hände zu nehmen, um die Hände zu waschen?

Zum Abtrocknen dann das Frotteehandtuch.

Wie und wo hänge ich das Tuch anschließend mit dem Patienten auf?

Der Patient hat Besuch. Seine Angehörigen möchten mit ihm spazieren gehen. Er soll eine Jacke anziehen. Hier ist wieder eine Gelegenheit, ihm Spürinformation zu vermitteln, und eine Gelegenheit, seine Angehörigen in die Bewältigung des Alltags mit einzubeziehen.

Es sind nur einige Beispiele, wie ich die Selbsthilfe im Alltag therapeutisch ausnutzen kann.

Recreationstherapie – Therapeutisches Handeln in der „Freizeit"

W. Hoffmann

Der Begriff "Recreation":

recreate (engl.) = neu-, wiederaktivieren

Wir verwenden hier auch den Begriff der Freizeittherapie.

Zielsetzungen

Eine unserer grundlegenden Aufgaben ist die sozialintegrative Rehabilitation.

Der Patient, der durch seine Erkrankung aus dem sozialen Umfeld herausgerissen worden ist, steht nun vor einer völlig neuen Situation. Er muß lernen, mit seinen motorischen und kognitiven Defiziten umzugehen und sich in dieser Gesellschaft neu zu orientieren. Beziehungen zu Freunden und Partnern verändern sich. Viele der vor der Erkrankung ausgeführten Aktivitäten, sei es beruflich oder privat, können derzeit nicht mehr ausgeführt werden. Häufig stehen sie vor einem Vakuum, in dem sich nicht zuletzt auch die Frage nach dem weiteren Sinn des Lebens stellt.

Aussagen wie: "Mit dem Körper kann ich doch nichts mehr anfangen" oder "Im Rollstuhl gehe ich nicht nach draußen", fallen immer wieder. Das Gefühl, ein Behinderter und damit vielleicht ein Mensch zweiter Klasse zu sein, nagt immer wieder am Selbstbewußtsein.

Akzeptanz der momentanen Behinderung und Wiedererwecken von Lebensfreude sind wichtige Schritte in der sozialen Rehabilitation.

Die Suche nach verbliebenen Ressourcen und die Erweckung neuer und alter Interessen sind deshalb ein Schwerpunkt unserer Arbeit.

Das bedeutet in der Praxis, daß wir
- Interessen und ehemalige Hobbys des Patienten aufgreifen
- nach möglichen Alternativen zur bisherigen Freizeitgestaltung suchen
- Begegnungsmöglichkeiten mit anderen Patienten und dem Umfeld (Bevölkerung) schaffen.

Konkrete Aufgabenbereiche

Unsere Arbeit gliedert sich in drei Bereiche auf:
- Einzeltherapie
- Feste Gruppe
- Innen- und Außenaktivitäten.

Einzeltherapien

In den Einzeltherapien erfassen wir Patienten, die
- noch nicht gruppenfähig sind
- deren spezielle Probleme sich nicht innerhalb der Gruppe lösen lassen
- die zusätzlich zur Gruppe noch Einzeltherapien benötigen.

Die Inhalte der Einzeltherapien richten sich nach den verbliebenen Ressourcen und Interessen der Patienten, verbunden mit dem Ziel der größtmöglichen Selbständigkeit.

Die Therapien umfassen unter anderem Mobilitätstraining, lebenspraktische Aufgaben im Haushalt und handwerklichen Bereich, kreatives Gestalten, kognitives Training bis hin zur Belastungserprobung für die Wiedereingliederung in den Beruf.

Gruppentherapien

In den Gruppen ergibt sich für Patienten die Möglichkeit des gemeinsamen Erlebens, zu sehen, daß andere ähnliche Probleme haben und daß es möglich ist, etwas miteinander zu tun. In gruppendynamischen Prozessen entwickelt sich nicht selten ein Zusammengehörigkeitsgefühl durch gegenseitige Unterstützung und Anteilnahme.

Die verschiedenen Medien haben teilweise einen starken Aufforderungscharakter und lösen bei Patienten immer wieder spontane Reaktionen aus, die wir in der "normalen" Therapiesituation nicht erleben. So sehen wir beispielsweise in der Musikgruppe, daß "schwere" Patienten erhöhte Aufmerksamkeit zeigen oder sogar versuchen, mit einem Rhythmikinstrument zu spielen und bei bekannten Liedern mitzusingen.

Wir bieten unter anderem in folgenden Bereichen Gruppen an:
- Basteln und Werken
- Musik
- Sport
- Musik und Bewegung
- Kochen und Backen
- Gartenplanung und -gestaltung
- Gesprächskreis
- Erstellen einer Zeitung
- Entspannung.

Teilweise werden diese Gruppen sowohl in der Früh- als auch in der Weiterführenden Rehabilitation angeboten, um den unterschiedlichen Schweregraden der Patienten gerecht zu werden.

Nicht zuletzt sind die Inhalte der Gruppen von den Ressourcen der Mitarbeiter abhängig.

Innen- und Außenaktivitäten

Ein ganz großes Gewicht kommt der Gestaltung der freien Zeit zu. Besonders am Abend, wenn keine sonstigen Therapien mehr stattfinden, haben aktive Patienten viel Leerlauf. Patienten, die oft viele Monate in der Klinik verbringen, brauchen eine Alternative zur normalen Krankenhausatmosphäre. Darum bieten wir ein buntes Abendprogramm innerhalb und außerhalb des Hauses an. Entspannung und Freude, die Möglichkeit der Teilnahme am kulturellen Leben sowie das Erleben, von der Gesellschaft zumindest toleriert zu werden, stehen dabei im Vordergrund. Patienten und Mitmenschen haben hier die Chance, den natürlichen Umgang miteinander wieder zu erlernen. Diese Zeiten der Entspannung und Muße tragen nicht zuletzt dazu bei, den langen Krankenhausaufenthalt leichter zu verarbeiten und neue Kraft für den Therapiealltag zu schöpfen.

Zu den Abendaktivitäten gehören:

- Veranstaltungen im Haus (gemütlicher Abend mit Spiel und Musik)
- Feste im Haus (Geburtstag, Abschied, Fasching, Nikolaus- und Weihnachtsfeier, Frühlings- und Sommerfest usw.)
- Veranstaltungen außer Haus (Besuch von Konzerten, Theater, Restaurants, Cafés, Kino, Museen usw.).

Die Auswahl schließt die Wünsche der Patienten mit ein, verbunden mit den saisonalen Gegebenheiten und der relativen Erreichbarkeit.

Zahlenbeispiele

Wir erfassen in der Regel die Patienten, die von ihrem motorischen und kognitiven Stadium her sich nicht mehr in einem Schwerstzustand befinden.

Das entspricht für die Frührehabilitation circa zwei Drittel und für die Weiterführende Rehabilitation fast alle Patienten.

Im Durchschnitt nehmen an den Gruppenaktivitäten vier bis sechs und an den Abendaktivitäten sechs bis acht Patienten teil, die wir drei bis vier Mal wöchentlich anbieten.

Bei dieser Zahl sind wir natürlich auf die Mithilfe von Pflege, Praktikanten, Ehrenamtlichen und Angehörigen angewiesen. Die Zusammenarbeit mit allen Bereichen ist deshalb für uns von enormer Bedeutung.

IV.
REHABILITATION VON KOMMUNIKATION UND SPRACHE

Einleitung:
Rehabilitation von Kommunikation und Sprache

W. Schlaegel

Die Kommunikation setzt voraus, daß es etwas Mitzuteilendes (eine Botschaft), einen Botschafts-Sender und einen Botschafts-Empfänger gibt. Im folgenden Modell sind die Verhaltens- und Wahrnehmungskategorien der Kommunikation dargestellt.

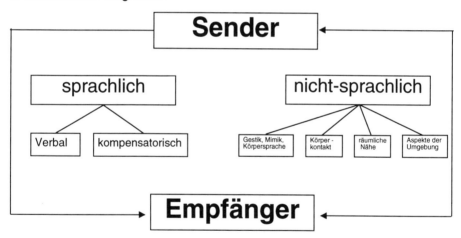

Abb. 1: *Verhaltens- und Wahrnehmungskategorien der Kommunikation aus: H.-J. Motsch, Sprach- oder Kommunikationstherapie (Handbuch der Sprachtherapie Bd.1, Hg. M. Grohnfeld)*

Der Drang des Menschen als zivilisiertes Wesen sich mitzuteilen bzw. sich auszutauschen ist groß und übersteigt das verbale Mitteilen reiner Informationen bei weitem. So werden über die Kommunikation auch Gefühle, Ängste und Sorgen übermittelt. Sowohl die sprachliche als auch die nichtsprachliche Ebene ist ein Kanal zur Vermittlung affektiver Informationen. "Wege von Anfang an" bedeutet hier, diesem Grundbedürfnis des Menschen nachzukommen und bereits im Wachkoma auf nicht-sprachliche Kommunikationsansätze zu achten.

Wie reagiert der Patient bei Kontakt mit seinen Angehörigen, bei Berührung, bei Ansprache? Unterscheidet er bestimmte Personen und bringt dies durch unterschiedliche Reaktionen zum Ausdruck?

Häufig sind wir auf Beschreibungen und Beobachtungen von Angehörigen angewiesen, die durch ihre Nähe und Vertrautheit Veränderungen bei dem Patienten erkennen können, die sich einer apparativen Registrierung häufig entziehen. Zu oft wurden in der Vergangenheit solche Beobachtungen der Angehörigen vom "medizinischen Fachpersonal" als rein subjektive und meist emotional beeinflußte Interpretation einer zufälligen Regung des Patienten angesehen. Doch gerade diese Form der "primitivsten" Kommunikation kann von den Angehörigen bei richtiger Anwendung zu einem ersten Dialogaufbau genutzt werden, wobei die Rolle des Senders und des Empfängers wechseln kann. Vielleicht gelingen reproduzierbare Veränderungen von Atemfrequenz, Herzfrequenz, EEG oder Hautwiderständen als Ausdruck einer solchen "primitiven" Kommunikation. Müssen wir zu einem neuen Verständnis des Komas gelangen, um die Grundlage und Voraussetzungen eines solchen Dialogaufbaus verstehen zu können? Ein eigener Beitrag (IV - 2) beschäftigt sich eingehend mit dieser Thematik.

Die Förderung der sprachlichen Kommunikation ist der nächste, wichtige Schritt, der dem Patienten ein großes Stück Selbständigkeit im täglichen Leben wiedergibt. Zur Behandlung von Aphasien, Sprechapraxien, Dysatrophonien gibt es eine ganze Reihe von therapeutischen Ansätzen, die weit verbreitet gelehrt und angewendet werden. Vergleichsweise wenig erfahren wir über den Zusammenhang zwischen Alltagsgeschehnissen und Sprache mit dem therapeutischen Hauptaugenmerk auf das Verstehen und nicht auf die Sprachproduktion. Die Sprache soll aussagekräftiger werden und somit eine qualitativ höherwertige Kommunikation zur Folge haben. Das häufig zu beobachtende Phänomen der "leeren Sprache" (Floskeln, Smalltalk, ausdruckslose, meist inadäquate Sprachproduktion) soll verhindert und eine bedeutungsvolle Sprache als Voraussetzung für eine erfolgreiche Wiedereingliederung in das soziale Umfeld erreicht werden.

Ebensowenig sind auch einheitliche Richtlinien zur Behandlung etwa einer mangelnden Sprachproduktion bei Antriebsarmut beschrieben; die Patienten haben keine Motivation, keinen Antrieb, sich mitzuteilen und mit anderen zu kommunizieren. Der Kranke vereinsamt und verliert mehr und mehr seine soziale Einbindung.

Am Beispiel Kommunikation und Sprache läßt sich der interdisziplinäre Therapieansatz recht gut verdeutlichen und zeigt, daß die Rehabilitation von Kommunikation und Sprache keineswegs Angelegenheit *einer* Fachdisziplin ist.

Dialogaufbau in der Frühphase mit komatösen Schädel-Hirn-Verletzten

A. Zieger

1. Grundlagen und Voraussetzungen des Dialogaufbaus

Eines der größten Probleme in der Neurotraumatologie und Intensivmedizin ist nach wie vor die Behandlung von Patienten im Koma und im apallischen Syndrom. In den letzten Jahren sind in Ergänzung zu herkömmlichen medikamentösen und invasiven Therapieverfahren kommunikative Förderansätze entwickelt worden wie z.B. "sensorische Stimulation" (2, 62, 63) und "Dialogaufbau" (65, 66, 67, 68) *(vgl. Tab. 1)*.

- pharmakologisch
- elektrisch (deep brain stimulation)
- Magnetfeld
- sensorisch (basale Stimulationen)
- Diagonalaufbau
  (körpernahe Interaktion und Kommunikation
  unter Einbezug von Angehörigen)

Tabelle 1: Verfahren zur sogenannten Komastimulation

Die Bedeutung von Kommunikation und sozialen Einflüssen in der Komatherapie wurde bisher eher vernachlässigt. Das dialogische Prinzip lieferte dazu eine neue, anthropologische Fundierung (4, 11, 60). Mit dem von mir entwickelten Dialogansatz wird versucht, neue Erkenntnisse der Humanwissenschaften und Hirnforschung wie Neuroplastizität, Neuropädagogik und Neuropsychologie auf die frühe Rehabilitation schwersthirnverletzter Patienten anzuwenden und Angehörige als vertraute Personen in die Betreuung mit einzubeziehen (64, 65, 66, 67, 68).

Dialogisches Prinzip

Das dialogische Prinzip wurde von Martin Buber (4) begründet. Als jüdischer Existenzialist und Religionsphilosoph kannte er die östlichen Weisheiten ebenso gut wie Victor v. Weizsäcker (60), René Spitz (50) und auch C. G. Jung (27). Im Zentrum seiner Philosophie steht die Aussage: "Der Mensch wird am Du zum Ich." Für uns heißt demnach die Frage: Wie kann ich dem anderen ein wahrnehmbares, wirkungsvolles und gutes Du sein? (12).

Menschenbild und Entwicklung

Menschen entwickeln sich von Anfang an im dialogischen Austausch mit ihrer Umwelt *(Abb. 1)*. Vor der Geburt bildet sich ein autonomes Selbst, dessen Wahrnehmung und Erleben sich überwiegend coenästhetisch und propriozeptiv, d.h. elementar und präreflexiv gestaltet. Mit zunehmender Entwicklung im dialogischen Austausch und unter dem Einfluß sozialer Lebenseinflüsse wandelt und differenziert sich mit Entstehung der ersten und zweiten psychischen Geburt eine menschliche Persönlichkeit (49, 23), d.h. ein gesellschaftliches Individuum mit einem integrierten Ich-Bewußtsein. Der einzelne Mensch ist stets auf das Ganze, das allgemein Menschliche (die Gattung) bezogen. Selbstwahrnehmung und Körpereigenerleben des Individuums sind stets unvollständig und bedürfen der Ergänzung durch Wahrnehmung (bzw. das Spüren) und Bewußtwerden des anderen (Interaktion und Intersubjektivität) sowie vertrauensvoller zwischenmenschlicher Beziehungen (4, 11, 60).

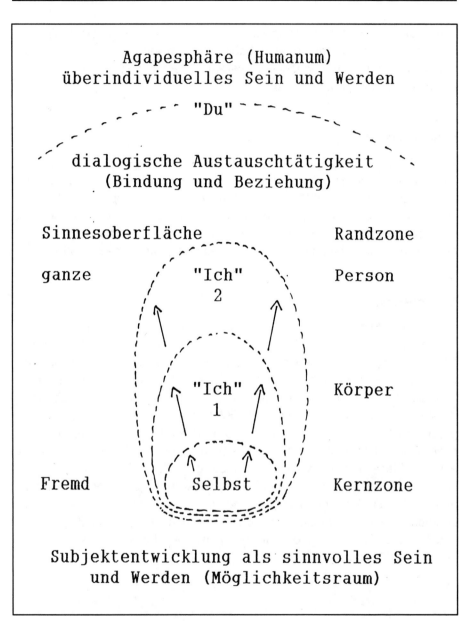

Abb. 1 Menschenbild und Entwicklung

Aus dem Blickwinkel einer dialogischen Philosophie, die das Sinnmoment einschließt, ist die Entwicklung eines Menschen als Koevolution sinnbildender Strukturen zu verstehen (6, 13, 23, 24, 65, 66) *(Abb. 2)*. Die sinnlichen Wahrnehmungs- und Berührungsflächen entfalten und differenzieren sich in Richtung auf eine bedeutsame Außenwelt, eine menschlich soziale Gattung, Umwelt und Kultur.

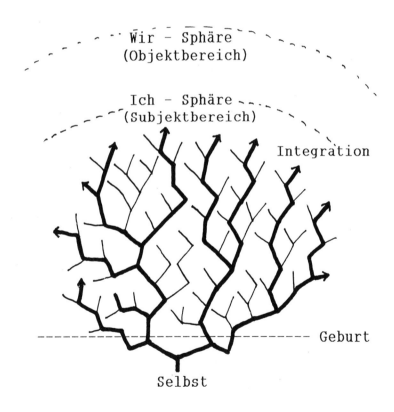

Abb. 2: Subjektentwicklung als Aufbau sinnbildender Strukturen

Koma als aktive Zurücknahme und Kompetenz unter pathologischen Lebensbedingungen (Trauma)

Unter pathologischen Verhältnissen wie bei einem schweren Unfall als schwere äußere und innere isolative Bedingungen kommt es zu Desintegration und mosaikartigem Zerfall der sinnbildenden Ganzheit des Körperselbst, zum Zusammenbruch personaler Identität (66). Die vertrauten Möglichkeiten einer aktiven Beziehungsgestaltung zur sozialen Außenwelt wie auch die Strukturen des Selbstbezugs ("Körperselbstbild") zerfallen *(Abb. 3).* Das Resultat dieser tiefgreifenden Verletzungen und Wandlungen ist eine aktive Zurücknahme der Lebenstätigkeit auf stabile Niveaustufen und vertraute Kernzonen des autonomen Selbst. Das autonome Selbst ist ein wahrnehmbarer Kompetenzbereich und kein bloßer "vegetativer Zustand" (72).

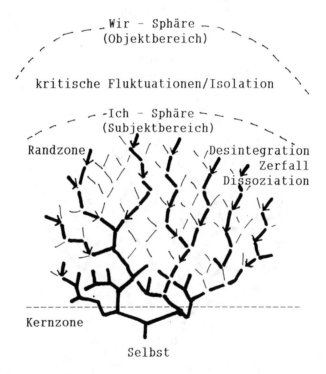

Abb. 3: "Pathologie des Komas": aktive Zurücknahme und Kompetenz zur Selbstbewegung und Neuentwicklung

Die Dynamik von Aufbau und Zerfall von Sein, Werden und Vergehen auf den verschiedenen Ebenen und Dimensionen menschlichen Lebens und Bewußtseins läßt sich als integrale Einheit des Körperselbst begreifen mit den Ebenen des Unbewußten, des Vorbewußten und des Wachbewußtseins *(Abb. 4)*. Man kann sagen, daß das Psychische (das Bewußtsein) durch das Soziale aus den Körper- und Hirnprozessen hervorgebracht wird (28, 23, 24).

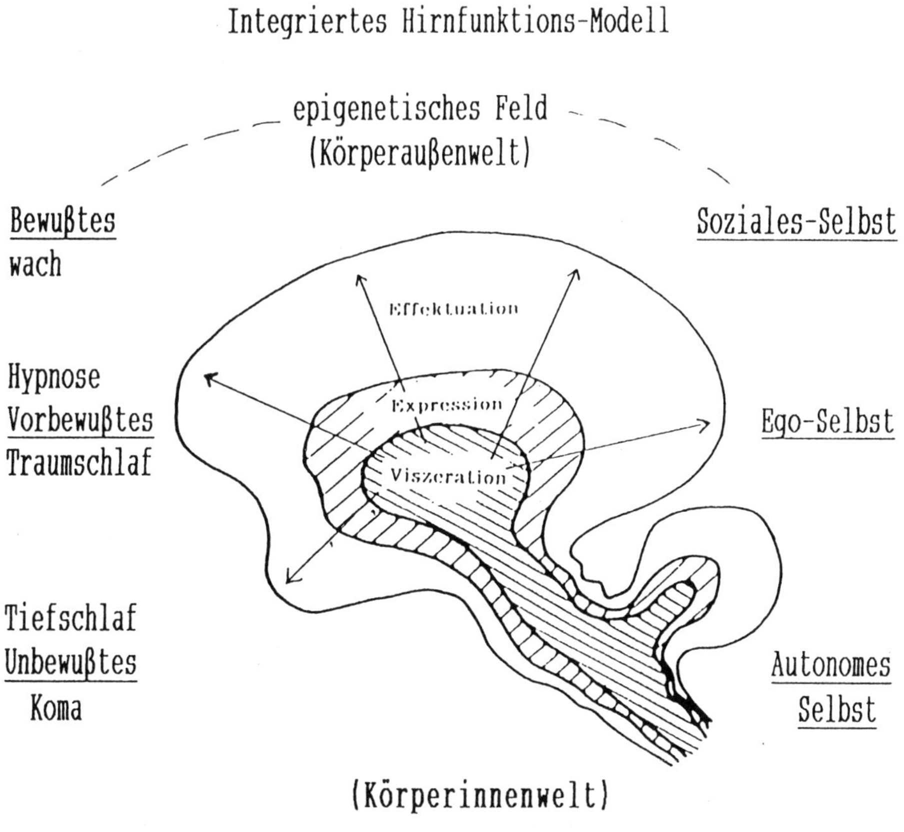

Integriertes Hirnfunktions-Modell

epigenetisches Feld
(Körperaußenwelt)

Bewußtes
wach

Hypnose
Vorbewußtes
Traumschlaf

Tiefschlaf
Unbewußtes
Koma

Effektuation
Expression
Viszeration

Soziales-Selbst

Ego-Selbst

Autonomes
Selbst

(Körperinnenwelt)

Abb. 4: Indentität/Körperselbst als dynamische, integrale Einheit

Traditioneller Komabegriff und eigene Ängste

Koma ist bekanntlich definiert als komplette Nichtansprechbarkeit und Reaktionslosigkeit (39) und wird mit einer quantitativen Bewußtseinsstörung gleichgesetzt (Peters, 1990). Auch die Glasgow Coma Scale macht rein quantitative Aussagen (53). Sie läßt vegetative Äußerungen und kleine Bewegungen außer acht. Sie reduziert die Wahrnehmungen des Untersuchenden. Qualitative Merkmale des Wahrnehmens und Erlebens haben in der heute gängigen Komadefinition keinen Platz, obwohl beide Dimensionen, qualitative und quantitative, nicht zu trennen sind (5, 9, 16, 7).

Dieser Reduktionismus ist für die Praxis jedoch fatal. Mit einem Menschen, der leblos daliegt, nichts empfindet und nichts wahrnimmt, kann man nicht kommunizieren. Ein solches Dasein wird abgewehrt, weil es sinnlos erscheint (69). Der Patient wird liegengelassen. Den Angehörigen wird nicht selten jede Hoffnung genommen. Es ist zum einen eben dieser defektmedizinische Komabegriff, der uns von der Kommunikation abhält. Ein zweiter, wesentlicher Grund sind unsere eigenen Ängste vor dem leblosen Verletzten, dem Fremden und Unbekannten, letztlich unsere eigene Todesangst (34, 69). Die Abwehrformen und Aktivitäten, die diese Ängste hervorbringen sowie Möglichkeiten zur bewußten, reifen Verarbeitung kann ich hier nur in einer Übersicht darstellen (*Tab. 2a und b*).

- vor dem unbekannten, fremden Anderen
- vor seinen unverstandenen Äußerungen

- vor eigener Hilflosigkeit und Ohnmacht

- vor Schmerzen und Verletzungen
- vor Verstümmelungen und Behinderungen

- vor dem Leblosen
- vor dem eigenen Tod!

Tabelle 2a: Bewußtwerden eigener Ängste

> "Wilder" therapeutischer Aktionismus
> (Position der Omnipotenz)
>
> Verleugnung, Verdrängung der Realität
> (Positition der Bekämpfung des Bösen)
>
> Abspaltung und Abweisung des anderen
> (Schuldzuweisung und Selbstvorwürfe,
> Projektion und Hilflosigkeit)
>
> Reife Verarbeitung und Bewältigung
> Trauerarbeit
> Akzeptieren der Realität
> Integration der Gefühle
>
> (Position der Annahme und Verantwortung
> nach Milani Comparetti)

Tabelle 2b: Abwehrformen und Verarbeitung/Integration

Indem wir diese Menschen wieder in die Kommunikation mit uns zurückholen, können auch wir selber das Unverständliche, das uns mit dem Kranken begegnet, als gemeinsames menschliches Problem wahrnehmen und zu lösen versuchen (70). Kommunikation ist eine Fähigkeit, die allen Lebewesen gemeinsam ist (17). Damit einher geht ein Wandel unseres Verständnisses von Koma (als Abstraktum) und von Menschen im Koma (als Konkretum, Subjekt).

Sinn von Pathologie und Biosemantik des Komas

Ich verstehe also unter Pathologie des Komas nicht eine Abweichung von der Norm oder einen bloßen Ausfall des Bewußtseins, sondern vor allem einen Einblick in die Tiefenstruktur menschlicher Verhaltens-, Tätigkeitsorganisation und Dynamik menschlichen Seins (68). Dabei korreliert Komatiefe mit dem Grad der Verletztheit. In der pathologischen Symptomatologie des Komas offenbaren sich Möglichkeiten zur sinnvollen Selbstbewahrung, Selbstachtung und Selbstaktualisierung (17). Koma ist sinnvoll, wenn auch eine extreme Lebensform am Rande zum Tode. Koma ist ein Schutzraum und zugleich eine Kompetenz für eine neue Entwicklung und den Aufbau einer neuen Identität (68).

Man kann nicht nicht kommunizieren (59).

Jedes lebendige Wesen kann kommunizieren, d. h. sich und seine Umwelt wahrnehmen und sich ausdrücken bzw. selbst aktualisieren (17).

Je weniger entwickelt oder je weniger bewußtseinsentwickelt ein Lebewesen ist, desto mehr erfolgt eine Kontaktaufnahme mit körpersprachlichen, stimmlichen und "primitiven", vegetativen Verständigungsformen (17, 33).

Kommunikation und Dialog können nicht angeordnet werden. Sie folgen nicht einem starren Reiz-Reaktions-Modell. Sie sind Angebot, Vorschlag und Gegenvorschlag, die der Entwicklung eine Richtung geben (34).

Tabelle 3: Allgemeine Hinweise zur Kommunikation

Solange ein Mensch lebt, ist er mit Wahrnehmungen und Bewegungen mit seiner Umwelt verbunden. Leblos und im eigentlichen Sinne dann auch bewußtlos ist ein Mensch erst, wenn er gestorben ist (66). Das Verharren und Gefangensein in tiefer Abgeschiedenheit wie beim apallischen Syndrom ist für viele Außenstehende ein unerträglicher Zustand.

Um in diesem Grenzbereich handlungsfähig zu werden, gilt es, ein dialogisches Verständnis für den Umgang mit diesen Menschen mit kleinen vegetativen Zeichen und angedeuteten Bewegungen zu entwickeln, das die krankhaften Erscheinungen und Symptome als sinnvolle und kommunizierbare Lebensäußerungen anerkennt:

ein biosemantisches Verständnis (58, 68). Möglichkeiten zur Selbstaktualisierung und Dialogangebote von seiten des Patienten im Koma (Entwicklungslogik) sind in *Tab. 4* zusammengestellt.

1. Tiefes Koma (GCS 3-5)
"autonomes Verhalten"

   Atmung künstlich unterstützt
   Kein Schlaf-Wach-Rhythmus
   Keine oder nur geringe Reaktion auf Schmerzreiz
   Eigentätigkeit erscheint erloschen bis auf vegetative Lebensäußerungen und angedeutete tonische (Massen) Bewegungen

2. Übergangsphase (GCS 5-7)
"affektives Verhalten"

   Atmung assistiert
   Schlaf-Wach-Rhythmus instabil oder paradox
   Abwehr von Schmerzreizen, Reaktion auf Ansprache
   Affektive Äußerungen und Bewegungsmuster

3. Aufwachphase (GCS > 8)
"sinnvolles Verhalten"

   Atmung spontan
   Schlaf-Wach-Rhythmus weitgehend stabil
   Gerichtete Schmerzabwehr
   Befolgen von Aufforderungen
   Differenzierte Verhaltensantworten
   Wiederholte Eigentätigkeiten
   Sprachliche Äußerungen und zunehmend situationsadäquates Verhalten (66).

Tabelle 4: Formen der Selbstaktualisierung und Dialogangebote in verschiedenen Komastadien (Entwicklungslogik)

2. Überlegungen und Befunde zu einem neuen Komaverständnis als Basis des Dialogaufbaus

Durch den Unfall wird ein Mensch plötzlich aus seinen persönlichen und sozialen Bezügen herausgerissen. Auf der Intensivstation hängt er an den "Nabelschnüren" des medizinischen Fortschritts. Er ist isoliert und befindet sich in einer für ihn total fremden und nicht selten auch bedrohlichen Umgebung und Situation (16). Er ist außerdem weitgehend von seiner Lebensvorgeschichte und vertrauten Wahrnehmungen abgekoppelt. Seine Identität ist tiefgreifend erschüttert, das Körperselbstbild zerfallen. Ein solches Trauma stellt eine Attacke auf Leib und Leben dar ["funktioneller Schock" (35), "Katastrophenreaktion" (14)].

Es hinterläßt tiefgreifende Erinnerungsspuren in der Lebenslinie, im körperlichen Schmerzgedächtnis und in der individuellen Sinngestalt. Nichts wird sein wie es vorher einmal war.

Es gibt nur wenige Selbsterfahrungsberichte und Beobachtungen darüber, was Menschen im Koma wahrnehmen und erleben (45, 57, 61). Hannich (17) berichtet von einem 50jährigen Patienten, der eine mittelalterliche Schlachtfeldszene erinnerte. Alle Handlungen des Pflegepersonals fühlte er als bedrohlich und gegen sich gerichtet, weshalb er sich auf sein Innerstes zurückzog und regungslos erstarrte. Erst als eine wunderschöne weiße Frau mit einer schönen Stimme ihn erreichte (die Musiktherapeutin), gelang es ihm, sich aus seiner Abgeschiedenheit zu lösen.

Die amerikanische Psychotherapeutin Virgina Johnson, die mit Unfallpatienten mit psychischen Folgeproblemen gearbeitet hat, hat festgestellt, daß in Hypnose die Komasituation wieder vorstellbar wurde, ein sog. Coma-Imagery (26). Manche Patienten hatten mit der Rückerinnerung an das Traumereignis bizarre Vorstellungen vom Körperselbstbild *(Abb. 5)*. Andere nahmen bestimmte Körperhaltungen ein, die Rückschlüsse auf die Art der Gewalteinwirkung zuließen. Die posttraumatische Amnesie ist wohl nur relativ; es bleibt offenbar doch eine Erinnerungsspur an das traumatische Ereignis im Körperselbstbild erhalten.

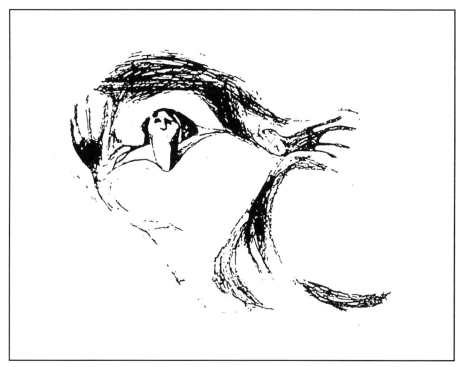

Abb 5: Coma-Imagery: bizarres Körperselbstbild (Johnson)

Neuropsychologische Befunde

Es gibt einige neuropsychologische und experimentelle Hinweise dafür, daß elementare Orientierungen, Wahrnehmungen und Lernkompetenzen im Koma möglich sind und erhalten bleiben.

So haben Reuter und Mitarbeiter (42) bei ihren Untersuchungen zur sog. P300-Welle bei Komapatienten positive Befunde nachgewiesen. Die P300-Welle ist ein spätes kognitives Antwortpotential, das sich beim Gesunden 300 msec nach Auslösung eines neuartigen akustischen Signals über der parietalen und frontalen Hirnregion nachweisen läßt und mit unbewußten Prozessen wie Orientierung, internem Gedächtnisabgleich zu Bewertungen von Informationen in Verbindung gebracht wird *(Abb.6)*.

Demnach lassen sich auch im Koma unterschwellige Wahrnehmungen nachweisen. Gleichbedeutende Befunde haben Rockstroh und Schönle (43) mit ereigniskorrelierten Spätpotentialen bei apallischen Menschen gefunden.

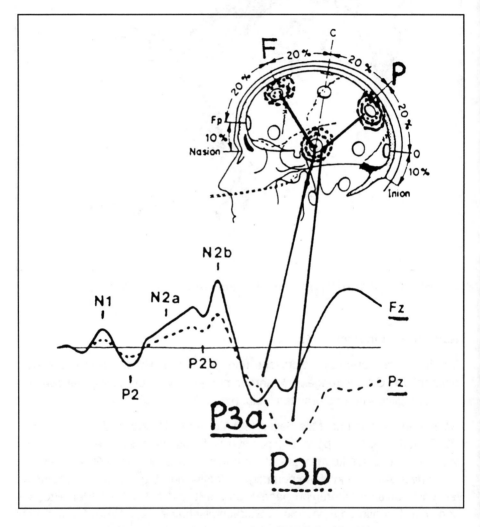

Abb 6: Evozierte kognitive Spätpotentiale (P300) im Koma

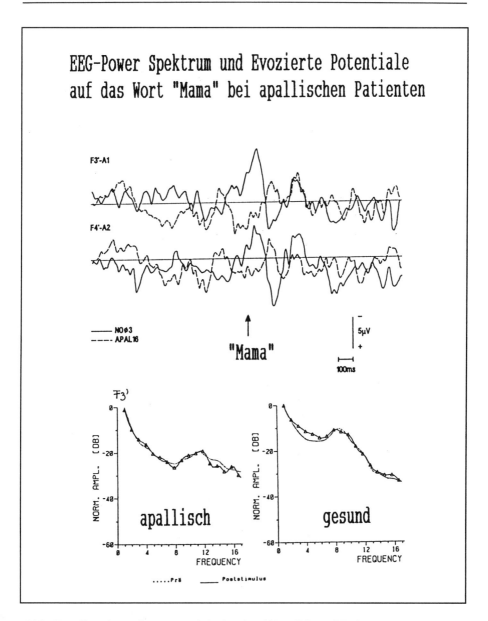

Abb. 7: Evozierte Spätpotentiale für das Wort "Mama" bei apallischen Patienten

Ferner konnten Szirtes und Mitarbeiter (52) mittels EEG Power-Spektren und evozierter Potentiale nachweisen, daß apallische Patienten das Wort "Mama" wahrzunehmen in der Lage sind *(Abb. 7)*. Patienten im Wachkoma scheinen demnach eine kognitive Kompetenz des Erkennens von vertrauten Wörtern zu haben.

Positive anregende Wirkung von Musik im EEG

In einer Arbeit von Gustorff (15) wurde die positive anregende Wirkung von Musik auf die Tätigkeit im EEG von Komapatienten nachgewiesen. Links im Bild *(vgl. Abb. 8)* ist in der mittleren Zeile deutlich die Normalisierung des alpha-Rhythmus zu sehen im Unterschied zu den langsamen Wellen (Koma) oben in der Base-line und unten bei unspezifischem Kontakt, wie zum Beispiel bei einer pflegerischen Verrichtung.

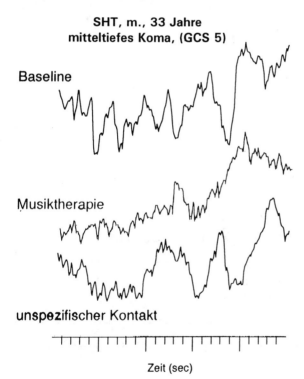

*Abb. 8:
Musiktherapeutische
Wirkung im EEG bei
SHT-Patienten im Koma*

Endogene Rhythmik und Zeitgeber im Koma

Die Modulationswirkung im EEG beruht letztendlich auf dem Zusammenwirken inhibitorischer und exzitatorischer neuronaler Strukturen, deren Oszillation und Rhythmen ein Grenzzyklusverhalten aufweisen wie bei chaotischen Systemen mit nichtlinearer Dynamik *(Abb. 9)* (54). Nach ersten, eigenen Forschungsergebnissen läßt sich bei Komapatienten eine ultradiane Rhythmik i.S. endogener Zeitgeber (Oszillatoren) nachweisen, die durch Strukturen des Stammhirns vermittelt werden, und die intentional "wachsen", d.h. sich aufbauen und mit intensiven "attraktiven" Umgebungseinflüssen funktionell koppeln kann (47). Ein Nachweis dieser Zeitgeberstrukturen im Koma wurde von unserer Arbeitsgruppe erstmals genauer untersucht und erlaubt wahrscheinlich neben Hinweisen zur Komatiefe auch frühe prognostische Aussagen (71, 72).

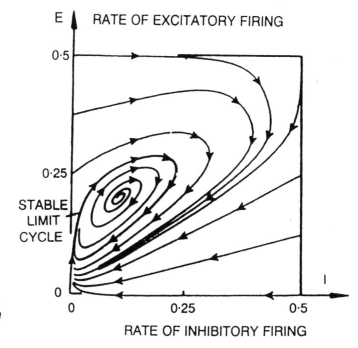

Abb. 9:
Grenzzyklus-Oszillationsverhalten und nicht-lineare Modulationsdynamik neuronaler Strukturen
(Thatcher)

Modulationseinflüsse und Lernen im Koma

Die Aktivitätsdynamik der Kernzone des autonomen Selbst im Hirnstamm wird durch verschiedene auf- und absteigende Einflüsse moduliert (29, 36). Man kennt inzwischen auch die unterschiedlichen Neurotransmittersysteme (8). In dem damals schon von Head (19) neurodynamisch verstandenen Vigilanzkonzept sind basale Diskriminations-, Such- und Orientierungsleistungen eingeschlossen (48). Wichtig erscheinen Steuerungseinflüsse von seiten des frontalen, "psychosozialen" Kortex (18, 29) *(Abb. 10)*.

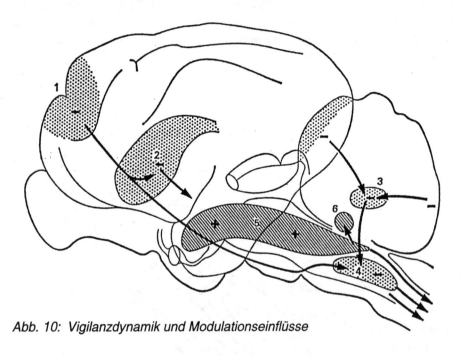

Abb. 10: Vigilanzdynamik und Modulationseinflüsse

In die Kernzonen des autonomen Selbst sind die basalen Orientierungsleistungen und angeborenen Verhaltensweisen als Erbkoordination eingetragen, an die der Dialog ankoppelt, wodurch frühes, impliziertes Lernen möglich wird (24, 72). Über die Verbindungen zum Amygdala-Komplex (limbisches System) sind emotionale Bewertungen, Motivwechsel und Umstellungen von Handlungen möglich (30, 40, 24). In einer experimentellen Studie (46) wurde nachgewiesen, daß Menschen im Koma zu einfachen Lernleistungen i.S. eines operanten Konditionierens fähig sind.

Integratives Gehirn-Geist-Modell

Der amerikanische Schlafforscher Hobson (22) hat ein integratives Gehirn-Geist-Modell entworfen *(Abb. 11)*. Jeder Punkt in diesem dynamischen Zustandsraum ist definiert durch die drei Dimensionen: Grad der Aktivierung (A), Modus der Informationsverarbeitung (M) (ob aminerge oder cholinerge Neurotransmitter beteiligt sind) sowie Herkunft des Informationszustroms (I) (mehr endogen oder exogen). Koma ist demnach ein möglicher, bewußtseinsferner Zustand, der dem Wachbewußtsein als Pol gegenüberliegt. Der Tiefschlaf liegt in der Mitte.

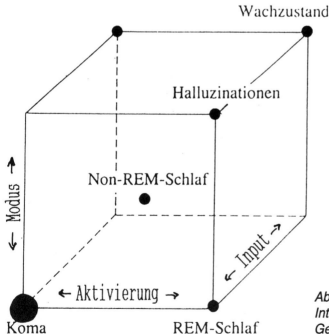

Abb. 11:
Integratives Gehirn-Geist-Modell (Hobson)

Insgesamt lassen sich die Befunde dahingehend zusammenfassen, daß ein Koma einen bewußtseinsfernen, autonomen Kompetenzbereich eines Menschen darstellt, der qualitative Dimensionen unbewußten Wahrnehmens, Erlebens und Lernens im Koma ermöglicht.

3. Zum Dialogaufbau

Der von mir entwickelte "Dialogansatz" wurde erstmals 1992 im Zentralblatt für Neurochirurgie beschrieben und 1993 im Handbuch der Intensivpflege (65, 68) ausführlich dargestellt.

Was heißt Dialogaufbau?

Dialog heißt soviel wie Wechselrede oder Gespräch unter zwei Menschen, von Ich und Du. Ich und Du gestalten ein gemeinsames Zwischenfeld, das Dialogfeld. In diesem Zwischenfeld entsteht das gemeinsame Dritte, die Menschlichkeit. Das Dialogfeld ist ein Ort zwischenmenschlicher körpernaher Begegnung. Im Dialogfeld sind beide Teilnehmer gleichwertig und gleichberechtigt.

Abbildung 12 zeigt eine typische basale dialogische Situation, die jeder von uns in frühester Kindheit erlebt hat, wenn ein Säugling das vertraute Gesicht der Mutter erblickt und anlächelt (32). Mit dem Wiedererkennen des mütterlichen Gesichts tritt im EEG des Säuglings eine Orientierungsreaktion in Form eines Thetarhythmus auf. Solche Orientierungsleistungen werden vom Neuropsychologen Pribram (40, 41) als "Schlüssel zum Bewußtsein" bewertet.

Klinische Beispiele

Drei Beispiele, wie Menschen im Koma Kontakt aufnehmen und sich selbst aktualisieren können:

1. Der 21jährige Joachim erlitt bei einem Verkehrsunfall ein schweres gedecktes Schädelhirntrauma.

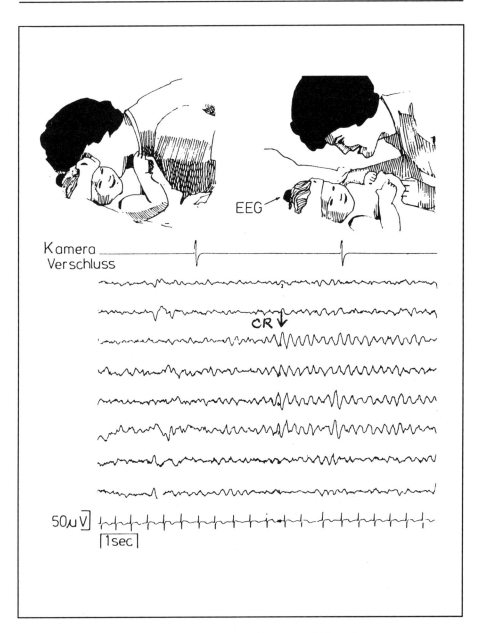

Abb. 12: Basale dialogische Mutter-Kind-Situation (Miltner)

Das Computertomogramm zeigte traumatische Blutansammlungen in den Hirnstammzisternen. Joachim hatte schon im tiefen Koma reproduzierbare Herzfrequenzanstiege immer dann, wenn seine Freundin das Krankenzimmer betrat, ohne ihn berührt oder angesprochen zu haben. Später ließ er sich von ihr zuerst füttern. Sie sagte mir später einmal hinter vorgehaltener Hand, daß sie ihn damals schon geküßt habe, als er noch an der Beatmung lag. Erinnert diese Begebenheit nicht geradezu an Dornröschen? (55, 56).

Eine frühe und häufige Anwesenheit von Vertrauenspersonen, wie hier seine Freundin, ermöglicht von Anfang an intensive kommunikative Beziehungen und Begegnungen. Dabei sind Überforderungen und Reizüberflutungen zu vermeiden. Angehörige müssen angeleitet und begleitet werden. Auch sie benötigen Rückhalt.

2. Eine 40jährige Frau war nach Operation eines akuten subduralen Hämatoms bewußtlos, konnte aber bereits spontan atmen. Als der Narkosearzt und ich an ihr Bett traten und uns unterhielten, veränderte sich plötzlich ihr Zustand: Nach kurzem Innehalten der Atmung kam es zu einer Zunahme der Herz- und Atemfrequenz sowie der Pupillenweite. Danach setzten Augenpendelbewegungen, Kau- und Schmatzbewegungen sowie schließlich auch Beuge-Streck-Synergismen ein. Nach etwa 30 Sekunden erschöpfte sich die Aktivität und ging auf das Ausgangsniveau zurück *(Abb. 13)*.

Derartige Aktivierungen können als sog. Exzitation oder "Belebungskomplex" auch beim traumatischen Mittelhirnsyndrom sowie ganz flüchtig auch beim Aufwachen aus Narkose beobachtet werden. Die einzelnen Funktionskomponenten verstehe ich als Fragmente eines ehemals einheitlichen Verhaltensmusters, die sich unter dem Einfluß von attraktiven Randbedingungen zu neuen Formen der Selbstaktualisierung koppeln können. Im dialogischen Kontext sind diese Tätigkeiten als Versuche zur Kontaktaufnahme und als Kommunikationsangebote zu verstehen.

3. Der 17jährige Eico erlitt im Sommer letzten Jahres ein schweres gedecktes Schädelhirntrauma, als er nachts auf einer Landstraße von hinten von einem PKW angefahren und durch die Luft geschleudert wurde. Das CT zeigte fleckige Rhexisblutungen im Marklager und im Stammhirnbereich.

Polychrone rhythmische Eigentätigkeit

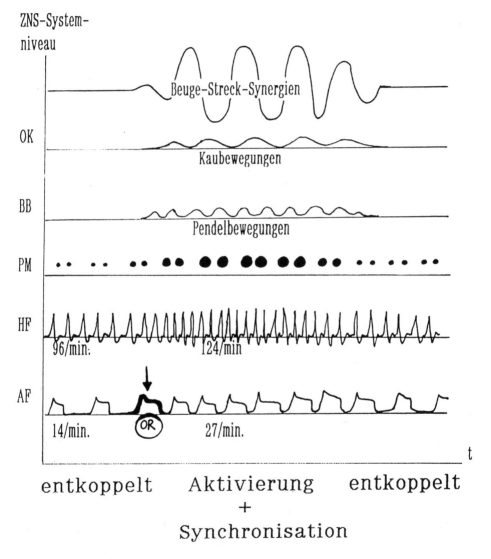

Abb. 13: Polychrone Aktivitätsdynamik und Synchronisation

Hauptthema IV: „Wege von Anfang an"

Die nachfolgende Abbildung *(Abb. 14)* stammt unserem Forschungsprojekt zusammen mit Herrn Hildebrandt von der Universität Oldenburg (71).

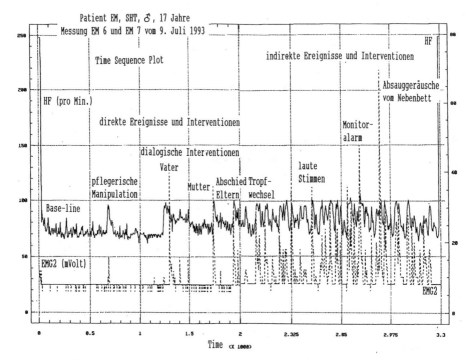

Abb. 14: *Time-Sequence-Plot polygraphischer erfaßter psychophysiologischer Paramater im Koma (endogene Rhythmik und Synchronisation)*

Der Time Sequence Plot bei diesem Patienten zeigt zunächst streng gleichsinnig korrelierte Veränderungen von Herzfrequenz und EMG auf unspezifische sensorische und danach dialogische Reizangebote, wobei die EMG-Reaktion auf den Vater intensiver ausfällt als auf die Mutter. Der Vater war in der Tat sehr empathisch. Mit Weggang der Eltern ist eine anhaltende Anhebung des Aktivitätsniveaus auf beiden Kanälen zu beobachten, wobei es in Verbindung zu verschiedenen Umgebungsereignissen wiederholt zu peakartigen EMG-Veränderungen kommt, die insbesondere kurz vor Ende der

Untersuchung als Signalisation von schmerzverursachenden Geräuschen (Absaugen) am Nachbarbett zu erkennen sind. Dieser letzte Befund ist von großer Bedeutung, weil er möglicherweise einen Hinweis auf eine sympathische und antizipierte, d.h. erlernte Wahrnehmungs- und Bewertungsleistung im Koma gibt.

Der Patient lag über zwei Wochen im Koma. Er bekam von Anfang an Angehörigenbesuche und viele liebevolle Anregungen. Er war einige Monate in einer Rehaklinik, in der sein Vater bei ihm gewohnt hat. In diesem Sommer wurde er wieder eingeschult.

Welche Struktur hat der Dialog?

Eine dialogische Begegnung ist ein von zwei Teilnehmern gestalteter dynamischer Prozeß mit einer bestimmten Struktur, die sich als Kreisprozeß darstellen läßt. Die einzelnen Schritte dieses Prozesses lassen sich wie folgt darstellen: 1. Hinwendung, 2. Begrüßung und Annäherung, bei der wir in einen persönlichen Distanzraum eintreten, 3. gemeinsames Gestalten des Dialoges einschließlich Wiederholung und Modulation sowie 4. Abschiednehmen und Auseinandergehen *(Abb. 15)*.

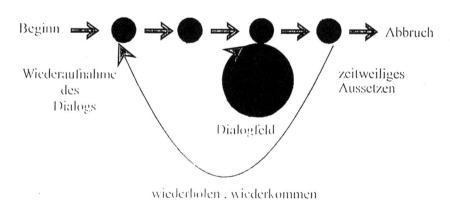

Abb. 15: Struktur (Phasen) des Dialogaufbaus

Der 1. Schritt ist die Hinwendung zum Patienten. Die Hinwendung zum anderen Menschen ist die dialogische Grundbewegung. Diese Hinwendung verändert unsere Haltung grundsätzlich: Wir erblicken zunächst die ganze Situation und fokussieren dann unsere Wahrnehmung und Aufmerksamkeit auf unser einziges Gegenüber.

Der 2. Schritt umfaßt die Begrüßung und Annäherung, eine körperliche Bewegung. Anreden und Ansprechen erfolgen mit normaler Stimme, mit richtigen Namen. Eine Anrede kann auch ein fester Blick, ein Händedruck, eine Geste oder eine leichte Berührung sein. Eine Begrüßung kann warm, offen und herzlich, aber auch kühl und distanziert sein. Der Begrüßung folgt die eigentliche Annäherung, eine Bewegung mit Hinsehen, Zuhören und – mehr oder weniger bewußt – auch mit Geruchswahrnehmung.

Der 3. Schritt ist die gemeinsame Gestaltung des Dialogfeldes. Das ist der zentrale Bereich des Geschehens. Die Begegnung wird körpernah und konkret. Auch wir selbst werden dabei berührt. Die zentrale Frage ist, wie ich dem anderen ein möglichst gutes Du sein kann? Ich werde das gleich vertiefen. Zunächst möchte ich die Dialogstruktur vollständig vorstellen.

Der 4. Schritt ist Abschiednehmen. Abschiednehmen und Auseinandergehen beenden den Dialog. Wir treten aus dem persönlichen Distanzraum zurück in die allgemeine Umgebung. Wie kündigt sich das Ende an? Z.B. kann ein Patient sich leise abwenden oder den Kopf zur anderen Seite drehen, die Augen schließen, den Mund zukneifen.

Wir sollten uns erst abwenden, wenn wir Zeichen von Kontaktsättigung oder Erschöpfung bei unserem Gegenüber wie bei uns selbst spüren. Wir können das Dialogangebot aufrechterhalten, indem wir versprechen, wiederzukommen. Der Dialog wird nur zeitweilig ausgesetzt. Wir müssen dieses Versprechen unbedingt einhalten, weil sonst Hoffnung und Vertrauen zerbrechen.

Wie gestalten wir das Dialogfeld?

1. Anknüpfen an frühe Wahrnehmungsformen

Es bestehen evidente Hinweise dafür, daß die aus der Säuglings- und Kleinkindforschung (49, 51, 10) bekannten frühen Wahrnehmungsformen denen im Koma weitgehend analog sein dürften *(Tab. 5)*:

---

ganzheitlich episodisch, global, synästhetisch

sinnlich-vital

stimmungsvoll affektiv, emotional-prosodisch, nonverbal

coenästhetisch, propriozeptiv, protopathisch

rhythmisch-periodisch, langsam

subjektives Zeiterleben

Tabelle 5: Frühe Wahrnehmungsformen und frühes Erleben

Frühe Wahrnehmungen orientieren sich an episodischen Ganzheiten mit globalen, synästhetischen Erfahrungsqualitäten wie Form, Intensität, Zeitmuster. Ferner sind Wahrnehmen und Erleben stimmungsvoll-affektiv und emotional-prosodisch, also nonverbal orientiert. Es überwiegen coenästhetische, protopathische und propriozeptive Formen des Selbstbezugs und Körperkontakts zu anderen Menschen. Die Zeitmuster und Bewegungsabläufe sind tonisch-periodisch, langsam und intensiv. Es überwiegt eine sinnlich-vitale Bedürfnisebene, die zentral-autonom in Form von Erbkoordinationen und Orientierungsleistungen realisiert wird.

Entsprechende Angebote und Therapieformen sind in *Tabelle 6* dargestellt:

Körperwahrnehmung und Eigenerleben:	Umarmen, Liebkosen, Streicheln Betasten, Spürenlassen der Wirkung seiner selbst (z.B. Atmung, Körper)
Stimme:	Erzählen, Vorlesen, Poesie
Gesang:	Melodie, Tongebung, Rhythmus, laut und leise, Klänge, Summen
Bewegen:	Schaukeln, Aufsetzen, Hinstellen, Fahren, Tanzen, Umarmen, Locken
Struktur:	Einzelne Angebote, klare Intentionen, keine Überforderung
Zeiterleben:	Viel Zeit geben, abwarten, wiederholen

Tabelle 6: Dialogangebote zu "Frühe Wahrnehmung"

Körperwahrnehmung und Körpereigenerleben werden durch gemeinsames Atmen, durch Umarmungen, Liebkosungen, Streicheln und Betasten des Körpers oder des Gesichts gefördert. Körperwahrnehmung und Eigenerleben sind im Koma stets unvollständig und bedürfen der Ergänzung durch die Berührungen des anderen, der Interaktion (1). Mit dem Gesang erreichen wir den anderen über vertraute Melodien (15), die Art der Tongebung oder Stimmung, den Rhythmus, den Klang, wobei auch andere Formen des frühen Selbstausdrucks wie Summen und Brummen einbezogen werden können (25). Stimme und Prosodie wirken beim Erzählen, Vorlesen und poetischen Sprechen (38). Hinzu kommen vielfältige Möglichkeiten des gemeinsamen Spürens und Bewegens (3).

2. Anknüpfen an modalitätsspezifische Sinnesfelder

Eine alte Weisheit sagt, daß nichts in unserem Bewußtsein ist, was nicht zuvor in den Sinnen war.

Auf den nachfolgenden Tabellen sind die Sinnesfelder aufgeführt, an die wir unsere Dialogangebote in entwicklungslogischer Reihenfolge machen können. Besondere Beachtung verdient die Fülle der sinnlichen Anregungsmöglichkeiten *(Tab. 7 und 8)*.

Elementarsinne:	Körpergefühl, Propriozeption
	Gleichgewicht und Lagesinn
	Bewegungssinn (Kinästhetik)
Nahsinne:	Geruch, Geschmack, Berührung
Fernsinne:	Gehör, Gesicht

Tabelle 7: Kommunizierbare Sinnesbereiche

Elementarsinne:	Gemeinsames Atmen, Schaukeln, Aufrichten Mobilisieren, Hinstellen, Herumfahren
Geruchssinn:	Vertraute Duftstoffe, Rasierwasser, Parfüm
Geschmackssinn:	Lieblingsspeisen, Getränke
Berührungen:	Streicheln und Liebkosen, Küssen Gemeinsames Betasten und Bestreichen von Körper und Gesicht
Gehör:	Zärtliches Ansprechen, Namen rufen, Lieblingslieder und Musik
Gesicht:	Vertraute Gesichter, Objekte, Stofftiere, Bilder, Uhrblatt zeigen, Gesten und Gebärden, Betrachten des eigenen Gesichts im Spiegel
Keine Schmerzen und herabsetzenden Äußerungen	

Tabelle 8: Dialogangebote

An die basalen, autonomen Sinnesfelder können wir zuerst anknüpfen, wie z.B. die Atmung. Die Atemtätigkeit ist ein periodischer Vorgang, der als kinästhetische und propriozeptive Gestalt im basalen Körperselbstbild eingetragen ist. Durch Aufnehmen des Atemrhythmus, durch gemeinsames handgestütztes Atmen läßt sich von Anfang an ein gemeinsamer Kontakt herstellen (20). Lageveränderungen beim Waschen und frühes Aufrichten im Rahmen der Mobilisation sind weitere wirkungsvolle Möglichkeiten.

Geruchs- und Duftstoffe sind starke Attraktoren, mit denen oft unbewußt Nähe und Distanz zwischenmenschlicher Beziehungen einreguliert werden. Wir verwenden für unsere Patienten persönlich vertraute Gerüche wie z.B. ein spezielles Rasierwasser, ein Parfüm. Die attraktive Wirkung des Geschmacks bei der Anregung des Mundfeldes ist besonders hervorzuheben.

Die Haut ist eine große Sinnesoberfläche, die schon vorgeburtlich angelegt ist und außer den Körpergrenzen auch einen starken Umweltkontakt vermittelt. Das gemeinsame Betasten und Bestreichen von Gesicht, Wangen, Stirn, Armen und Händen erweckt positive Emotionen und Hinwendung, was wir an der Herzfrequenz, dem Muskeltonus und dem Hautwiderstand ablesen können, und zwar bereits vor Auftreten sichtbarer motorischer Antworten. Gleichzeitig können wir damit den anderen ganz früh die Wirkungen seiner selbst spüren lassen und ihn anregen. Besonders wirkungsvoll ist eine kräftige Umarmung oder das Bestreichen des Bauches, aber auch nur kleine Bewegungsimpulse (20).

Herabsetzende oder pessimistische Äußerungen am Bett eines Patienten, aber auch Schmerzen sollten unbedingt vermieden werden. Es läßt sich heute nicht mehr leugnen, daß herabsetzende Äußerungen bei einer Narkose oder am Krankenbett von Komapatienten das Wiedererwachen erschweren, die Zurücknahme verstärken und noch lange Zeit später unbewußt verhaltenswirksam bleiben können.

Das Gehör ist für den Menschen der am frühesten entwickelte und wohl auch entscheidende Fernsinn, weil er über die Lautbildungen, Stimme und Sprache zur Regulierung von Distanz und Nähe unter Menschen wesentlich beiträgt. Das Gehör ist entwicklungsgeschichtlich aus dem Vibrationssinn und Körpergefühl hervorgegangen und ist eine Basis der Zeiterfahrung. Das Ohr erwacht zuerst aus der Narkose. Das Ohr hebt aktiv lauschend die persönlich relevanten Ereignisse aus der Umgebung hervor. Vertraute Stimmen und Musik dagegen wirken als psychosoziale Attraktoren. Jede Verrichtung an Patienten sollte deshalb sprachlich angekündigt und begleitet werden.

Das Auge erwacht zuletzt. Der Gesichtssinn hat einen großen Anteil an Mustererkennung und Gestaltbildungsprozessen. Der Blick in die Augen berührt unser innerstes, emotionales Selbst. Vertraute Gesichter beim Wiederaufwachen fördern die emotionale Beziehung. Das Betrachten des eigenen Gesichts im Spiegel und der eigenen Hände hat eine positive Wirkung auf das Körperselbstbild und das Selbstbewußtsein.

Woher wissen wir, daß wir mit unserer Kommunikation im richtigen Bereich liegen?

Wir können hierzu auf das biosemantische Verständnis der "kleinen" vegetativen Zeichen und "primitiven" Regungen im Koma zurückgreifen (68). Die nachfolgende Zusammenstellung *(Tab. 9a und b)* beruht auf jahrelangen Beobachtungen bei Komapatienten wie sie auch von Angehörigen oftmals intuitiv so entschlüsselt wurden.

- Blinzeln
- tiefes Atmen, Seufzen, Brummen
- Augen- und Mundöffnen
- Lächeln, Lachen
- entspannte Körperhaltung, Mimik und Bewegung
- ruhige Zuwendung des Blickes auf äußere Objekte und Reizangebote
- anhaltende Orientierung auf Personen, Geräusche, Stimmen und Objekte

Tabelle 9a: Zeichen für Wohlbefinden, sich öffnen

- Augen und Mund zukneifen, Erblassen
- unruhiges, stockendes Atmen
- Weinen, Schreien, Wimmern
- angespannte, verkrampfte Körperhaltung, Mimik und Bewegungen
- abwendende Blicke und abwehrende Reaktionen und Gesten gegenüber Personen und Objekten
- allgemeine Bewegungsunruhe und Stereotypien
- Manipulation an eigenen Körperteilen und selbstverletzendes Verhalten

Tabelle 9b: Zeichen für Unwohlsein, sich verschließen

Mit der gebotenen Umsicht und mit viel Einfühlungsvermögen lassen sich mit aller Vorsicht Zeichen für Wohlbefinden bzw. "sich öffnen" oder Unwohlsein bzw. "sich verschließen" unterscheiden. Dahinter scheint ein allgemeines emotionales Bewertungsprinzip und eine allgemeine Entwicklungsdynamik zu liegen i.S. von Komponenten fragmentierter Orientierungstätigkeit und früher Formen der zwischenmenschlichen Kontaktaufnahme (65). Ein solches Verstehen ist jedoch nicht schematisch aufzufassen. Biosemantisches Verstehen im Koma ist hochindividuell. Es bleibt vieldeutig und schließt stets ein Nichtverstehen oder auch Mißverständnisse mit ein.

Praktisches Beispiel zur geschmacklichen Anregung

Das Mundfeld, die orale Zone bzw. der Oralsinn ist nicht nur zur geschmacklichen Anregung und Nahrungsaufnahme wichtig, sondern er hat eine wichtige Funktion für Kontaktaufnahme und zwischenmenschliche Bindungen, z.B. beim Küssen und Liebkosen.

Eine Patientin wurde bewußtlos eingeliefert und wurde an einer Angioblutung links zentral notfallmäßig operiert. Danach bestand ein tiefes Koma und eine Hemiplegie rechts. Schon als die Patientin noch somnolent war und die Magensonde noch lag, wurde mit geschmacklichen Anregungen begonnen. Zur Nahrungsaufnahme wurden reale Eßwerkzeuge verwendet. Außerdem wurde die gelähmte Seite in die Tätigkeit miteinbezogen, wodurch die Patientin ihre Körperteile über verschiedene Sinneskanäle und Wahrnehmungsformen: propriozeptiv, taktil-kinästhetisch, epikritisch und individuell spüren konnte und in ihren Bemühungen auf mehreren Ebenen komplex bzw. ganzheitlich geführt und unterstützt wurde (49). Eine kleine dialogische Episode zum Körperselbstbildaufbau.

Ästhetische Haltung

Ein Mann zeigte beim Aufwachen aus dem Koma nach gedecktem Schädelhirntrauma einen häßlichen Gesichtsausdruck, eine Art Furchtgrinsen, wodurch sich einige abgestoßen fühlten. In einem Gespräch kamen wir zu der Ansicht, daß sich vielleicht hinter diesem Grinsen das individuelle Vermögen des Patienten zu lächeln verbergen könne. Durch diese kunstvolle Deutung entspannte sich die Situation. Immer wenn der Patient sein befremdliches Gesicht machte, bekam er vermehrt Zuwendungen. Nicht lange danach wurden wir belohnt: Das Grinsen wandelte sich in ein sonniges Lächeln, die Mimik entkrampfte sich, und er begann bald darauf zu sprechen.

Wir müssen also unsere Wahrnehmungen und Reflexionen sehr wandlungsfähig und offen halten. Wir kommen zu einer ästhetischen Haltung, die zwischen empathischer Nähe und kritisch reflektierender Analyse und Distanz spannungsvoll oszilliert (44).

Zusammenfassung der Merkmale und des Dialogaufbaus

Grundlage des Dialogaufbaus ist ein ganzheitliches Menschenbild. Es ermöglicht die Achtung der Autonomie und Würde unserer kranken Mitmenschen wie unsere eigene Selbstachtung.

Die Arbeit mit dem Patienten orientiert sich an frühen Wahrnehmungsformen. Sie ist körpersprachlich und körperbezogen entwicklungs- und subjektlogisch ausgerichtet. Im Dialogaufbau stecken viel Gefühlsarbeit und viele Aspekte körperpsychotherapeutischen Wahrnehmens und Handelns (20).

Für die Kontaktaufnahme und Gestaltung des Dialogs ist wesentlich die Beachtung kleiner Zeichen und angedeuteter Bewegungen. Dazu müssen wir den Sinn pathologischer Symptome anerkennen und uns um ein biosemantisches Verständnis bemühen. Jede Anregung muß individuell sinnvoll und bedeutsam sein, damit der innere individuelle Dialog "leidenschaftlich" in Gang kommt.

Auf diese Weise erfolgt ein schrittweiser Aufbau kleiner, individueller Handlungsdialoge, getragen von einer ästhetischen Haltung.

Eine interdisziplinäre Zusammenarbeit ist unverzichtbar. Die Einzelaktivitäten der verschiedenen Disziplinen müssen im Team aufeinander abgestimmt und in einen individuellen Förderplan integriert werden. Teamarbeit ist kooperativ, d.h., die einzelnen Tätigkeiten sind nicht berufsspezifisch, sondern aufgabenspezifisch orientiert und überlappen sich.

Es gilt, einen möglichst tagesnormalen Aktivitätszyklus im Wechsel von Beanspruchung und Erholung zu organisieren, der viele soziale Attraktoren und individuell vertraute Geschehnisse enthält *(Abb. 16)*. Dafür ist eine Zusammenarbeit mit den Angehörigen unverzichtbar (70).

Dialogaufbau in der Frühphase mit komatösen Schädel-Hirn-Verletzten

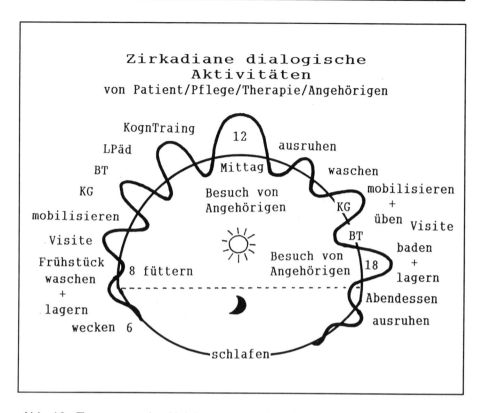

Abb. 16: *Tagesnormaler Aktivitäts- und Ruhezyklus beim frühen Dialogaufbau*

Dialogaufbau folgt einer nach oben offenen Entwicklungsspirale *(Abb. 17)*. Richtung, Aufstieg und Verlauf der Spirale ist ein Resultat des Zusammenwirkens von Vorschlag und Gegenvorschlag, Angebot und Antwort (34). Jeder Dialogpartner bestimmt selbst, inwieweit er sich einbringt. Manipulation und Fremdbestimmung sind zu vermeiden, weil sie antidialogischen Bedingungen gleichkommen (66). Ein Dialog kann nicht angeordnet werden. Es besteht die Gefahr von Pseudodialogen und Entwicklung eines "falschen Selbst" (Winicott, 1984). Ein Dialog entsteht im Augenblick und bedarf vieler Phantasie und Kreativität, Wissen und Können, Gefühl und Bewußtheit.

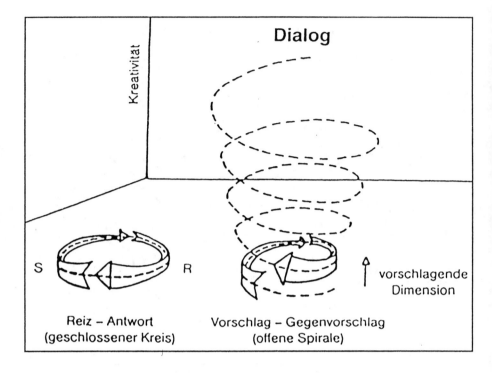

Abb. 17: Dialogspirale (Milani Comparetti)

Literaturverzeichnis

(1) Affolter, F., Bischofberger, W. Wenn die Organisation des zentralen Nervensystems zerfällt und es an gespürter Information mangelt. Villingen-Schwenningen, Neckar-Verlag, 1993.

(2) Bienstein, Ch., Fröhlich, A. Basale Stimulation in der Pflege. Pflegerische Möglichkeiten zur Förderung von wahrnehmungsbeeinträchtigten Menschen. Düsseldorf, Verlag selbstbestimmtes Leben, 1991.

(3) Bischofberger, W. Aspekte der Entwicklung taktil-kinaesthetischer Wahrnehmung. Villingen-Schwenningen, Neckar-Verlag, 1989.

(4) Buber, M. Das dialogische Prinzip. 5. Auflage. Heidelberg, Lampert Schneider, 1984.

(5) Conrad, K. Die symptomatischen Psychosen. In: Kisker, K. P., Meyer, J. E., Müller, R. M., Strömgen, E. (Hrsg.) Psychiatrie der Gegenwart. Band II/2. Berlin, Heidelberg, New York, Springer, 1972, S. 1-70.

(6) Cramer, F. Der Zeitbaum. Grundlegung einer allgemeinen Zeittherorie. 2. Auflage. Frankfurt/M., Leipzig, Insel, 1994.

(7) v. Cramon, D. Quantitative Bestimmung des Verhaltensdefizits des skalaren Bewußtseins. Stuttgart, New York, Thieme, 1979.

(8) v. Cramon, D. Die neuronalen und neurohumoralen Voraussetzungen des Bewußtseins. In: de Pay, A. W., Dageförde, J., Neundörfer, B., Scriba, P. C. (Hrsg.) Die unklare Bewußtlosigkeit - interdisziplinäre Aspekte. München, Bern, Wien, Zuckschwerdt, 1983, S. 6-12.

(9) Dörner, M. Leben mit Be-wußt-sein. In: Bienstein, Ch., Fröhlich, A. (Hrsg) Bewußtlos. Eine Herausforderung für Angehörige, Pflegende und Ärzte. Düsseldorf, Verlag selbstbestimmtes Leben, 1994, S. 10-15.

(10) Dornes, M. Der kompetente Säugling. Die präverbale Entwicklung des Menschen. Frankfurt/M., Fischer, 1992.

(11) Edmonts, S. Menschwerden in Beziehung. Eine religionsphilosophische Untersuchung der medizinischen Anthropologie V. von Weizsäckers. Stuttgart-Bad Cannstadt, Frohmann-Holzboog Verlag, 1993.

(12) Feuser, G. Entwicklungspsychologische Grundlagen und Abweichungen der Entwicklung. Zeitschrift für Heilpädagogik 42, 1991, S. 425-441.

(13) Feuser, G. Vom Weltbild zum Menschenbild. Aspekte eines neuen Verständnisses von Behinderung und einer Ethik wider die "Neue Euthanasie". Reader zum Studiengang Behindertenpädagogik der Universität Bremen, 1993.

(14) Goldstein, K. Der Aufbau des Organismus. Einführung in die Biologie unter besonderer Berücksichtigung der Erfahrungen am kranken Menschen. Haag, Nijhoff, 1934.

(15) Gustorff, D. Musiktherapie mit komatösen Patienten auf der Intensivstation. Darstellung von Möglichkeiten eines künstlerischen Therapieansatzes in der Betreuung komatöser Intensivpatienten. Dissertation Universität Witten/Herdecke, 1992.

(16) Hannich, H. J. Medizinische Psychologie in der Intensivmedizin. Untersuchungen zur psychologischen Situation. Berlin, Heidelberg, New York, Springer, 1987.

(17) Hannich, H. J. Bewußtlosigkeit und Körpersprache. Überlegungen zu einem Handlungsdialog in der Therapie komatöser Patienten. Praxis Psychotherapie, Psychosomatik, 38 (4), 1993, S. 219-226.

(18) Haug, H. Die menschliche Hirnrinde - Architektur und Daten. In: Graul, E. H., Pütter, S., Loew, D. (Hrsg.) Das Gehirn und seine Erkrankungen (I). Iserlohn, Medicinale XVII, 1987, S. 137-164.

(19) Head, H. The Conception of Nervous and Mental Energy. II. Vigilance: a physiological state for the nervous system. Brit. J. Psychol. 14, 1923, S. 125-147.

(20) Heisterkamp, G. Heilsame Berührungen. Praxis leibfundierter analytischer Psychotherapie. München, Pfeiffer, 1993.

(21) Hildebrandt, H., Zieger, A. und Mitarbeiter. Endogene Rythmen als Indikatoren für Komatiefe und -remission. Publikation in Vorbereitung, 1995.

(22) Hobson, J. A. Schlaf. Gehirnaktivität im Ruhezustand. Heidelberg, Spektrum der Wissenschaft, 1988.

(23) Jantzen, W. Allgemeine Behindertenpädagogik, Bd. 1. Sozialwissenschaftliche und psychologische Grundlagen. Weinheim, Beltz, 1987.

(24) Jantzen, W. Allgemeine Behindertenpädagogik, Bd. 2. Neurowissenschaftliche Grundlagen, Diagnostik, Pädagogik, Therapie. Weinheim, Beltz, 1990.

(25) Jochims, S. Kontaktaufnahme im Frühstadium schwerer Schädel-Hirn-Traumen: Klang als Brücke zum verstummten Menschen. Rehabilitation 33, 1994, S. 8-13.

(26) Johnson, V. Experimental Recall of Coma Imagery. In: Shorr, J. E., Sobel, G. E., Robin, P., Conella, J. A. Imagery. Its Many Dimensions and Applications. New York, London, Plenum Press, 1980. pp. 357-374.

(27) Jung, C. G. Religion und Psychologie. Eine Antwort auf Martin Buber. Ges. Werke 8 (11), 1981, S. 336-345.

(28) Leont'ev, A. L. Tätigkeit, Bewußtsein, Persönlichkeit. Köln, Pahl-Rugenstein, 1982.

(29) Lurija, A. R. Das aktive Gehirn. Eine Einführung in die Neuropsychologie. Reinbeck, Rohwohlt, 1992.

(30) MacLean, P. D. A Triune Concept of Brain an Behavior. In: Boag, T., Campbell, D. (Eds.) The Hincks Memorial Lectures. Toronto, Universty of Toronto Press, 1973.

(31) McMillan, T. M., Wilson, S. L. (Eds.) Coma and the Persistent Vegetative State, Neuropsychological Rehabilitation 3 (2), 1993, S. 97-212.

(32) Miltner, W., Birnbaumer, N., Gerber, W.D. Verhaltensmedizin. Berlin, Heidelberg, New York, Tokio, Springer, 1986.

(33) Mindell, A. Schlüssel zum Erwachen. Sterbeerlebnisse und Beistand im Koma. Olten, Freiburg, Walter, 1989.

(34) Milani Comparetti, A. Von der "Medizin der Krankheit" zu einer "Medizin der Gesundheit". Konzept einer am Kind orientierten Gesundheitsförderung. Dokumentation einer Fachtagung. Frankfurt/M., Paritätisches Bildungswerk, Bundesverband, 1986.

(35) v. Monakow, C., Barnes, R. Biologische Einführung in das Studium der Neurologie und Psychopathologie (1914). Stuttgart, Hippokrates, 1930.

(36) Nieuwenhuys, R., Voogd, J., v. Huizen, Chr. The Human Central Nervous System. A Synopsis and Atlas. 3rd Ed. Berlin, Heidelberg, New York, Springer, 1988.

(37) Peters, U. H. Wörterbuch der Psychiatrie und medizinischen Psychologie. 4. Auflage. München, Wien, Baltimore, Urban & Schwarzenberg, 1990.

(38) Petersen, F., Posner, J. B. Aspekte integrativer Therapie. Z. klin. Psychol. Psychoth. 29, 1981, 4, S. 330-341.

(39) Plum, F., Posner, J. B. The Diagnosis of Stupor and Coma. 1st Ed. Philadelphia, F. A. Davies, 1966.

(40) Pribram, K. Laguages of the Brain. Experimental paradoxes and principles in neuropsychology. New York, brandon house, 1971.

(41) Pribram, K. Brain and Consciousness. Introduction in: John, E.R. (Ed.) Machinery of the Mind. Data, Theory and Speculations About Higher Brain Funktion. Boston, Basel, Berlin, Birkhäuser, 1990, pp. XXI-XXXVI.

(42) Reuter, B. M., Linke, D. D., Kurthen, M. Kognitive Prozesse bei Bewußtlosen? Eine Brain-Mapping-Studie zu P 300. Arch. Psychol. 141, 1989, S. 155-173.

(43) Rockstroh, B., Schönle, P. W. Untersuchung zur Erholung von Aufmerksamkeitsfunktionen anhand ereigniskorrelierter Hirnpotentiale im Rahmen der Frührehabilitation von Patienten mit apallischem Syndrom. Forschungsvorhaben. Kuratorium ZNS, 1994.

(44) Schiffer, E. Süsske, R. Psychosomatische Grundversorgung als Wiedererlangung der ärztlichen Kunst. Niedersächsisches Ärzteblatt, 64, 1991, S. 5-8.

(45) Schnaper, N. The psychological implications of severe trauma: emotional sequelae to unconsciousness. J. Trauma 15 (2), 1975, S. 94-98.

(46) Shiel, A., Wilson, B., Horn, S., Watson, M., McLellan, L. Can Patients in Coma Following Traumatic Head Injury Learn Simple Tasks? In: McMillan, T. M., Wilson, S. L. (Eds.) Coma and the Persistent Vegetative State. Neuropsychological Rehabilitation 3 (2), 1993, S. 161-176.

(47) Sinz, R. Zeitstrukturen und organismische Regulation. Berlin, Akademie-Verlag, 1978.

(48) Sokolov, E. N., Vinogradova, O. S. (Eds.) Neuronal Mechanisms of the Orienting Reflex. Hillsdale (NJ), Lawrence Erlbaum, 1975.

(49) Spitz, R. Vom Säugling zum Kleinkind. Stuttgart, Klett, 1956.

(50) Spitz, R. Vom Dialog. Stuttgart, dtv/Klett-Cotta, 1988.

(51) Stern, D. Die Lebenerfahrung des Säuglings. Stuttgart, Klett-Cotta, 1992.

(52) Szirtes, J., Diekmann, V., Kuhwald, A., Hülsner, J. P., Jürgens, R. EEG Spectra and Evoked Potentials to Words in Apallic Patients. In: Deecke, L., Eccles, J. C., Mountcastle, V. B. (Eds.) From Neuron to Action. An Appraisal of Fundamental and Clinical Research. Berlin, Heidelberg, New York, Tokio, London, Paris, Springer, 1990.

(53) Teasdale, G., Jannett, B. Assesment of coma and impaired consciousness. A practical scale. Lancet 2, 1974, pp. 81-84.

(54) Thatcher, R. W. Brain Stimulation of Comatouse Patients. A Chaos and Nonlinear Dynamics Approach. In: John, E. R. (Ed.) Machinery of the Mind. Data, Theories, and Speculations About Higher Brain Functions. Boston, Basel, Berlin, Birkhäuser, 1990, pp. 376-401.

(55) Todorow, S. Über das Vorkommen von psychoreaktiven Zustandsbildern in der Wiederherstellungperiode nach schwerem Schädelhirntrauma bei Kindern. Fortschr. Neurol. Psychiat. 41, 1973, S. 606-621.

(56) Todorow, S. Hirntrauma und Erleben. Über die Verflechtungen von organischen und reaktiven Störungen. Das Dornröschenschlaf-Syndrom im frühen Stadium nach Schädelhirntrauma bei Kindern. Bern, Stuttgart, Wien, Huber, 1978.

(57) Tosch, P. Patients' recollections of their posttraumatic coma. J. Neurosci. Nurs. 20 (4), 1988, s. 223-228.

(58) v. Uexküll, T. Die Bedeutung der Biosemiotik für die Medizin. Münch. med. Wschr. 133, 1991, 41, S. 601-602.

(59) Watzlawick, P., Beavin, J. H., Jackson, D. D. Menschliche Kommunikation. Formen, Störungen, Paradoxien. 8. Aufl. Bern, Stuttgart, Toronto. Huber, 1990.

(60) v. Weizsäcker, V. Der Gestaltkreis. Theorie der Einheit von Wahrnehmen und Bewegen. 5. Aufl. Stuttgart, New York, Thieme, 1986.

(61) Wiesenhütter, E. Blick nach drüben. Selbsterfahrung im Sterben. 4. Aufl. Siebsted. GTB, 1977.

(62) Wilson, S. L., MacMillan, T. M. A review of the evidence for the effectiveness of sensory stimulation treatment for coma and vegetative state. In: MacMillan, T. M., Wilson, S. L. (Eds.) Coma and the persistent vegetative state. Neuropsychological Rehabilitation 3 (2), 1993, pp. 149-160.

(63) Wood, R. L. Critical analysis of the concept of sensory stimulation for patients in vegetative states. Brain Inj. 4, 1991, pp. 401-409.

(64) Zieger, A. Neuropädagogik - Perspektiven neurowissenschaftlichen Denkens und Handelns in Behindertenpädagogik und Rehabilitation. Oldenburger Vor-Drucke, Heft 122/91. Oldenburg: Zentrum für pädagogische Berufspraxis (ZpB) der Universität Oldenburg, 1991.

(65) Zieger, A. Frührehabilitation komatöser Patienten auf der neurochirurgischen Intensivstation. Zur Philosophie und Praxis einer interdisziplinären Aufgabe. Zentralblatt für Neurochirurgie, 53 (2), 1992a, S. 92-113.

(66) Zieger, A. Selbstorganisation und Subjektentwicklung. Ontologische und ethische Aspekte neuropädagogischer Förderung schwerstbehinderter Menschen. Behindertenpädagogik 31 (2), 1992b, S. 118-137.

(67) Zieger, A. Dialogaufbau in der Frührehabilitation mit Komapatienten auf der Intensivstation. In: Handbuch der Intensivpflege. Neander, Meyer, Friesacher (Hrsg.), Kap. IV-2.4, S. 1-24. Landsberg, ecomed-Verlag, 1993a.

(68) Zieger, A. Beurteilung der Komatiefe, biosemantisches Verstehen und Dialogaufbau mit Menschen im Koma und apallischen Syndrom. Vortrag zum Tag der Intensivpflege am 20.08.1993, Universitätsklinik Münster der Deutschen Gesellschaft für Fachkrankenpflege (DFG), 1993b.

(69) Zieger, A. Kommunikation mit Bewußtlosen. Frühe Maßnahmen zur Förderung und Therapie. Vortragsmanuskript zum 22. Internationalen Krankenpflegekongreß am 13./14.05.1994 in Mainz, 1994a.

(70) Zieger, A. Informationen und Hinweise für Angehörige von Menschen im Koma und apallischen Syndrom. Oldenburg, Eigenverlag, 1994b.

(71) Zieger, A., Hildebrandt, H., Möhlmann, O., Wilms, Jazmin, Diesener, P. Neuropsychophysiologische Verhaltensindikatoren bei Schädelhirnverletzten im Koma auf der Intensivstation. Vorläufige Mitteilung über eine interdisziplinäre Evaluationsstudie zu "sensorische Stimulation" und "Dialogaufbau". POSTER zur 5. Jahrestagung der Arbeitsgemeinschaft Neurologisch-Neuropsychologische Rehabilitation (der Deutschen Gesellschaft für Neurotraumatologie und klinische Neuropsychologie), am 24.-26.03.1994 in Konstanz/ Allensbach, 1994c.

(72) Zieger, A. "Wofür leben wir überhaupt?" Erinnerungsarbeit mit Anke's Körper-Selbst, eine Geschichte traumatischer antidialogischer Bedingungen. In: Lanwer, W., Jantzen, W. (Hrsg.) Beiträge zu einer allgemeinen Theorie des Diagnostizierens (in Vorb.), 1995.

Wo sind die Worte? – Wie kommen wir zu unseren sprachlichen Begriffen?
(Erwerb semantischer "Pläne")

I. Stockman

Einführung

Viele unserer Patienten sind den sprachlichen Anforderungen im täglichen Leben nicht gewachsen. Im Therapiezentrum Burgau wird diesen Patienten durch eine Spür-Interaktions-Therapie geholfen. Diese bezieht sich auf Problemlösen in alltäglichen Geschehnissen.

Mein Beitrag befaßt sich mit Worten oder sprachlichen Formen, ohne die wir im Alltag nicht auskommen. Die Patienten möchten uns sagen, was ihnen weh tut, was sie zum Lachen und zum Weinen bringt. Wenn unsere Patienten dazu nicht imstande sind, stellen ihre Familienangehörigen die unvermeidliche Frage: "Wo sind die sprachlichen Formen – die Worte?"

Die Beiträge im Symposium haben sich auf Aktivitäten im nichtsprachlichen Bereich konzentriert. Man kann deshalb leicht zur Ansicht gelangen, daß diese Behandlung nichts mit Sprachrehabilitation zu tun hat. Diese Folgerung ist falsch.

Ich werde mich mit Worten und deren Inhalten befassen. Ich werde darstellen, in welchem Verhältnis Wort und Inhalt zueinander stehen. Zuerst werde ich beschreiben, wie dieses Verhältnis auf die Komplexität der Sprache, den Lernprozeß und die Störungen einwirkt. Dann werde ich aufzeigen, wie wir unseren Patienten helfen können, eine Verbindung zwischen Worten und deren Inhalten herzustellen.

Sprache ist sehr komplex. Sprache besteht nicht nur aus Worten/sprachlichen Formen, sondern auch aus Inhalten. Stellen Sie sich bitte den folgenden Satz vor:

"Die Bäume aßen den Berg."

Ich hoffe, daß Sie mit mir darin übereinstimmen, daß dieser Satz grammatisch richtig ist. Aber auch perfekt ausgeprochen, klingt der Satz nicht gut. Wenn ich weder Dichter noch Geisteskranker bin, müssen meine Worte einen Bezug zur Realität haben. Die konkreten Erfahrungen liefern den Inhalt der Worte. Wir müssen zuerst ein Geschehnis haben, über das wir sprechen können, bevor wir Worte verwenden, die für das Erfahrene stehen.

Das Erlernen von Worten ist eine schwere Aufgabe, weil so viele Aspekte berücksichtigt werden müssen. Das Erlernen der Sprachform (d.h. wie die Worte klingen oder aussehen) ist nur ein Teil des Erlernens. Daneben müssen wir die Semantik, das was das Wort bedeutet, berücksichtigen. Die pragmatischen, einschließlich der sozialen Konsequenzen, die die Anwendung bestimmter Worte in unterschiedlichen Situationen zur Folge hat, gehören auch zum Erlernen der Sprache.

Die Koordination von Sprachform, Semantik und Pragmatik setzt ein gut funktionierendes Nervensystem voraus. Es sollte uns demnach nicht überraschen, wenn einige Patienten mit Hirnschädigung nicht mehr sprechen können und andere nur mit vielen Fehlern.

1. Die Notwendigkeit semantischer Pläne

Gespürte Interaktionen im Alltag bilden den semantischen Grundstock für die Worte oder die sprachlichen Formen. Diese Beziehung zwischen linguistischen Aspekten und nichtsprachlicher Erfahrung ist in Figur 1 dargestellt *(Abb. 1)*.

Die Beziehung zwischen den alltäglichen Erfahrungen und den sprachlichen Formen ist nicht direkt. Warum nicht? Erstens: Die Sprachformen ähneln dem nicht, wofür sie stehen. Den Patienten ist die Bedeutung der Worte nicht klar, wenn sie diese nur hören oder geschrieben sehen. Zweitens: Die Worte einer Sprache entsprechen nicht in allen Einzelheiten den nichtsprachlichen Geschehnissen. Melissa Bowerman (2) wies darauf hin, daß Sprachen selektiv nicht in bezug auf die Worte die Geschehnisse repräsentieren. Zum Beispiel lernt man in der deutschen Sprache drei verschiedene Präpositionen um darzustellen, daß ein Objekt *an* der Wand hängt, *auf* dem Tisch liegt oder *um* den Finger gewickelt ist. Im Englischen verwendet man in allen drei Fällen die Präposition "on". Die Patienten müssen lernen, welche Worte in ihrer Muttersprache zu welchen Aspekten ihrer nichtsprachlichen Erfahrungen passen.

Es ist nicht immer eindeutig, welche Worte welchen Geschehnissen zuzuordnen sind (10). In den Alltagssituationen stehen Personen und Objekte in ständig sich ändernden zeitlich-räumlichen Verhältnissen zueinander. Wenn man die Bedeutung der Worte in einer bestimmten Situation sucht, dann gibt es viele Möglichkeiten für das, wofür sie stehen. Hier ein Beispiel:

In einem Kaffeehaus befinden sich drei Personen. Eine Person trinkt Kaffee, eine andere holt eine Tasse und die dritte bedient die Kaffeemaschine. Man muß sich entscheiden, auf welches der drei Geschehnisse sich das Wort "Kaffee" bezieht. Vielleicht bedeutet das Wort auch etwas anderes, das in der augenblicklichen Situation nicht vorhanden ist. Sprache bedeutet, daß die Worte symbolisch sind, das heißt, wir können über Geschehnisse sprechen, die nicht mehr da sind. Es ist schwierig, eine Beziehung zwischen sprachlicher Form und einem Geschehnis herzustellen, weil ein einzelner Satz sich nicht auf einen einzigen Sachverhalt, sondern auf eine ganze Kategorie von Erfahrungen bezieht. Wir sprechen zum Beispiel von einer Kaffeemaschine, gleich, ob sie im Krankenhaus oder am Arbeitsplatz steht. Diese indirekte Beziehung zwischen Worten und nichtsprachlichen Erfahrungen bedeutet, daß die Patienten sogenannte "semantic maps", das heißt semantische Pläne der möglichen Verbindungen konstruieren oder rekonstruieren müssen. Mit Hilfe dieser semantischen Pläne navigieren wir durchs Leben, wobei wir lernen müssen, welche Worte zu welchen Geschehnissen passen.

2. Das Sprachproblem hirngeschädigter Patienten

Das feine Netz der Beziehungen zwischen Worten und deren Inhalten kann bei hirngeschädigten Patienten gestört sein. Sprachentwicklungsstörungen sind ebenfalls als Störungen semantischer Pläne beschrieben worden (17). Schwierigkeiten in semantischen Plänen äußern sich als Versagen im Zusammenbringen von Worten und Erfahrungen, so wie konventionelle Regeln der sozial-linguistischen Gesellschaft es verlangen.

Wo sind die Worte? – Wie kommen wir zu unseren sprachlichen Begriffen?

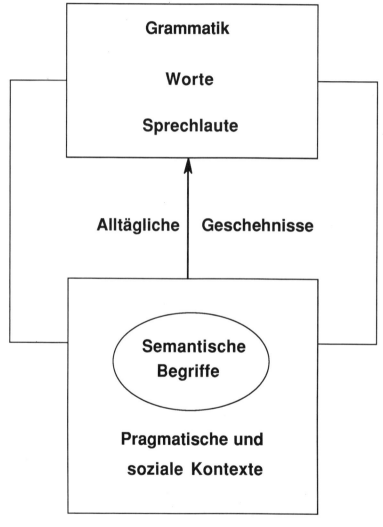

Abb. 1: Sprachform – Semantik – Pragmatik

Das Verhalten solcher Patienten läßt oft darauf schließen, daß ihre semantischen Pläne in Unordnung geraten sind. Wir nehmen an: Die Beziehungen zwischen Worten und deren Inhalten sind dann gestört, wenn die Patienten wohl ein Geschehnis wiedererkennen, es aber nicht in Worte fassen können, da ihnen die passenden Worte nicht einfallen. Die semantischen Pläne sind gestört, wenn die Patienten ein sonderbares neues Wort verwenden, oder auf ein ähnliches, aber unangemessenes Wort zurückgreifen, um einen Sachverhalt auszudrücken. Dies ist der Fall, wenn ein Patient über seine Sprachbehinderung spricht und sagt: "Ich bin gebrochen." Wir benützen diesen Ausdruck nicht für Personen, sondern nur für Objekte. Die semantischen Pläne sind gestört, wenn Patienten Worte sagen oder wiederholen, die in keinem Zusammenhang zur wirklichen Situation stehen.

Es besteht Uneinigkeit darüber, ob aphasische Symptome (besonders Benennungsprobleme) gestörte Pläne oder einen Mangel an Zutritt zu intakten Plänen widerspiegeln. Trotz dieser Uneinigkeit bleibt die Beobachtung, daß einige Patienten deutlichere Schwierigkeiten in semantischen Plänen zeigen können als andere (19). Solche Patienten haben posteriore Hirnschädigungen und begleitende Verständnisprobleme. Es ist wahrscheinlich, daß diese Gruppe Patienten mit Wahrnehmungsproblemen einschließt, die in täglichen Geschehnissen versagen. Wenn die semantischen Pläne eines Patienten nicht angemessen sind, dann muß die Therapie auf eine Verbesserung der Verbindung von Worten und entsprechenden Geschehnissen ausgerichtet sein.

3. Prinzipien und Therapie

Wie kann die Therapie den Patienten helfen, bessere Verbindungen zwischen Worten und Geschehnissen herzustellen?

Wir wollen nachdenken, wie sich die semantischen Pläne bei gesunden Kindern entwickeln. Mit der Erfahrung dieses Problems ist erst in den letzten Jahren begonnen worden. Wenn ich solche Studien hier anführe, so heißt das nicht, daß ich Patienten, die im Erwachsenenalter eine Hirnschädigung erlitten haben, den Kindern gleichsetze.

Die Erwachsenen verlieren nicht ihre gesamten semantischen Pläne. Das Ausmaß des Verlustes hängt von der Art und vom Schweregrad der Hirnschädigung ab. Man geht jedoch davon aus, daß das Verhältnis von Wort und Inhalt durch Faktoren beeinflußt wird, die sowohl für Kinder als auch für Erwachsene Gültigkeit haben. Nach den im Literaturverzeichnis angeführten Studien hat sich die Anwendung von vier Prinzipien in der Therapie als effektiv erwiesen, um den Patienten zu helfen, Verbindungen zwischen Wort und Inhalt zu schaffen.

3.1. In der Therapie sollen die Worte mit einem Geschehnis aus dem Alltag des Patienten verbunden werden

Ein Wörterbuch vermittelt uns die Bedeutung isolierter Wörter und schafft den falschen Eindruck, daß Worte sich auf eine Gruppe einzelner Objekte oder Attribute beziehen. In der Kommunikation werden jedoch Worte nicht als isolierte Symbole benützt und verstanden. Worte bedeuten Geschehnisse. Diese schließen vielerlei Objekte (belebte und unbelebte) ein, welche in wechselnden und ursächlich zielgerichteten Beziehungen zueinander stehen (14). Dies ist auch dann der Fall, wenn einzelne Wörter ausgesprochen werden. So kann ein Kind zum Beispiel sagen: "Auf", während es die Arme ausstreckt und auf die Person blickt, die es betreut. Diese Person ist meistens im Recht, wenn sie dieses Einzelwort als Geschehnis interpretiert "Heb mich auf den Arm" und folglich zu einer semantischen Interpretation gelangt, die eine Beziehung zwischen drei Objekten einschließt. Nelson nimmt sogar an, daß das Wissen um alltägliche Geschehnisse das Fundament bildet für die kognitive und die sprachliche Entwicklung.

Alltagsgeschehnisse bieten nicht nur den Kontext an, um Worte zu hören, sie sind auch das Gerüst, um die sozialen und begrifflichen Inhalte der Worte zu konstruieren, zu organisieren und hervorzuholen.

Im täglichen Leben begegnen wir jedoch vielen Geschehnissen, denen manche Worte beigefügt werden können. Es muß also ein Weg bestehen, welcher den Umfang der Möglichkeiten relevanter Ereignisse einschränkt. Aus dieser Sicht sind drei Eigenschaften alltäglicher Geschehnisse hilfreich.

3.1.1. Alltägliche Geschehnisse sind vertraut

Die Vertrautheit mit alltäglichen Geschehnissen reduziert die Komplexität in der jeweiligen sprachlichen Situation. Nelson und Gruendel (15) haben herausgefunden, daß Kinder zielgerichtete Sprachformen für die alltäglichen Geschehnisse bereits sehr früh verinnerlicht haben. Sie hielten Beschreibungen von alltäglichen Geschehnissen durch Kinder in Form von verbalen Berichten, Nachspielen und Bildergeschichten fest. Ein Bericht wurde als geordnete Sequenz von Aktionen betrachtet, die um ein Ziel organisiert sind, das zu einem besonderen räumlich-zeitlichen Kontext gehört. Durch den Bericht werden Aktoren bestimmt, die Rolle, die einzelne Aktionen spielen und die Propositionen. Mit dieser Methode stellten sie fest, daß Kinder bereits mit drei Jahren sequentiell geordnete Berichte alltäglicher Geschehnisse produzieren, wenn man sie frägt, was beim Anziehen geschehe, beim Einkaufen, Gebäck herstellen, Baden, bei einer Geburtstagseinladung usw. Die Kinder berichten über solche Geschehnisse in Form typischer allgemeiner Aktionen und nicht spezieller. So beschreiben sie vergangene Geschehnisse, indem sie "zeitlose" Verben benutzen. So sagen sie z.B. "wir essen Kuchen" statt "wir haben Kuchen gegessen". Wiederholte Erfahrung mit gleichen Geschehnissen über eine gewisse Zeit führt zu detaillierteren Berichten. Es wurde auch beobachtet, daß sich Kinder bei routinemäßig vorkommenden Geschehnissen wie baden, anziehen und essen semantisch komplexer ausdrücken als bei neuen (12). Dies wurde offensichtlich durch die Anzahl und Art von Inhalten und Beziehungen zu anderen Geschehnissen. Farrar, Friend und Forges (5) erwähnten, daß ihre untersuchten 13 zweijährigen Kinder in vertrauten Situationen mehr Verben benutzten und längere Sätze produzierten als in unvertrauten. Paul (16) beschrieb, daß Kinder ihr Wissen über Worte, die im Alltag verwendet werden, einsetzen, um Worte zu verstehen, die in unvertrautem Zusammenhang angeboten werden. Nelson (15) und ihre Kollegen wiesen darauf hin, daß Kinder am Anfang Worte vertrauten Geschehnissen zuordnen. Später dann sind sie in der Lage, Worte auch zu verstehen und anzuwenden, wenn sie aus dem ursprünglichen Zusammenhang herausgelöst worden sind. Deshalb ist es nicht überraschend, wenn unsere Patienten Worte eher verstehen, wenn sie in einer bekannten, bedeutungsvollen und folgerichtigen Sequenz gesprochen werden.

3.1.2. Alltägliche Geschehnisse sind kulturell und sozial bedeutungsvoll

Alltägliche Geschehnisse sind sinnvoll, weil sie mit der Art und Weise zu tun haben, mit welcher eine soziale Gruppe funktioniert, um zu überleben. Essen, anziehen, einkaufen usw. haben funktionelle Bedeutung für das Leben. Sinnvolle Geschehnisse heben sich ab und werden erinnert. Aktivitäten wie sich baden, sich ankleiden und essen schließen zeitliche und kausale Beziehungen ein. Einen Schuh anziehen verlangt zum Beispiel den Wechsel zeitlich-räumlicher Beziehungen zwischen dem Körper einer Person, der Hand und dem Schuh, sowie zwischen dem Fuß und dem Schuh.

Solche Beziehungen können linguistisch nicht mit einem Substantiv ausgedrückt werden. Sätze sind notwendig, um Geschehnisse zu kodieren, die unvermeidbar Beziehungen zwischen mehr als einem Objekt einbeziehen. Dies ist auch der Fall, wenn wir auf den Ort eines Objektes an einem bestimmten Punkt im Raum hinweisen. Der Satz "der Ball ist auf dem Boden" zum Beispiel, bezieht sich auf zwei Gegenstände, den Ball und den Boden. Einige Beziehungen, durch Sätze ausgedrückt, sind grundlegend in allen Sprachen, sind universal. Dies hat Fillmore (7) in seiner semantischen Kasusgrammatik ausgedrückt. Solche universale Beziehungen schließen zum Beispiel Aktion ein, Ort und Zeitbeziehungen usw. Das Wissen um solche grundlegende Beziehungen hat seinen Ursprung in senso-motorischer Erfahrung (4, 11).

Werden Worte Geschehnissen zugeordnet, so wird die Komplexität der Information, die benötigt wird, um Worten Erfahrungen zuzuordnen, reduziert. Vielerlei Objekte werden durch ein Geschehnis, in denen sie eine Rolle spielen, um ein Ziel zu erreichen, miteinander verbunden. Bei einem einzelnen Geschehnis dienen die Aktivitäten einem gemeinsamen Ziel. Diesem Ziel sind Aktoren, Aktionen und Objekte untergeordnet. Die Zubereitung des Mittagessens zum Beispiel schließt eine Reihe von kürzeren Geschehnissen ein.

<u>John schneidet das Brot mit dem Messer.</u>

Das Ereignis des Schneidens verbindet drei Objekte in einer kausalen Beziehung: John, Brot, Messer. John und Messer stehen in Beziehung zum Brot, und zwar dadurch, daß sie beide auf die Veränderung des Zustandes Brot einwirken. John ist der Aktor und das Messer das Werkzeug. Es ist sinnvoller, sich auf die Objektbeziehungen zu konzentrieren als auf die einzelnen Objekte. Das Erinnerungsvermögen von Kindern ist geringer, wenn sie sich an Aktivitäten erinnern sollten, die in keinen ursächlichen Beziehungen zueinander stehen. Slackman und Nelson (22) erfanden eine Geschichte, in welcher die Aktivitäten einer Hälfte der Geschehnisse kausal verbunden waren, die der anderen Hälfte nicht. Kinder im Vorschulalter erinnerten sich der kausal zusammenhängenden Aktivitäten besser als der nicht kausalen.

Die Folgerung für die Therapie ist klar. In der Sprachtherapie soll nicht mit einzelnen Gegenständen und Wörtern gearbeitet werden, sondern mit Geschehnissen. Das heißt, daß man in der Therapie Sätze und nicht isolierte Wörter benutzen soll.

3.1.3. Alltägliche Geschehnisse sind dynamisch

Die Personen und die benützten Gegenstände sind nicht jeden Tag dieselben. John schneidet das Brot, aber manchmal auch Brigitte. Das Brot wird mit einem kleinen, manchmal aber auch mit einem großen Messer geschnitten. Wir können einen kleinen oder einen großen Brotlaib in Scheiben schneiden. Fleisch kann man auch schneiden. Diese Variationen sind wichtig, um Flexibilität mit Worten zu bekommen. Worte stellen Aktivitäten im allgemeinen dar und nicht eine spezifische Aktivität an einem bestimmten Tag. Das Wort "schneiden" wird für Brot, Fleisch und auch für eine Tomate gebraucht. Es kann sich also auf drei verschiedene Gegenstände beziehen. Brigitte und John sehen anders aus. Sie spielen aber dieselbe Rolle, was das Schneiden des Brotes anbelangt. Sowohl das kleine als auch das große Messer stellen das schneidende Werkzeug dar. Sowohl das Brot als auch das Fleisch können vom Schneiden (der Aktion) betroffen werden. Auf diese Weise können Personen und Gegenstände im Hinblick auf ihre Funktion in einer entsprechenden Aktion vertauscht werden.

Ich habe in meiner Forschung beobachtet, daß die semantische Rolle, welche Worte in Geschehnissen spielen, den Zeitpunkt des Erlernens beim Kind beeinflussen. Stockman und Vaughn-Cooke (25) untersuchten, wie englisch sprechende Kinder, 18-36 Monate alt, Geschehnisse benennen, die sich auf den Wechsel des Ortes eines Gegenstandes beziehen, zum Beispiel, "Geh weg, gehe die Straße hinunter, gehe zur Schule". Die Anwendung von Lokationswörtern, wie "weg, hinunter, zu ..." in Sätzen war abhängig von der semantischen Rolle dieser Wörter. Kritisch war, ob diese Lokationswörter Quelle oder Weg waren, wie "weg, hinunter", oder das Ziel der Bewegung im Geschehnis. Wörter, die den Ort bezeichnen, auf den sich ein Objekt hinbewegt, erschienen in der Entwicklung später beim Kind als Wörter, die den Ort bezeichnen, von dem sich das Objekt trennen muß, oder den Weg, auf dem sich ein Objekt fortbewegt.

3.2. In der Therapie soll es den Patienten ermöglicht werden, sich über das Spüren an den Geschehnissen zu beteiligen

Die Geschehnisse, bei denen Kinder spüren können was geschieht, sind wichtig. Katherine Nelson (14) stellte die Hypothese auf, daß die direkte Teilnahme an Aktivitäten den Kindern hilft, die sprachlichen Formen im Gedächtnis zu behalten. Kinder lernen schneller, wo etwas ist, wenn sie am Geschehnis direkt teilnehmen, das heißt, wenn sie spüren können und nicht nur passiv zusehen. Slackman (20) zeigte, daß Kinder eine unvertraute Geschichte nacherzählen und diese nachspielen können, sie sich der Ereignisse der Geschichte besser erinnern, als Kinder, die nicht nachspielen können. Mitchel-Futrell (13) beobachtete, daß Kinder, die geführt mit verbundenen Augen eine durch ein Wort bezeichnete Tätigkeit ausführen konnten, diese visuell besser erkannten, als die Kinder, die zuvor passiv die Tätigkeit mit ansehen konnten. Feldman und Acredolo (6) berichteten, daß Kinder, die ein verstecktes Objekt suchten, indem sie allein durch einen unvertrauten Gang gehen mußten, sich besser an den Ort des Gegenstandes erinnerten, als jene, die an der Hand eines Erwachsenen durch den Gang gingen.

Slackman, Hudson und Fivush (21) folgerten daraus, daß ein größerer Einbezug in oder Teilnahme an einem Geschehnis die Vorstellung fördert, da in diesem Fall leichter logische Folgerungen gezogen werden können. Die Möglichkeit, eine logische Sequenz falsch zu verstehen, ist weniger häufig, wenn die Sequenz direkt erfahren wird.

Es erstaunt deshalb nicht, daß Kinder über Geschehnisse berichten, die sie selbst durchgeführt haben, bevor sie über Geschehnisse berichten, die sie lediglich gesehen haben (9). Louis Bloom (1) und ihre Kollegen berichteten, daß Kinder meist über das sprechen, was sie selbst gemacht haben oder noch zu tun gedenken. Sie sprechen über das, was die Person macht, bevor sie über das Resultat der Aktion sprechen. Dan Slobin (23) schlug vor, daß die "manipulative activity scene" (Tätigkeiten, bei denen das Kind die Objekte, Aktoren und Aktionen manipulieren kann), die Grundlage für die ersten Sätze bildet, die von Kindern überall auf der Welt gesprochen werden. Smith und Sachs (24) nahmen an, daß die innere Vorstellung von Geschehnissen mit dem Verständnis von Verben einhergehe. Sie wiesen darauf hin, daß die Möglichkeit von Kindern, 12 bis 19 Monate alt, symbolische Aktionssequenzen auszuführen, wie umrühren und aus einer leeren Tasse trinken, signifikant mit dem Verständnis von Verben korreliert. Der Wortschatz von Verben sprachgestörter Kinder andererseits scheint speziell eingeschränkt zu sein im Vergleich zu Kindern mit normaler Sprachentwicklung (18). Bei schwer hirngeschädigten Erwachsenen englischer Muttersprache mit Aphasie, wurden, im Vergleich zu gesunden, ebenfalls Schwierigkeiten für Verben festgestellt (8).

Für die Therapie heißt dies: Die Patienten müssen den Inhalt der Worte durch sogenannte taktil-kinästhetische Interaktionen erspüren. Häufig arbeiten Logopäden auch mit schwer geschädigten Patienten an einem Tisch sitzend in einem kleinen Therapieraum, weit weg von alltäglichen problemlösenden Geschehnissen. Patienten sollen dann Wörter zu Bildern legen und umgekehrt. Es werden also Bilder benützt, die wie die Sprache symbolische Darstellungen von wirklichen Erfahrungen sind. Bilder sind da zu starr und statisch (3).

Therapeuten, die nicht Bilder benützen, können trotzdem irrtümlich annehmen, ein Patient sei in einem aktiven Lernprozeß, wenn sie Geschehnisse im Puppenspiel darstellen. So soll der Patient eine Puppe essen oder laufen lassen. Solche Situationen sind ebenfalls symbolische Repräsentationen wirklicher Erfahrungen und verlangen vom Patienten eine hohe symbolische Stufe. Teilnehmendes Lernen heißt, daß der Patient Aktor ist und Probleme in einem wirklichen alltäglichen Geschehnis löst. Nur wenn in der Therapie solche gespürte Interaktionen erfolgen, kann der Therapeut erwarten, daß der Patient die Worte auf die von ihm gespürten Tätigkeiten bezieht.

3.3. In der Therapie soll die sprachliche Bezeichnung nach dem vom Patienten gespürten Geschehnis erfolgen

Das dritte Prinzip bezieht sich auf den Zeitpunkt, zu dem die Wort-Inhalt-Verbindung im Lernprozeß dargeboten werden sollte. Werden die Worte gleichzeitig mit dem gespürten Ereignis dargeboten, so riskiert man, den Patienten zu viel Information auf einmal anzubieten. Sie müssen dann den Worten (Aussprache und grammatische Muster) und dem gespürten Ereignis zur gleichen Zeit Aufmerksamkeit schenken. In der Tat weisen dann auch Untersuchungen kleiner Kinder darauf hin, daß Worte schneller und besser gelernt werden, wenn sie nicht ausgesprochen werden, während das Kind sich mit einem Geschehnis auseinandersetzt. Vielmehr lernen die Kinder besser, wenn sie die Worte zu den Ereignissen hören, bevor oder nachdem sie am Ereignis beteiligt waren (26). Diese Ergebnisse erlauben die Folgerung, daß zu hohe Anforderungen an die Aufmerksamkeit des Kindes sich negativ auf das Lernen auswirken. Die Folgerungen für die Therapie sind eindeutig. Der Therapeut soll den Patienten nicht ansprechen, während sie sich mit einer neuen Situation spürend auseinandersetzen.

3.4. In der Therapie soll das Verstehen und nicht das Sprechen im Vordergrund stehen

In der Sprachtherapie suchen wir nach Bestätigung für das Lernen, indem wir versuchen zu beobachten, wie und wann die Patienten Worte den Geschehnissen zuordnen. Als Beweis für den Lernerfolg wird von den Patienten in der Regel erwartet, daß sie die Worte aussprechen können. Dies ist aber eine schwere Leistung. Sie setzt voraus:

- Den Patienten müssen die Situationen jeweils klar sein
- Sie müssen wissen, was vom Sprecher und was vom Zuhörer zu erwartet wird
- Sie müssen verstehen, was von den anderen Gesprächsteilnehmern gesagt wird
- Sie müssen ein ihnen vertrautes Geschehnis als Gesprächsthema auswählen

- Sie müssen die richtige Wortwahl treffen
- Sie müssen die Reihenfolge der Laute oder Buchstaben festlegen, um die Worte aussprechen oder aufschreiben zu können
- Sie müssen Programme sowohl in der Wahrnehmung wie in der Motorik ausführen.

Für uns Gesunde ist dies bereits schwierig, wieviel mehr für hirngeschädigte Patienten mit Wahrnehmungs- und motorischen Problemen.

Kinder lösen diese schwierige Situation auf natürliche Weise. Wenn sie beginnen, Wort und Inhalt zu verbinden, dann sprechen sie nicht. Sie verstehen Wort-Inhalts-Verbindungen, lange bevor sie diese sprachlich zum Ausdruck bringen können (16). Auch wenn Kinder mit Sprechen begonnen haben, verstehen sie mehr als sie sagen können (3, 24). Dies ist auch bei uns der Fall. Das Verstehen setzt weder ein Auswählen, noch Reihenfolgen bilden und formulieren, noch motorische Ausführungen voraus.

Wir sollen deshalb nicht annehmen, daß Patienten keine Wort-Inhalts-Verbindungen herstellen, nur weil sie diese nicht aussprechen können. Es gibt Anzeichen für das Verstehen von Wort/Inhalten: Veränderungen in der Muskelspannung, im Gesichtsausdruck, sowie einfache Gebärden und das Ausführen verbal erteilter Aufträge. Wir erleichtern die Situation für den Patienten, wenn wir uns mehr auf das Verstehen als auf das Sprechen konzentrieren. Die Patienten verstehen mehr als sie sprachlich zum Ausdruck bringen können. Dies ist auch bei uns der Fall.

4. Zusammenfassung und Schlußbemerkungen

Patienten sollen Worte mit alltäglichen gespürten Geschehnissen in Zusammenhang bringen. So können sie wieder lernen, sich erfolgreich mitzuteilen. Ich habe versucht zu erklären, warum die Herstellung von Wort-Inhalts-Verbindungen so schwierig ist. Ich habe vier Prinzipien beschrieben, die sich auf Forschungsarbeiten in der Sprachentwicklungspsychologie stützen. Diesen Prinzipien zufolge ist die Verbindung von Wort-Inhalten an "taktil-kinästhetische Interaktionen" in Alltagssituationen der Patienten gebunden. Während die Patienten mit einem Geschehnis beschäftigt sind, sollen sie den Prinzipien zufolge nicht gleichzeitig vom Therapeuten angesprochen werden, sondern erst nach Abschluß des Geschehnisses. Dies erleichtert den Lernprozeß. Wenn diese Prinzipien in der Therapie angewendet werden, dann schaffen sie die Voraussetzungen für eine Besserung.

Literaturverzeichnis

(1) Bloom, L. Language Development from two to three. New York: Cambridge University Press, 1991.

(2) Bowerman, M. Learning a semantic system: What role do cognitive predispositions play? (113-170). In: Rice, M. & Schiefelbusch, R. (Eds.) The teachability of language. Baltimore, Brookes, 1989.

(3) Cocking, R. R. & McHale, S. A comperative study of the use of pictures and objects in assessing children's receptive and productive language. Journal of Child Language, 8, 1-13, 1981.

(4) Edwards, D. Sensory-motor intelligence and semantic relations in early child grammar. Cognition, 2, 395-434, 1973.

(5) Farrar, M. J., Friend, M. J. & Forges, J. N. Event knowledge and early language acquisition. Journal of Child Language, 20, 591-606, 1993.

(6) Feldman, A. & Acredolo, L. The effect of active vs passive exploration in memory for spatial location in children. Child Development, 50, 698-704, 1979.

(7) Fillmore, C. J. The case for case. In: Bach, E. & Harms, R. T. (Eds.) Universals in linguistic theory, 373-393. New York, Holt, Rinehart & Winston, 1968.

(8) Goodglass, H. & Kaplan, E. The assessment of aphasia and related disorders (2nd ed.). Philadelphia, Lea & Febiger, 1983.

(9) Huttenlocher, J., Smiley, P. & Charney, R. Emergency of action categories in the child. Evidence from verb meanings. Psychological Review, 90, 72-93, 1983.

(10) Landau, B. & Gleitman, L. Language und experience. Evidence from the blind child. Cambridge, Harvard University Press, 1985.

(11) Langer, J. The origin of logic. New York, Academic Press, 1980.

(12) Lucariello, J., Kyratzis, A. & Engel, S. Event representations, context and language. In: Nelson, K. (Ed.) Event knowledge: Structure and function in development 137-159. Hillsdale, NJ, Lawrence Erlbaum, 1986.

(13) Mitchell-Futrell, K. Action verb learning in observational and manipulation contexts. Unpublished masters degree thesis. Michigan State University, 1992.

(14) Nelson, K. Event knowledge. Structure and function in development. Hillsdale, NJ, Lawrence Erlbaum, 1986.

(15) Nelson, K. & Gruendel, J. Children's scripts. In: Nelson, K. (Ed.) Event knowledge. Structure and function in development, 21-46. Hillsdale, NJ, Lawrence Erlbaum, 1986.

(16) Paul, R. Comprehension strategies. Interactions between world knowledge and the development of sentence comprehension. Topics in Language Disorders, 10, 63 - 75, 1990.

(17) Rice, M. L. Children with specific language impairment. Towards a model of teachability, 447-480. In: Krasnegor, N. Rumbaugh, D., Schiefelbusch, R., Studdert-Kenney, R. (Eds.) Biological and behavioral determinants of language. Hillsdale, NJ, Lawrence Erlbaum, 1991.

(18) Rice, M. & Bode, J. Gaps in the verb lexicon of children with specific language impairment. First Language, 13, 113-131, 1993.

(19) Rosenbek, J. C., Lapointe, L. L. & Wertz, R. T. Aphasia. A clinical approach. Austin, TX: Pro - ed., 1989.

(20) Slackman, E. The effect of event structure on learning a novel event. Doctoral dissertation. City University of New York, 1985.

(21) Slackman, E., Hudson, J. & Fifush, R. Actions, actors, links and goals. The structure of children's event representations. In: Nelson, K. (Ed.), Event knowledge. Structure and function in development, 47-69, 1986.

(22) Slackman, E. & Nelson, K. Acquisition of an unfamiliar script in story form by young children. Child Development, 55, 329-340, 1984.

(23) Slobin, D. The cross-linguistic study of language acquisition. Hillsdale, NJ, Lawrence Erlbaum, 1985.

(24) Smith, C. A. & Sachs, J. Cognition and the verb lexicon in early development. Applied Psycholinguistics, 11, 409-424, 1990.

(25) Stockman, I. & Vaughn-Cooke, F. Lexical elaboration of children's locative action constructions. Child Development, 63, 1104 - 1125, 1992.

(26) Tomasello, M. & Kruger, A. Joint attention on actions. Acquiring verbs in ostensive and non-ostensive contexts. Journal of Child Language, 19, 1-23, 1992.

Das Schweigen der Patienten

S. Mohr, H. Pahl, D. Paul, M. Schuhmacher

1. Einführung

Kommunikation ist ein Grundbedürfnis jedes Menschen.

Neurologisch betroffene Menschen zeigen die verschiedenen bekannten Störungsbilder der Sprach-, Sprech- und Stimmstörungen, die man insgesamt als Kommunikationsstörungen bezeichnen kann. Viele Patienten zeigen aber nicht nur mehr oder weniger ausgeprägte Defizite, sondern sind noch so schwer betroffen, daß sie nicht sprachlich kommunizieren können.

Bei unserer sprachtherapeutischen Arbeit in der Frührehabilitation stellt sich daher einerseits die Frage, wie dies begründet sein kann und andererseits die Problematik möglicher Therapieansätze. Aus diesem Hintergrund heraus entstand das Thema für das Symposium in Burgau 1994: "Das Schweigen der Patienten".

Wir wollen nun gemeinsam versuchen, "Das Schweigen zu verstehen" (9).

Vielen Fachkräften fallen dazu Begriffe ein wie:

globale Aphasie, Anarthrie, totale Sprechapraxie usw.

Was aber meint eigentlich Schweigen?

Im folgenden werden Kriterien genannt, wie "Schweigen" beschrieben werden kann:

1. a)   Der Patient ist stumm; er spricht nicht verbal.

Das kann heißen, er ist völlig stumm. Die Augen haben keinen festen Blickkontakt, sie fixieren niemanden, der Patient reagiert nicht auf äußere Reize.

Oder: Die Augen starren, fixieren, scheinen zu sprechen, aber – es gibt keine verbale Kommunikation.

1. b) Der Patient spricht nicht verbal.

Das kann auch heißen, daß er nicht völlig still ist. Es werden Reaktionen wie Unruhe, Tonuserhöhung, Schmerzen, Stöhnen, Schreien, Lachen und Weinen, evtl. sogar Lautieren beobachtet. Manche dieser Reaktionen sind zwar zu hören, sie sind akustische Signale, stellen aber keine sprachlichen, d.h. darstellenden semiotischen Leistungen dar. Deshalb werden sie in diesem Zusammenhang genannt.

Ich bitte die Leser, sich ein Bild, eine Vorstellung zu machen:

Ein Mensch liegt im Bett, er hat die Augen geöffnet, aber er blickt niemanden an, er reagiert nicht auf Ihren Blick, auf Ihre Worte, auf Ihre Berührungen.

Oder denken Sie an Ihre Patienten, die sie anstarren ohne Pause, deren Augen zu sprechen scheinen, die Ihnen das Gefühl vermitteln, da liegt etwas, aber sie wissen nicht, was.

Entscheidend ist:

Schweigen heißt, der Mensch kann sich nicht sprachlich äußern.

Schweigen heißt, es besteht auch keine klare, eindeutige Ja-Nein-Kommunikation.

Schweigen heißt, die Benutzung einer Kommunikationshilfe, sei es in Form einer ABC-Tafel oder einer elektronischen Kommunikationshilfe ist nicht möglich.

Schweigen heißt zusätzlich, eine konstante adäquate Willkürmotorik ist nicht gegeben. Somit fehlen Möglichkeiten, in einer Situation dem Gegenüber etwas zu geben, etwas von ihm zu nehmen, gemeinsam zu handeln (z.B. etwas zu essen) und zu leben und so miteinander zu kommunizieren.

Schweigen heißt, auch die nonverbale Kommunikation wie Mimik, Gestik, Schreiben, Malen, Zeigen oder Zeichnen ist verändert, vielleicht ganz ausgeschaltet.

Und auch wenn die Arbeit mit dem Patienten darauf aufbaut, daß von einem grundlegenden Kommunikationswunsch als menschlichem Zeichen für Lebenswillen ausgegangen wird und demnach gehandelt wird, bedeutet Schweigen zunächst, daß Unklarheit darüber herrscht, ob dieser Mensch kommunizieren will oder nicht.

Schweigen bedeutet ausgeschlossen sein.

Zusammenfassung

Schweigen beinhaltet nach unserer Beschreibung: (15)

- Stumm sein, kein verbales Sprechen
- Keine eindeutige Ja-Nein-Kommunikation
- Keine Kommunikationshilfen
- Keine Kommunikation über gemeinsame Handlungen
- Keine nonverbale Kommunikation
- Ungewißheit über den Kommunikationswunsch

Bevor nun eine Therapie begonnen wird, ehe diese sinnvoll gestaltet werden kann, stellt sich die Frage nach dem "Warum?"

Warum schweigt der Patient?

Welche Gründe liegen der oben genannten Beschreibung zugrunde?

2. Erklärungsmodelle

Schweigen heißt stumm sein.

Stummheit findet man in der Literatur unter dem Oberbegriff Mutismus (mutus (lat.) = stumm). Mutismus wird in der gängigen Literatur (s. Literaturverzeichnis) meist bei Kindern als eher psychisches Problem, mit Begriffen wie Negativismus, Autismus oder abnormale Schreckreaktion u.ä. bezeichnet.

Autoren aus dem Bereich Neurologie (4, 6, 10, 11) beschreiben Mutismus auch in bezug auf Erwachsene, z.B. bei Psychosen, aber ebenso infolge eines Komas und bei hirnlokalen Syndromen. Man nennt dies "traumatischen Mutismus" (10, 6, 4).

Traumatischer Mutismus wird bei Beukelmann (4) als "motor speech disorder", als motorische Sprechstörung definiert. Darunter werden Störungen der motorischen Initiierung und Planung von Bewegungen, nämlich der Sprach- und Sprechbewegungen verstanden.

Weil jedes umfassende Modell für die Sprachproduktion eine Erklärung bieten muß, wie überlappende und genaue Abfolgen von Sprechbewegungen zu initiieren und zu planen sind, wird davon ausgegangen, daß sich schwere diffuse Schädel-Hirn-Traumata auf die motorische Einleitung und Planung des Sprechens auswirken können. Daher wird Mutismus als motorische Sprechstörung definiert, die sich in der Unfähigkeit oder der Verweigerung zum Sprechen zeigt.

Traumatischer Mutismus (4)

= "Motor Speech Disorder" / Motorische Sprechstörung

= Störungen der motorischen Initiierung und Planung von Bewegungen

---

Es wird bei verschiedenen Patientengruppen genannt:

1. Schweigen tritt häufig am Anfang der Rehabilitation auf. Zunächst wird noch nicht erwartet, daß ein Patient spricht, vor allem, wenn das Geschehen, der Unfall o.ä. erst kurze Zeit zurückliegt. Es ist auch noch keine Vorhersage darüber möglich, wie die Weiterentwicklung verläuft.

2. Schweigen tritt bei Patienten mit schweren Schädel-Hirn-Traumata auf, bei denen es untrennbar mit kognitiven und Wachheitsstörungen verbunden ist.
3. Schweigen ist ebenfalls bei Menschen zu beobachten, die das Bild eines "Locked-in-Syndromes" bieten. Bei dieser massiven Bewegungsstörung kann eine Verständigung über Augenzwinkern erfolgen, jede Sprechbewegung oder expressive Kommunikation aber ist unmöglich.
4. Schweigen kommt auch bei Patienten mit leichteren Schädel-Hirn-Verletzungen und z.b. linksseitigen facialen Läsionen der Stammganglien vor. Hier wird von einem rascheren Verlauf ausgegangen, bei dem das Bewußtsein und auch das Sprechen wiederkehrt.
5. Von Cramon beschreibt traumatischen Mutismus schließlich in einer Untersuchung bei elf Patienten nach akutem traumatischem Mittelhirnsyndrom. Die Patienten durchliefen drei Phasen:

In der Anfangsphase war der Mutismus durch den kompletten Verlust der willkürlichen Kontrolle laryngealer Muskeln charakterisiert, so daß Husten spontan, aber nicht willkürlich gelang. In der zweiten Phase waren nonverbale Zeichen wie Ekel, Schmerz oder Bestätigung zu beobachten, aber noch keine willkürliche Sprechleistung. Erst in der dritten Phase wurde Sprechen in Form von Flüstern, einer rauchigen, behauchten Phonation und als Reaktion auf einen Stimulus beobachtet.

Allgemein wird beschrieben, daß bei der Rückbildung eines traumatischen Mutismus das Schweigen häufig erst bei bestimmten Personen durchbrochen wird (elektiver Mutismus). Beukelmann (4) nennt als Erfahrungswert, daß Patienten, die willkürliche Stimmgebung wiedererlangen, gute Chancen haben, wieder funktionsfähige Sprecher zu werden. Als Therapieansätze werden sowohl die Unterstützung automatisierter Verhaltensmuster (z.B. Reagieren auf Telefonklingeln), die Förderung emotionaler Erlebnisausdrücke erwähnt als auch Methoden zur Behandlung der hysterischen Aphonie.

Die Autorinnen können nur von einem Fall eines traumatischen Mutismus berichten, wie ihn v. Cramon (6) beschreibt. Der Verlauf bei der Patientin war rasch, innerhalb weniger Wochen kehrte das Sprechen zurück (siehe Patientenbeschreibung im Anhang).

Nicht jeder Patient aber bietet das Bild eines traumatischen Mutismus in diesem Sinne, schnelle Erfolge sind eher selten. Die überwiegende Anzahl zeigt langwährende Schwierigkeiten. In der Praxis wird man auch mit Patienten konfrontiert, denen über Jahre hinweg eine expressive Kommunikation versagt blieb, denen der entscheidende Schritt über die Mauer des Schweigens nie gelang.

Aus der Erfahrung mit schwer hirngeschädigten Patienten im Therapiezentrum Burgau muß auch erwähnt werden, daß eine zeitweilige Überwindung des Schweigens *keine Garantie* für eine Verbesserung darstellt! So gab es einen Patienten, der nach längerer Rehabilitationszeit Sprechen in bestimmten Situationen bei zwei bestimmten Personen (seiner Ehefrau sowie einer vertrauten Pflegekraft) begann. Nach der Entlassung verschlechterte sich der Zustand dahingehend, daß der Patient seit zirca einem Jahr wieder komplett stumm ist. Zusammenfassend kann man sagen, daß die genannten Definitionen des Mutismus die Ursache des Schweigens in Schwierigkeiten einer motorischen Planung und Initiierung von Bewegungen sehen.

Betrachtet man die Literatur nun auf die cerebrale Organisation des Sprechens hin sowie auf die Planung und Initiierung von Bewegungen, so gibt es Modelle, die von einer grundlegenden Absicht ausgehen, etwas zu tun oder zu sagen.

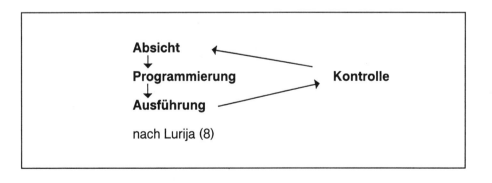

nach Lurija (8)

Lurija geht von einer grundlegenen Absicht bzw. einem Ziel aus. So beginnt auch expressives Sprechen mit einer Intention, etwas zu sagen. Daran anschließend wird ein Programm hervorgerufen, in dessen Anschluß die eigentliche Ausführung, also die sprechmotorische Leistung erfolgt. Zwischen den einzelnen Phasen gibt es einen ständigen Vergleich, und nach der Ausführung, nach dem Aussprechen eines Wortes wird mit der ursprünglichen Absicht verglichen. Diese Kontrolle zwischen den Phasen und der ursprünglichen Absicht geschieht über afferente und efferente Bahnen.

Schweigen kann demnach als Fehlen einer grundlegenden Absicht, etwas sprachlich auszudrücken, verstanden werden. Es kann ebenfalls in einer Störung der Programmierung begründet sein. Schließlich kann auch die Ausführung massiv gestört sein. Ich würde hierunter z.B. die Anarthrie als Ausfall der sprechmotorischen Leistung nennen.

Zusammenfassend läßt sich sagen, daß Schweigen im Ausfall einer oder mehrerer dieser Stufen begründet ist. (Die Überprüfung erfolgt immer im Bereich der Ausführung.)

In der Arbeit auf der Frührehabilitation finden sich viele Patienten, die Ausfälle in der Absicht, Programmierung und Ausführung von sprachlichen und auch von anderen Handlungen zeigen. Dieses Schweigen erweist sich häufig als hartnäckig, langanhaltend und nur schwer zu durchbrechen. Störungen, wie Aphasien, Dysarthrophonien und Sprechapraxien kristallisieren sich allmählich heraus, sobald die Mauer des Schweigens überwunden wird. Sie nehmen der Erfahrung nach einen langsameren Verlauf.

Da im eben erwähnten Modell auf den Zusammenhang motorischer und sensorischer Bahnen hingewiesen wird, wird im folgenden die Erklärung für Schweigen erläutert, wie sie dem Konzept von Affolter und Bischofberger entnommen werden kann. Es handelt sich um ein umfassendes sensomotorisches Konzept der Organisation von Wahrnehmung, Kognition und Sprache (siehe auch Kap. I-6). Frau Dr. Affolter bringt die Entwicklung und Pathologie von Wahrnehmungsprozessen in Beziehung zur Entwicklung und Pathologie von Bewegung, Intelligenz und auch von Sprache.

Da das Wissen über die für Sprache verantwortlichen neuroanatomischen Grundlagen und deren Organisation im Zentralnervensystem noch lückenhaft ist, lenken Affolter und Bischofberger ihre Forschung auf beobachtbare Lernprozesse. So wird die Basis der Wahrnehmungsentwicklung in einer Interaktion zwischen Person und Umwelt gesehen. Das Lernen über den Wechsel von taktiler und kinästhetischer Information ist von fundamentaler Bedeutung. Andere Bereiche wie Hören und Sehen wirken sich in problemlösenden Alltagsgeschehnissen (sog. PLAGs) eher stimulierend aus. Im Verlauf der Wahrnehmungsentwicklung wird die Organisation immer komplexerer Leistungen möglich.

Sprache ist eine semiotische, d.h. darstellende Leistung, die einer komplex ausgebildeten Wahrnehmung bedarf. Sprache wird als "Krönung" (3) der Entwicklung erachtet.

Sprache in bezug auf das Wahrnehmungskonzept

von Dr. F. Affolter und Dr. W. Bischofberger (2)

"Die Entwicklung der Wahrnehmung ist abhängig von PLAG

so wie auch die Entwicklung von Sprache abhängig ist von PLAG".

< PLAG meint problemlösende Alltagsgeschehnisse >

Bei neurologischen Verletzungen kommt es nun zu einem Abbau der Organisation, und so sind Sprechstörungen eine häufige und logische Folge. Daß ein Patient komplett schweigt, kann ebenfalls hierin begründet sein.

Wer z.B. seine Aufmerksamkeit auf den Wechsel von gespürten und kinästhetischen Leistungen lenken muß, hat nicht die Kapazität, sich verbal auszudrücken.

Schweigen ist demnach begründet in einer massiven Wahrnehmungsstörung. Schweigen kann begründet sein im Mangel an Kapazität, die das Gehirn braucht, um expressiv zu kommunizieren.

Sprachliche Leistungen werden nach diesem Modell erst im Rahmen einer verbesserten Reorganisation sprachverarbeitender Prozesse im Gehirn möglich, wenn Kapazitäten frei werden, die Aufmerksamkeit darauf zu lenken und Sprache aus der Speicherung zu holen und expressiv möglich zu machen!

3. Problematik der konkreten sprachtherapeutischen Arbeit

Welche Bedeutung haben diese Überlegungen für die konkrete Arbeit in der Sprachtherapie?

Der Leser möge sich den Anfang dieses Beitrages in Erinnerung rufen, um den Bogen zu schlagen zur konkreten sprachtherapeutischen Praxis: Der Patient schweigt, es ist ihm weder anzusehen, worin sein Schweigen begründet ist, noch welche Entwicklung er durchläuft. Erschwerend kommt hinzu, daß meist multiple Störungen mit schweren Schädel-Hirn-Verletzungen vorliegen, die schnelle Verläufe und so klare Therapieerfolge, wie z.B. in der Dyslalietherapie, rar werden lassen. Andere kognitive Probleme wie Antrieb, Wachheit usw. können die sprachtherapeutische Arbeit überlagern, evtl. ganz stoppen.

Welche sinnvollen Therapieansätze ergeben sich hieraus?

Nehmen wir die drei – wenn auch sehr kurz – erwähnten Modelle:

Beim traumatischen Mutismus ist eine Förderung automatisierter Verhaltensweisen und v.a. der emotionalen Erlebnisausdrücke sinnvoll. Das ist plausibel, weil jeder – auch von uns – am ehesten über das spricht, was ihn oder sie besonders interessiert und betrifft.

Auch die Vorstellungen motorischer Planung und Programmierung von Bewegungen und Sprechen im Rahmen der Neuropsychologie nehmen grundsätzlich Bezug zu einer zugrundeliegenden Absicht, etwas zu tun oder zu sagen.

Das Modell von Affolter und Bischofberger schließlich basiert auf dem Zusammenhang zwischen Lernen und sinnvollen Alltagsgeschehnissen. Hier insbesondere ist es nicht von vorrangigem Interesse, herauszufinden, welche Art der Sprach- und/oder Sprechstörung sich herauskristallisieren wird, sondern die konkrete Arbeit mit den Patienten. Das heißt nach diesem Modell, daß immer und grundlegend ein möglichst "intensives Führen" im Alltag sinnvoll ist. Erst wenn ein Verständnis gesichert scheint, sind sprachliche Übungen möglich. Diese sollen in einem ausgewogenen Verhältnis zwischen Förderung des Sprachverständnisses und expressiven Leistungen stattfinden.

Konkretes therapeutisches Arbeiten bedeutet somit:

Sprachtherapie im üblichen Sinne ist nicht durchführbar.

Insbesondere bedarf es unseres Erachtens einer Voraussetzung, ein Charakteristikum, wie es in anderen Therapien keine vergleichbare Grundbedingung darstellt: Das Einlassen auf den Patienten, auf sein Schweigen, mit allen Konsequenzen – auch auf die eigene Person.

4. Ausblick

Wie erläutert, fehlen Menschen mit schweren Schädel-Hirn-Verletzungen oft die Möglichkeiten, sprachlich zu kommunizieren. Ursachen und Erklärungsmodelle können zu einem besseren Verständnis beitragen. Die sprachtherapeutische Arbeit in der Frührehabilitation wurde in der Problematik und ihren Voraussetzungen angesprochen. Die eigentlichen Therapieansätze zur wirkungsvollen Förderung und Unterstützung der Fähigkeiten der Patienten können an dieser Stelle nicht mehr ausgeführt werden.

5. Anhang

Patientenbeschreibung

Die 19jährige Frau erlitt im Rahmen eines Verkehrsunfalles ein schweres Polytrauma mit Schädel-Hirn-Kontusionen, kleineren bifrontalen intracerebralen Kontusionsblutungen, Hirnödem und beginnendem Mittelhirnsyndrom bei Aufnahme auf die Frührehabilitation des Therapiezentrums Burgau (ca. 6 Wochen nach dem Geschehen). Zu Beginn war weder spontan noch auf Aufforderung eine Lautbildung oder sprachliche Äußerung zu erreichen. Einfache sprachliche Aufforderungen konnten nicht befolgt werden (z.B.

Augen schließen). Eine Kontaktaufnahme war allerdings schon über Fixieren und zeitweises Lächeln zu beobachten. Das Schreiben des Namens war mit deutlicher Mikrographie möglich, weiteren schriftlichen Aufforderungen konnte nicht nachgekommen werden. Die Patientin wurde über sechs Wochen zwei- bis dreimal wöchentlich bis zur Entlassung auf die weiterführende Station im Hause sprachtherapeutisch betreut. Während sie zu Beginn den Wunsch, sprechen zu wollen, schon verdeutlichen konnte, gelang keine stimmhafte Äußerung. Über den Kontaktaufbau zu für sie emotionalen Erlebnisinhalten (Kontakt und Spiel mit Tieren) gelang es, die Kommunikation über Mimik zu verstärken. Für die Patientin von besonderem Interesse wurden dann die Lautäußerungen eines Tieres (Schnurren einer Katze). Im weiteren Verlauf gelang ihr ein spontanes Kichern und ein erstes fragendes "mmh?", bald flüsternde, stimmhafte kurze Äußerungen, die zunächst personengekoppelt waren. Der Stimmklang war heiser und rauh, häufig flüsternd. Während der weiteren Behandlung konnte eine Verbesserung stimmlicher Leistungen hin zu einer unauffälligen Stimmgebung erreicht werden. Wortfindungsstörungen, die sich herauskristallisierten, wurden ebenfalls behandelt.

Literaturverzeichnis

(1) Affolter, F. Wahrnehmung, Wirklichkeit und Sprache. Villingen-Schwenningen, 1987.

(2) Affolter, F. Zentral bedingte Kommunikationsstörungen. Deutsche Gesellschaft für Sprachpädagogik. Ravensburg, 1984.

(3) Affolter, F. Probleme der Begriffsentwicklung. Heilpädagogische Werkblätter, 37, 3, 1968, S. 122-137.

(4) Beukelmann, D. R., Yorkston, K. M. Communication Disorders Following Traumatic Brain Injury. Management of Cognitive, Language and Motor Impairments, Texas, 1991.

(5) Böhme, G. Klinik der Sprach-, Sprech- und Stimmstörungen. Stuttgart, 1983.

(6) v. Cramon, D. Der Wiederaufbau von Sprechfunktion nach traumatisch bedingtem Mutismus. In: Müller, E. Das traumatische Mittelhirnsyndrom und die Rehabilitation schwerer Schädelhirntraumen, Berlin, 1982.

(7) Grohnfeldt, M. Handbuch der Sprachtherapie, Bd. 1 und Bd. 6. Berlin, 1989.

(8) Lurija, A. R. Das Gehirn in Aktion. Hamburg, 1992.

(9) Lutz, L. Das Schweigen verstehen. Berlin, 1993.

(10) Poeck, K. Neurologie. Berlin, 1992.

(11) Pschyrembel. Berlin, 1990.

(12) Tausch, R., Tausch, A. M. Erziehungspsychologie. Göttingen, 1979.

(13) Mitschrift aus dem ersten Kurs im Therapiezentrum Burgau: Behandlung von Patienten mit Wahrnehmungsstörungen unter der Leitung von Dr. Affolter und Dr. Bischofberger. 1990-1992.

(14) Mitschriften aus Kursen zur facio-oralen Therapie unter der Leitung von Kay Coombes. 1990-1994.

(15) Therapiedokumentation von Patienten im Therapiezentrum Burgau. 1990-1994.

V.

5 JAHRE FRÜHREHABILITATION AM THERAPIEZENTRUM BURGAU – ERFAHRUNGEN, ERGEBNISSE UND PERSPEKTIVEN

Einleitung
5 Jahre Frührehabilitation am Therapiezentrum Burgau – Erfahrungen, Ergebnisse und Perspektiven

W.Schlaegel

Die Rehabilitation von Patienten mit schweren erworbenen Hirnschädigungen ist die Pflichtaufgabe einer Gesellschaft, die in den vergangenen Jahrzehnten die Notfall- und Intensivmedizin stark vorangetrieben hat und so vielen Patienten ein Überleben ermöglichte. Doch um welchen Preis? Ist es ethisch vertretbar, daß mehr und mehr apallische Patienten "produziert werden", sei es durch neurochirurgische und intensivmedizinische Maßnahmen nach einem schweren Trauma oder einer Blutung oder dadurch, daß es gelingt, immer mehr Patienten zu reanimieren, unabhängig von der Genese ihres Herzstillstandes? Schlagzeilen wie um das "Erlanger Baby" oder über die Transplantationsmedizin sind gut für Einschaltquoten und Auflagensteigerungen, tragen aber zu einer sachlichen Diskussion wenig bei. Für den verantwortungsvollen Arzt stellt sich vor Ort nur selten die Frage: "Soll ich oder soll ich nicht?" Die Reanimationsindikation und -dauer beispielsweise hängen meist von ganz anderen Faktoren (1) als von dem Gedanken an eine spätere Lebensqualität des Patienten ab und führen zu der notwendigen ad hoc-Entscheidung. So ist es unserer Meinung nach auch nicht zulässig, im nachhinein bei ungünstigem Verlauf diejenigen zu kritisieren, die sich primär für die Rettung des Patienten entschieden und eingesetzt hatten.

Abgesehen von den meist in der Boulevardpresse veröffentlichten "Wundern", denenzufolge Patienten nach vielen Jahren im Koma plötzlich aufwachten und wieder ein fast normales Leben führten, weiß jeder, der sich mit der Rehabilitation solch schwerst hirngeschädigter Patienten befaßt, um den mühsamen langen Weg mit noch unsicherem Ausgang.

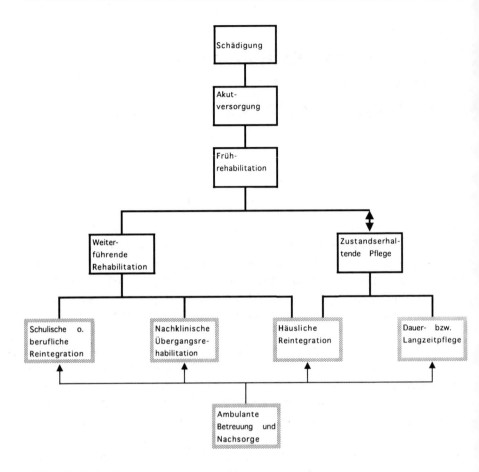

Abb 1: Rehakette

Das Fernziel einer jeden solchen Rehabilitation ist die geistige und körperliche Wiederherstellung und Reintegration in das Leben und das Umfeld, dessen fester Bestandteil der Patient vor dem Ereignis war. In der überwiegenden Mehrzahl der Fälle allerdings muß ein individuelles Ziel nach den jeweiligen Ressourcen des Patienten formuliert werden, wobei auch dieses Ziel stets den Entwicklungen im Rehabilitationsverlauf angepaßt werden muß.

In der Bedarfsplanung werden nun entsprechende Einrichtungen für die verschiedenen Rehaphasen ermittelt. Wegen des zum Teil unterschiedlichen Patientengutes innerhalb der verschiedenen Rehabilitationskliniken und wegen uneinheitlicher Bewertungsmaßstäbe gestaltet sich diese Bedarfsplanung jedoch schwierig. Fest steht jedoch, daß ein Konzept erarbeitet werden mußte, welches in Form einer Rehakette allen Phasen und Bedürfnissen der Patientenversorgung gerecht wird. Für das Therapiezentrum Burgau ist eine Rehakette (Abb. 1) nach den bisher gemachten Erfahrungen erarbeitet worden.

Die ursprüngliche Forderung: Die gesamte Rehabilitation unter einem Dach, ist jedoch von den Schwerpunkten her nicht sinnvoll. Im Falle des Therapiezentrums Burgau hat man sich auf die Frührehabilitation konzentriert und Plätze für die Weiterführende Rehabilitation sowie Kurzzeitpflegebetten geschaffen. Jedes Kettenglied benötigt nun eine exakte Indikation und eine optimale Auslastung, so daß weder Engpässe, noch ein Überangebot an Betten etwa in der Spät- oder Langzeitrehabilitation den Rehabilitationsablauf sozusagen von außen her beeinflussen. Der richtige Patient muß zur richtigen Zeit im richtigen Bett liegen!

Die Erstellung von Aufnahme- bzw. Ausschlußkriterien ist für jede Phase erforderlich. Ebenso wichtig erscheint es, die Beendigung jeder einzelnen Phase möglichst exakt zu definieren, um zu vermeiden, daß subjektive Einschätzungen, beispielsweise der Angehörigen oder auch von Mitarbeitern des eigenen Teams, die Behandlungsdauer beeinflussen. Niemals darf die Rehabilitation zu einem "Entweder oder Oder" bzw. "Hopp- oder Topp"-Verfahren degradiert werden. Für jeden Verlauf bzw. jeden Zustand soll wünschenswerterweise eine individuelle Lösung geschaffen werden. Dem Arzt, der das Behandlungsteam leitet, müssen daher neben einer realistischen Einschätzung des Zustands und des Rehabilitationspotentials des Patienten auch verschiedene Perspektiven bzw. konkrete Alternativen bekannt sein. Hoffnungslosigkeit bei nicht erfolgreichen Rehabilitationsverläufen ist ebenso fehl am Platze wie irrealistische Zuversicht. Der Wunsch nach einem Gnadentod ist oft eher ein Armutszeugnis des Behandelnden als ein tatsächlich barmherziger Gedanke. Wir stellen es in Zweifel, ob die Lebensqualität eines schwerst hirngeschädigten Patienten von uns überhaupt beurteilt werden kann.

Zweifelsohne werden in der Frührehabilitationsphase, die in der Regel zwischen 3 bis 6 Monaten liegt, bestimmte Weichen gestellt. So werden wir erkennen müssen, daß bei einem sehr protrahierten Verlauf weiterführende Maßnahmen nicht oder zumindest nicht in einem absehbaren Zeitraum indiziert sind. In enger Zusammenarbeit mit dem Behandlungsteam, den Angehörigen und dem Sozialdienst werden dann zustandserhaltende Pflegemaßnahmen abgeklärt und eingeleitet. In den hauseigenen Pflegebetten kann dann realitätsnah übersehen werden, inwieweit sich der Zustand des Patienten unter diesen Bedingungen bei deutlich reduziertem Therapieangebot ändert. Ebenso können hier – sofern in der Frühreha noch nicht begonnen – Angehörige bzw. Pflegepersonal entsprechend angeleitet werden. Prinzipiell sollte die Frührehabilitation auch für die Patienten offenstehen, bei denen zu einem späteren Zeitpunkt positive Veränderungen beobachtet werden können oder bei denen es bedauerlicherweise zu einer deutlichen Verschlechterung (z.B. Kontrakturen, Dekubitus, nicht zu beherrschender Muskeltonus) gekommen ist. In der Realität jedoch sind dies nur seltene Aufnahmeindikationen, da die Nachfrage der Akuthäuser mit frisch verletzten bzw. frisch erkrankten Patienten meist die Kapazität der zur Verfügung stehenden Frühreha-Betten übersteigt.

In der Mehrzahl der Fälle ist die Frührehabilitation durch einen positiven Rehabilitationsverlauf gekennzeichnet, was sich durch das Erreichen bestimmter Kriterien zeigt. Diese Kriterien zur erfolgreichen Beendigung der Frührehabilitation sind gleichzeitig auch die Aufnahmekriterien in eine weiterführende Rehabilitationsmaßnahme. Landes- und bundesweit fehlen hier klare Richtlinien, so daß im folgenden die Kriterien aufgezählt werden, die im Therapiezentrum Burgau bei einer hausinternen Verlegung von Frühreha auf Weiterführende Reha zur Anwendung kommen.

Bei einem gemeinsamen Grundkonzept unterscheidet sich die Weiterführende Abteilung von der Frührehabilitation in folgenden Punkten:

- Komplexere Anforderungen und Aufgaben
- Erweiterung des therapeutischen Umfelds mit Einbeziehung der Stadt Burgau und der näheren Umgebung sowie des häuslich-familiären Umfelds

- Vermehrte Berücksichtigung individueller Fähigkeiten und Neigungen
- Höherer Stellenwert gruppentherapeutischer Aspekte und sozialer Interaktionen.

Die Aufnahmekriterien sind daher im Grundsatz an 3 Fähigkeiten gebunden:

1. Der Patient muß in der Lage sein, aktuelle Geschehnisse in einem vertrauten Umfeld zu erkennen und selbständig oder mit initialer Hilfe eine Ausführung zu entwickeln.
2. Der Patient sollte die Situationen des alltäglichen Ablaufs verstehen und Grundbedürfnisse verbal oder nonverbal zum Ausdruck bringen können. Die Kommunikation muß über eine Ja/Nein-Antwort hinausgehen.
3. Der Patient muß zur eigenen Person orientiert sein (ohne Datenkenntnisse), eine räumliche Orientierung ist soweit erforderlich, daß sich der Patient ohne Gefährdung auf der Station zurechtfindet und beim Verlassen auch wieder auf diese zurückfindet. Eine zeitliche Orientierung ist wünschenswert, jedoch kein obligates Kriterium.

Diese allgemeinen Kriterien sind dann für jeden einzelnen Fachbereich speziell ausformuliert und erleichtern so – unter Zuhilfenahme eines Fragebogens – die individuelle Entscheidung. *(Abb. 2).*

Für die in der Weiterführenden Abteilung übliche Intervall-Therapie, d.h. vorübergehende Entlassung eines Patienten für mehrere Monate und anschließende Wiederaufnahme gibt es im wesentlichen zwei Hauptindikationen:

- Es zeichnet sich ab, daß die gesetzten praktischen Ziele zwar realistisch sind, aber im oben angesetzten Zeitrahmen nicht umgesetzt werden können. In diesem Zusammenhang ist der Aufenthalt im häuslich-familiären Umfeld auch als Belastungserprobung anzusehen.
- Es zeichnet sich eine Stagnation im Rehabilitationsverlauf über mehrere Wochen ab.

FRAGEBOGEN WEITERFÜHRENDE REHABILITATION

Name des Patienten: **Geb.Dat.:**   **Aufn.Dat.:**

Allgemeine Angaben:	Datum:				
Freies Gehen	☐	☐	☐	☐	☐
Gehen mit Hilfsmittel / Hilfsperson	☐	☐	☐	☐	☐
Rollstuhl	☐	☐	☐	☐	☐
Elektrischer Rollstuhl	☐	☐	☐	☐	☐
Kommunikation verbal	☐	☐	☐	☐	☐
nonverbal	☐	☐	☐	☐	☐

Fragen:	Datum:				
Ist der Patient soweit stabilisiert, daß keine ständige Überwachung (Monitoring) erfolgen muß ?	ja ☐ nein ☐	ja ☐ nein ☐	ja ☐ nein ☐	ja ☐ nein ☐	ja ☐ nein ☐
Ist der Patient weitgehend kontinent und kann sich zur Toilette melden ?	ja ☐ nein ☐	ja ☐ nein ☐	ja ☐ nein ☐	ja ☐ nein ☐	ja ☐ nein ☐
Wie oft kommt es noch zu Missgeschicken ? z.B. 1x/Tag/Woche/Monat					
Kann der Patient schlucken ?	ja ☐ nein ☐	ja ☐ nein ☐	ja ☐ nein ☐	ja ☐ nein ☐	ja ☐ nein ☐
Ist die intensive Esstherapie abgeschlossen?	ja ☐ nein ☐	ja ☐ nein ☐	ja ☐ nein ☐	ja ☐ nein ☐	ja ☐ nein ☐
Ist der Patient in der FR gruppenfähig (Musik, Sport, Essen, Patientenrunde) ?	ja ☐ nein ☐	ja ☐ nein ☐	ja ☐ nein ☐	ja ☐ nein ☐	ja ☐ nein ☐
Hat der Pat. ein Bewußtsein von sich selbst und ist in diesem Sinne z. Person orientiert ?	ja ☐ nein ☐	ja ☐ nein ☐	ja ☐ nein ☐	ja ☐ nein ☐	ja ☐ nein ☐
Kann der Patient zeitweise unbeaufsichtigt bleiben ?	ja ☐ nein ☐	ja ☐ nein ☐	ja ☐ nein ☐	ja ☐ nein ☐	ja ☐ nein ☐
Absichtsvolle und zielgerichtete Ortswechsel werden geplant und durchgeführt?	ja ☐ nein ☐	ja ☐ nein ☐	ja ☐ nein ☐	ja ☐ nein ☐	ja ☐ nein ☐
Kann auf KG am Wochenende verzichtet werden, ohne daß Kontrakturen entstehen oder sich rapide verschlechtern ?	ja ☐ nein ☐	ja ☐ nein ☐	ja ☐ nein ☐	ja ☐ nein ☐	ja ☐ nein ☐
Kann der Pat. Grundbedürfnisse d. Alltagsroutine verbal o. nonverbal artikulieren ?	ja ☐ nein ☐	ja ☐ nein ☐	ja ☐ nein ☐	ja ☐ nein ☐	ja ☐ nein ☐

Abb. 2:   Fragenbogen zur Überprüfung der Aufnahmeindikation Weiterführende Rehabilitation

Der Patient der Weiterführenden Rehabilitation wird vermehrt in interaktive und soziale Geschehnisse eingebunden, was eine Reduktion von Einzeltherapien zugunsten von Gruppentherapien zur Folge hat. Milieugruppentherapeutische Aspekte (siehe Beitrag V - 2), die verschiedenen Gruppentherapien sowie die diversen Außenaktivitäten tragen dieser Forderung Rechnung. Fachspezifische Therapien mit Patienten werden im Gegensatz zur Frührehabilitation verstärkt durch alltagspraktische Situationen ersetzt.

Beim Erreichen der AHB-Kriterien bzw. zur Berufsfindung werden rechtzeitig Kontakte mit geeigneten Kliniken aufgenommen, um frühestmöglich eine Verlegung dorthin einzuleiten.

Nicht selten kommt es trotz eines anfangs recht erfolgreichen Rehabilitationsverlaufs zu einer Stagnation. Diese zeigt sich z.B. dann, wenn Patienten eine schulische bzw. berufliche Rehabilitation nicht erreichen können und im häuslichen Umfeld mit den Angehörigen bei mehr oder weniger vollständig erreichter Selbständigkeit in den Aktivitäten des täglichen Lebens leben. Durch die Perspektivelosigkeit ergibt sich ein Konflikt zwischen Angehörigen und Patienten, der zu einem – auf Dauer gesehen – unerträglichen Zustand werden kann. Ein Pflegeheim zur Entlastung der Angehörigen wird dabei dem Patienten genausowenig gerecht, wie eine erneute stationäre Aufnahme in eine Rehabilitationsklinik. Eine Wohngruppe mit Gleichaltrigen unter therapeutischer Begleitung mit stundenweiser Tätigkeit und Selbstorganisation und -versorgung wäre ein mögliches Modell und wird derzeit von uns konkret konzipiert.

Viele Hausärzte sind mit der Betreuung der Patienten mit ihrer komplexen Symptomatik einer Hirnschädigung überfordert. Dies gilt sowohl für den sehr pflegeintensiven Patienten mit den typischen Problemen der Ernährung, der Ernährungssonde, der Trachealkanüle, mit Krampfanfällen sowie Spastiken und Kontrakturen, aber auch für den schon mobilen, oft relativ selbständigen Patienten mit kognitiven Einbußen und/oder Verhaltensstörungen. Eine einheitliche Betreuung, die den Patienten über Jahre begleitet und die verschiedensten Maßnahmen überwaltet, wäre wünschenswert und wird vielleicht durch die geplanten Reha-Praxen umgesetzt. Ebenso sind katamnestische Untersuchungen, ausgehend von der Klinik, an der die Frührehabilitation durchgeführt wurde, zu fordern. Eine Tatsache, die leider in der Realität nicht oder nur unvollkommen zustande kommt.

Derzeit suchen oft Angehörige oder Patienten wegen verschiedenster Probleme hilfesuchend einen Ansprechpartner, der ihren Rehabilitationsverlauf und ihre Probleme kennt und ihnen weiterhelfen kann.

Zweifelsohne gibt es in der Rehabilitation von schwerst hirngeschädigten Patienten noch eine Menge zu tun. Vergessen wir aber nicht, daß diese Rehabilitation bis noch vor 10 Jahren ein echtes Stiefmütterchendasein führte, ohne Systematik, ohne Konzept und ohne ausreichendes Therapieangebot.

Literatur

(1) Meyer et al. Zur Psychologie des notärztlichen Verhaltens in Konfrontation mit dem Tod. Notärztlicher Umgang mit den Angehörigen. In: Der Notarzt 8, S. 66-71, 1992

Von der Frührehabilitation zur weiterführenden Rehabilitation – erweiterte Alltagsgeschehnisse in der neuropsychologischen Milieutherapie

V. Peschke

1. Die Organisation des therapeutischen Milieus

Wenn wir uns um ein Rehabilitationsmodell bemühen, das in seinen therapeutischen Zielen, Inhalten und Methoden soweit wie möglich alltagsbezogen ist und sich an der durchschnittlichen Alltagswirklichkeit orientiert, in der unsere Patienten vor ihrer schweren Hirnverletzung gelebt haben und die sie wieder antreffen, sobald sie das Krankenhaus verlassen, dann sind wir vor die Aufgabe gestellt, über die Gestaltung eines alltagsnahen Lernfeldes auch während der stationären Rehabilitation nachzudenken. Alltag ist gefüllt mit Alltagsgeschehnissen (1), d.h. mit täglich und häufig sich wiederholenden sinnvollen Handlungen und Handlungskreisläufen, die in der Umwelt unseres Kulturkreises immer wieder neu und in hohem Grade unvermeidbar zur Lebensführung zu vollziehen sind.

Nun ist ein Krankenhaus, die Station einer Rehabilitationsklinik, kein Ort, der für die normale Lebensführung vorgesehen ist. Eine für somato-therapeutische Zwecke konzipierte bauliche Anlage, die Einrichtung und Gestaltung der Patientenzimmer, Flure und Therapieräume, die Organisation der Arbeitsabläufe mit zentralen Versorgungsdiensten und einer auf Zeitökonomie ausgerichteten Tagesstruktur im Stations- und Therapieablauf bieten für gewöhnlich leider sehr wenig Raum, um wirklichkeitsnahen Alltag anzubieten.

Um Lernen im Alltag als Paradigma der Rehabilitation optimal zu ermöglichen, sollte daher die Bereitschaft vorhanden sein, das herkömmliche Krankenhausmilieu sinnvoll zu verändern. Auch angesichts der Erkenntnisse der Hospitalismusforschung stellt die Integration von Teilen eines lebendigen und aktivierenden Alltagslebens in das Stationsmilieu einen wichtigen präventiven Aspekt dar, der besonders bei den langen stationären Verläufen nach schweren Hirnschädigungen unverzichtbar ist.

Das therapeutische Setting einer Station einerseits und die Therapiefortschritte und Handlungsmöglichkeiten der Patienten andererseits sollten dabei so aufeinander abgestimmt werden, daß sich Entwicklungsanreize ganz natürlich ergeben und das Therapiesetting mit den Patienten mitwächst.

Anliegen meines Beitrages ist es, Veränderungen und das Mitwachsen des therapeutischen Settings auf dem Weg unserer Patienten von der Frührehabilitation in die weiterführende Rehabilitation zu beschreiben. Diese Veränderungen ergeben sich, weil unsere Patienten Fortschritte machen und ihren Wirkungskreis engagiert erweitern. Veränderungen des Rehabilitationssettings beschreiben daher auch Entwicklungs- und Gesundungsprozesse der Patienten.

Dabei möchte ich die zunehmende Erweiterung und Komplexität des Alltags mit seinen problemlösenden Alltagsgeschehnissen als einen Aspekt herausgreifen, um daran Konsequenzen für eine Veränderung des Settings aufzuzeigen.

Aspekte der sozialen Rehabilitation, d.h. der zwischenmenschlichen Kommunikation, sozialen Verhaltensweisen, Affekte und Gefühle in einer Gemeinschaft von Patienten, Angehörigen und Mitarbeitern, die in ihrer gruppendynamischen Verflochtenheit und Interdependenz einen zweiten wesentlichen Aspekt des therapeutischen Milieus ausmachen, können hier nur erwähnt, aber an dieser Stelle nicht ausgeführt werden. Gleiches gilt für die Rolle der Sprache als dritten wesentlichen Aspekt innerhalb der Milieutherapie (vgl. hierzu den Beitrag von Ida Stockman, Kap. IV - 3).

Im zweiten Teil meines Beitrages möchte ich die Struktur und die wesentlichsten Inhalte des milieutherapeutischen Feldes unserer weiterführenden Stationen kurz skizzieren.

2. Frührehabilitation und weiterführende Rehabilitation – Alltagsgeschehnisse auf unterschiedlichem Niveau

Das therapeutische Milieu (vgl. Definition von Almond (3) und Heim (8)) – d.h. die Gesamtheit der gegenständlichen Umweltbedingungen, organisatorischen Abläufe, Therapiekonzepte, Formen interdisziplinärer Zusammenarbeit und der sozialen Kontakte zwischen Patienten, Angehörigen und Mitarbeitern *(vgl. Abbildung 1)* – ist in der Frührehabilitation aufgrund des akuten Krankheitszustandes noch stark von intensivmedizinischen und somatotherapeutischen Erfordernissen mitgeprägt.

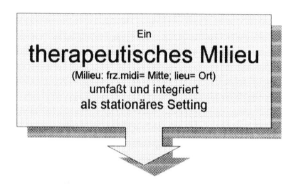

Abb. 1: Aspekte des therapeutischen Milieus

Als Therapiesetting steht zunächst die Einzelbehandlung im Bett und im Patientenzimmer im Vordergrund. Mit dem Fortschritt des Patienten werden Ortswechsel in den Physiotherapieraum, zur Eßtherapie in den Kommunikationsraum oder zur Lagerung bzw. zur Stehtherapie auch im Kommunikationsraum einbezogen. Der Zeitrahmen einer Therapiestunde ist ausreichend, um die "activities of daily living (ADL)" mit dem Patienten durchzuführen und been-den zu können.

Die Geschehnisse, die der Patient mit Hilfe der Therapeuten durchführt, sind noch ganz auf die eigene Person und deren Bedürfnisse zentriert wie z.B. Lagewechsel im Bett, Körperpflege, Ankleiden, Transfer zum Rollstuhl oder vom Rollstuhl zum Tisch, Essen und Trinken.

Die Handlungsstruktur der Geschehnisse, an denen der Patient beiläufig oder intensiv geführt teilnimmt, ist dabei einfach und besteht in der Regel nur aus einer oder wenigen Sequenzen, die im "Hier und Jetzt", d. h. am gleichen Ort zur gleichen Zeit (z.B. am Tisch oder am Waschbecken) ausgeführt und beendet werden. Die für das Geschehnis notwendigen Gegenstände befinden sich dabei in Reichweite und im Blickfeld des Patienten und können für den Beginn des Geschehnisses in unmittelbarer Nachbarschaft berührt und herangeholt werden.

Abbildung 2 zeigt die Handlungsstruktur ("Schirmstruktur" nach Affolter) eines einfachen Geschehnisses, hier das Öffnen einer Flasche, dessen Sequenzen auf den Abbildungen 3 - 7 dargestellt sind.

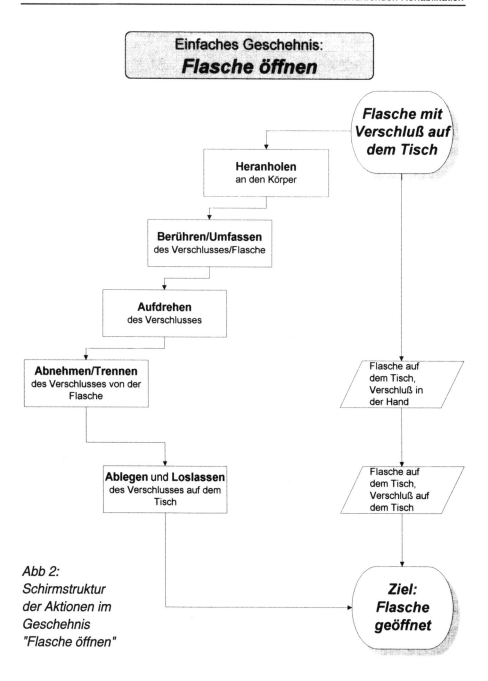

Abb 2: Schirmstruktur der Aktionen im Geschehnis "Flasche öffnen"

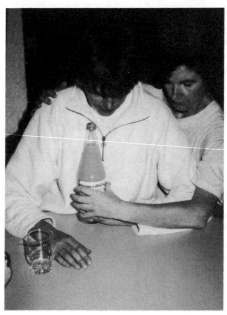

Abb.3: Heranholen der Flasche

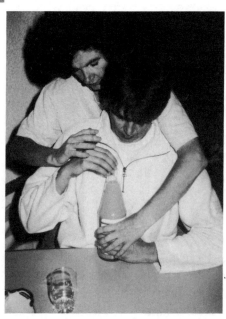

Abb. 4: Umfassen des Verschlusses

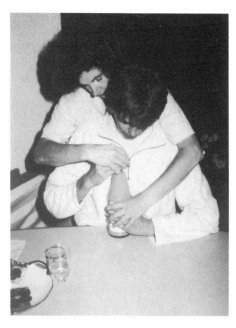

Abb. 5: Abschrauben des Verschlusses

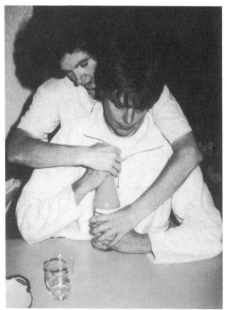

Abb. 6: Übernehmen des Abschraubens und Abnehmen des Verschlusses

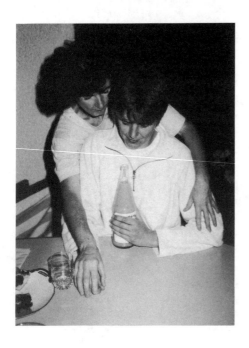

Abb. 7: Ablegen des Verschlusses auf der Tischunterlage

Die Interaktionseinheiten in der Interaktion Patient-Umwelt beschränken sich noch auf Berühren-Umfassen-Loslassen bis zum Transportieren. Dabei übernimmt der Patient mit der Zeit zunehmend mehr die Ausführung einer Aktion bzw. Handlungssequenz, nachdem der Therapeut den Beginn durch nonverbales Führen des Patienten eingeleitet hat [vgl. das Therapiekonzept für Wahrnehmungsstörungen bei Affolter & Bischofberger (2)]. Gegen Ende der Frührehabilitation kann der Patient in einer vertrauten Situation Alltagsgeschehnisse über mehrere kleinere Sequenzen weiterführen, möglicherweise bereits Geschehnisse vorausschauend antizipieren und selbst beginnen. Im Tagesablauf sehen wir aber oft noch bei diesen Patienten, daß sie innerhalb eines komplexer definierten Geschehnisses mit vielen Unterhandlungen wie z.B. "Morgentoilette" nicht von einem Zwischenziel zum nächsten wechseln können, in dem Geschehnis stecken bleiben und ohne Hilfe nicht mehr weitermachen können. Sie können den Mangel an taktil-kinästhetischen Spürinformationen, der diesen Interaktionsstörungen zugrunde liegt, noch nicht spontan und eigenaktiv beheben. Sie können auch in der Regel nach einem abgeschlossenen Alltagsgeschehnis allein kein neues Tätigkeitsziel auswählen oder Umsetzungen vorausplanen. Vor allem durch die Wahrnehmungs- und Planungsstörungen, in zweiter Linie durch motorisch-funktionelle Behinderungen sind diese Patienten in ihren Lernmöglichkeiten noch stark eingeschränkt und weiterhin auf ein stationäres Setting nun im Rahmen einer weiterführenden Station angewiesen.

Verlegungs- u. Aufnahmekriterien
von der Frührebabilitation zur Weiterführenden Rehabilitation in Burgau

* Verständnis für Alltagsgeschehnisse
* Übernehmen und Weiterführen von Handlungssequenzen in Richtung auf das Ziel in geführten Geschehnissen
* möglichst orale Ernärung
* eigenaktive Fortbewegung/ Ortswechsel mit dem Rollstuhl
* weitgehende Tageskontinenz
* Kommunikation in vertrauten Alltagssituationen, möglichst Sprachverständnis
* Verständnis für eigene rehabilitative Situation

Abb. 8: Verlegungskriterien

Als Kriterien für eine Verlegung *(vgl. Abbildung 8)* sollten die Patienten am Ende der Frührehabilitation zu selbständigen Ortswechseln mit dem Rollstuhl im Zimmer bzw. auf der Station, zum Einnehmen der Mahlzeiten im Kommunikationsraum und zur sprachlichen Kommunikation über vergangene und zukünftige Ereignisse evtl. auch mit Hilfe einer Buchstabenzeigetafel oder einer elektronischen Kommunikationshilfe in der Lage sein (soweit keine Aphasie besteht). Darüber hinaus sollten sie weitgehend kontinent sein, d.h. tagsüber ohne Windel auskommen.

Der Schweregrad der motorischen und sprachlichen Behinderung und der Grad der Pflegebedürftigkeit sind im Einzelfall nicht entscheidend für die Aufnahme eines Patienten in die weiterführende Rehabilitation, spielen aber in der Belegungsplanung der beiden weiterführenden Stationen insgesamt und bei der Zusammensetzung der Milieugruppen auf unseren milieutherapeutischen Stationen eine wichtige Rolle.

Wesentliches Kriterium für die Aufnahme der Patienten aus der Frührehabilitation in eine weiterführende Station ist das verständnisvolle Mitvollziehen eines problemlösenden Alltagsgeschehnisses in einer geführten Therapiesituation, was durch das Übernehmen von geführten Sequenzen und spontane Weiterführen der nächsten Sequenz im Hinblick auf das Ziel objektiv beobachtbar ist. Wie bei allen Beurteilungen von Entwicklungsfortschritten des Patienten gilt auch hier, daß die Interpretation sich auf verschiedene Beobachtungen in unterschiedlichen Situationen stützen soll und prozeßhaft ist.

Problemlösende Alltagsgeschehnisse sind in soziale Handlungskreisläufe einbezogen und vom Verständnis her in der weiterführenden Therapiephase nicht mehr auf die persönlichen Bedürfnisse beschränkt. Sie "enden" nicht mehr nur bei der eigenen Person, sondern sind mit dem "Aushändigen" in soziale Interaktionen einbezogen und dienen gemeinschaftlichen Zielen. So muß z.B. der Mittagstisch abgeräumt werden, um Platz für eine anschließende Gruppenbesprechung zu machen; die Marmelade vom Frühstückstisch muß an die Stelle im Schrank geräumt werden, wo sie andere Patienten wiederfinden können; das Kartoffelschälen ist Teil der Zubereitung eines Mittagessens in der Kochgruppe, das am Ende alle Patienten gemeinsam einnehmen.

Erweiterte Alltagsgeschehnisse dieser Art sind durch eine hierarchische Ordnung sequentiell aufeinanderfolgender Unterhandlungen gekennzeichnet, die u.a. Umwege im Handlungsablauf, Herbeiholen benötigter Gegenstände, Ortswechsel und die Berücksichtigung zeitlich-sequentieller Abläufe beinhalten.

Abbildung 9 zeigt die komplexe Schirmstruktur des erweiterten Alltagsgeschehnisses "MIttagessen kochen", dessen Zeitrahmen eine Woche umfaßt und Ortswechsel bis hin zum Einkauf in der Stadt notwendig macht.

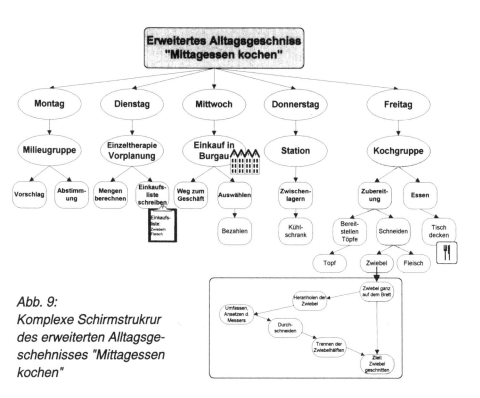

Abb. 9:
Komplexe Schirmstrukrur des erweiterten Alltagsgeschehnisses "Mittagessen kochen"

Komplexe erweiterte Alltagsgeschehnisse erfordern darüber hinaus noch die Planung, Organisation und Durchführung des gesamten Geschehnisses "von Anfang bis Ende", d.h. bei unserem Beispiel in Abbildung 9 die Entscheidung für ein Mittagsgericht bzw. Rezept in der Milieugruppenbesprechung, Berechnung der Mengen für sieben Patienten durch den "Chefkoch" der Gruppe in dieser Woche, Schreiben der Einkaufsliste und Vorausplanen der Einkaufsorte, Einkauf z.B. im Supermarkt, Zwischenlagern der Zutaten im Kühlschrank, Wieder-Hervorholen zum Kochen usw., bevor das eigentliche Geschehnis "Mittagessen kochen in der Kochgruppe" im engeren Sinne beginnt. Die kognitiven Planungsprozesse, Schreiben und Rechnen werden dabei von Mitarbeiter und Patient gemeinsam unter therapeutischen Gesichtspunkten durchgeführt.

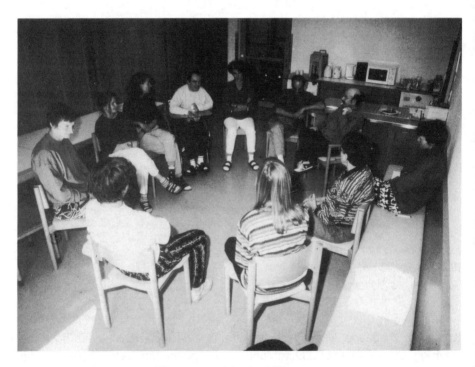

Abb. 10: Abstimmung" Mittagessen" in der Milieugruppe

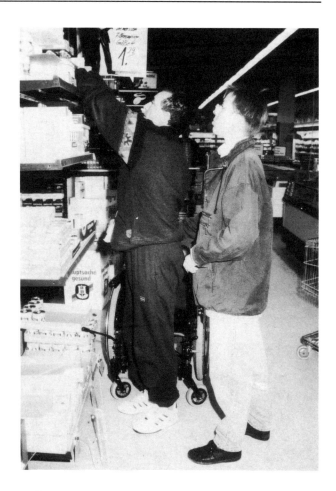

Abb.11:
Einkauf in der
Kochgruppe im
Supermarkt

Auch in der Kochgruppe selbst werden die u. a. auf der taktil-kinästhetischen Wahrnehmung aufbauenden kognitiven Prozesse wie z.B. problemlösendes Denken, Gedächtnisleistungen und die sprachliche Darstellung geführter Geschehnisse insbesondere bei sprachgestörten, aphasischen Patienten immer wieder über gespürte Interaktionen, d.h. über nonverbal geführte Sequenzen im Sinne der "Arbeit an der Wurzel" (1) nachentwickelt und durch die spezielle Methodik des "sprachlichen Aufarbeitens" mit höheren kognitiven Leistungen verknüpft (vgl. auch den Beitrag von Ida Stockman über Sprachstörungen und Prinzipien der Sprachtherapie, Kap. IV - 3).

Hauptthema V: „Wege von Anfang an"

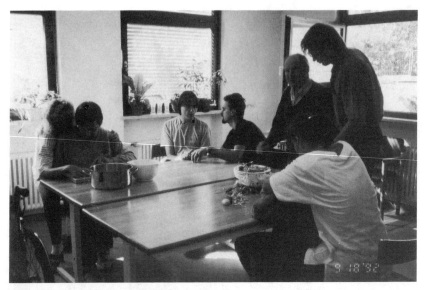

Abb. 12: In der Kochgruppe

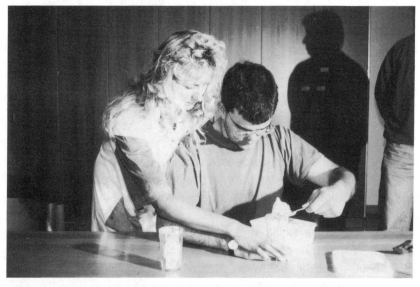

Abb. 13: In der Kochgruppe: Krankenschwester und Patient

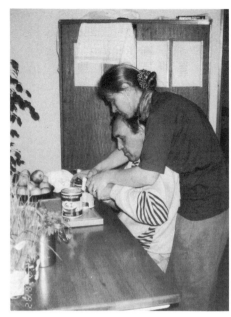

Abb. 14: In der Kochgruppe:
Ergotherapeut und Patient

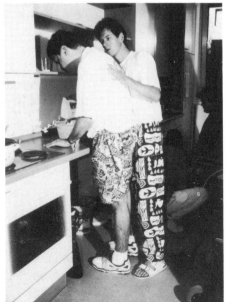

Abb. 15: In der Kochgruppe:
Physiotherapeut und Patient

Insgesamt erfordert die Arbeit mit erweiterten Alltagsgeschehnissen nun ein erweitertes therapeutisches Setting in der weiterführenden Therapiestufe, das für die Patienten ein komplexer strukturiertes Lernfeld, einen erweiterten Alltag, bereitstellt. Dadurch sind an das Behandlungsteam neue Anforderungen gestellt, dieses komplexe Lernfeld zu strukturieren und zu organisieren, das weit über die engen Raum- und Zeitgrenzen einer frührehabilitativen Station hinausgeht.

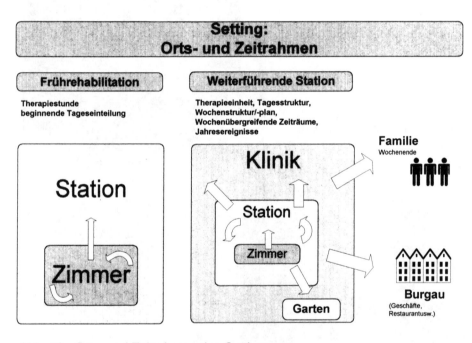

Abb. 16: Orts- und Zeitrahmen des Settings

Diese "Öffnung" im Setting müssen wir fast zwangsläufig mitvollziehen, sollen nicht die Grenzen des Settings zu hemmenden Entwicklungsgrenzen der Rehabilitation des Patienten werden.

3. Das Burgauer milieutherapeutische Modell in der weiterführenden Rehabilitation nach schweren erworbenen Hirnschädigungen

Als wir vor drei Jahren unsere erste weiterführende Station eröffneten, haben wir unsere Erfahrungen der ersten zwei Jahre Frührehabilitation zusammengetragen und ein Stationsmodell entworfen, das "Lernen im Alltag" auf der Grundlage der bereits in der Frührehabilitation bewährten therapeutischen Konzepte von Affolter, Bobath, Davies und Coombes im sozialen Gefüge einer therapeutischen Gemeinschaft umsetzen helfen sollte.

Aufgrund des Einbezugs auch der sozialen Rehabilitation und des Verhaltens, des Gruppenkonzeptes und intensivierter Formen interdisziplinärer Teamarbeit haben wir dieses Stationssetting als "Milieutherapie" bzw. als "Erweiterte Alltagsgeschehnisse im milieutherapeutischen Setting" bezeichnet (6).

Drei Aspekte, die uns dabei wichtig waren und die sich in den zurückliegenden drei Jahren als Eckpfeiler bewährt haben, möchte ich hervorheben:

1. Die weiterführende Station soll durch einen inhaltsreichen Alltag ein anregendes Lernmilieu bereitstellen, das wie der "wirkliche Alltag" eine Eigendynamik entfaltet und so aus sich selbst heraus auch Ziele und Inhalte für Alltagsgeschehnisse kreiert (was eine unschätzbare Hilfe für die Planung von sinnvollen Therapieinhalten vor allem für die Therapeuten darstellt). Der Alltag soll über die räumlichen Grenzen der Station und Klinik hinausgehen und auch das Umfeld in Burgau einbeziehen. Dabei werden Alltagsgeschehnisse unterschiedlicher Komplexität durch den teilweisen Abbau der Zentralversorgung, vor allem bei den Mahlzeiten, in die Eigenregie der Milieugruppen übernommen. Die Zeitpläne sollen flexibler werden und neben den spezifischen Einzeltherapiestunden auch variable Zeitspannen ermöglichen, die sich an den Bedürfnissen des Alltags orientieren.

Hauptthema V: „Wege von Anfang an"

Struktur des Milieutherapeutischen Feldes
Milieugruppe
6 – 7 Patienten

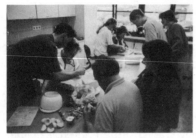
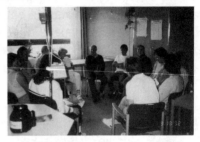

z.B. Frühstück/ Frühstücksdienste, Mittagessen kochen 1 Tag, Einkaufen/Vorratskontrolle, persönliche Wäsche waschen, Bett/Zimmer aufräumen/gestalten

Mo/Mi/Fr Patienten und Team, Vor- und Nachbesprechung der Alltagsgeschehnisse, Erleben der stat. Reha: Ziele und Probleme, soz. Konflikte klären, Krankheitseinsicht und -verarbeitung

Selbstversorgung → geführte Interaktionen in problemlösenden Alltagsgeschehnissen (PLAG) ← **Milieugruppenbesprechung**

Einzeltherapien

intensiv oder helfend geführte Handlungssequenzen

Gruppenaktivitäten

Backgruppe, Sport-, Garten-, Kreativgruppe, Maltherapie, Musik und Bewegung, Werken und Basteln, Zeitungsgruppe, Hippotherapie, Gymnastikgruppe, Außenaktivitäten abends

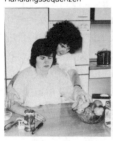
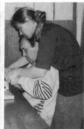
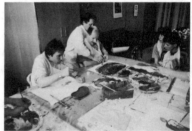

Mitarbeiterbesprechungen in der Woche:
Teambesprechung - Patientenkonferenz - Fortbildung - Planorganisation - Dokumentation

Abb. 17: Struktur des milieutherapeutischen Settings (Poster 1993)

Ergänzt wird der Alltag durch nicht-alltägliche Geschehnisse wie projektartige Gruppentherapien, Außenaktivitäten, Feste und Feiern im Jahreslauf, Stationsausflüge und Stationsprojekte. Unter diesem Gesichtspunkt sollen Gewohnheiten und Routinen des Alltags sowohl der Patienten als auch des Teams durchbrochen werden und gleichzeitig auch die entspannenden Aspekte eines anstrengenden Therapietages bzw. -jahres zu ihrem Recht kommen.

2. Einer Patientenkleingruppe als Untergliederung der Station ist ein interdisziplinäres Behandlungsteam fest zugeordnet, in dem alle Berufsgruppen im Tagesablauf an der therapeutischen Durchführung von Alltagsgeschehnissen beteiligt sind. Die Zusammensetzung aus Patientenkleingruppe und zugeordnetem interdisziplinärem Behandlungsteam bezeichnen wir als "Milieugruppe". Um sowohl die Planung und Organisation des erweiterten Alltags im Team zu gewährleisten als auch um die dichteren zwischenmenschlichen und erweiterten sozialen Interaktionen mit den Patienten im milieutherapeutischen Feld annehmen zu können, wurden geeignete Formen der interdisziplinären Teamarbeit und Raum für Kommunikation, Austausch und Integration geschaffen.

3. Die sozialen Interaktionen bzw. Verhaltensauffälligkeiten der Patienten im Umgang miteinander, mit Angehörigen, Mitarbeitern und anderen Personen (z.B. in der Stadt) werden in das therapeutische Verständnis und Handeln miteinbezogen. Auch das Verständnis und Auffangen der verletzungsbedingten affektiven Störungen und der psychischen Reaktionen auf tägliche Frustrationen durch Versagen bei früher gekonnten Leistungen wie auch die emotionale Krankheitsbewältigung und Zukunftsplanung werden im Rahmen der Milieutherapie in einer dem jeweiligen kognitiven Stand des Patienten angemessenen Form einbezogen. Die stützende psychotherapeutische Hilfe sowohl des Psychologen als auch der selbstgewählten Vertrauenspersonen des Patienten im Behandlungsteam sollte dabei unserer Erfahrung nach dicht an der Alltagsrealität und im Vorfeld formaler (verbaler) Psychotherapie ermöglicht werden. Das milieutherapeutische Setting als Ganzes (einschließlich der Milieugruppenbesprechung) tritt dabei mit seinen verbalen und non-verbalen Wirkungsmöglichkeiten weitestgehend an die Stelle formaler verbaler Psychotherapie, deren Indikation bei dem Schweregrad der multiplen

kognitiven Störungen und der frühen Rehabilitationsphase unserer Patienten in der Regel noch nicht praktikabel ist. Die milieutherapeutische Arbeitsweise soll durch eine Minimalstrukturierung des Stationsablaufs (10) durch feste Regeln oder disziplinär abgegrenzte Arbeitsformen unterstützt werden und so Raum für lebendige gruppendynamische Prozesse und soziale Problemlösungen eröffnen.

Aspekte des Therapeutischen Settings im Vergleich

Frührehabilitation	Weiterführende Rehabilitation
- einfache Geschehnisse und Aktionen (z.B. ADL)	- erweiterte und komplexe problemlösende Alltagsgeschehnisse
- vitale Bedürfnisse der eigenen Person	- eigene und soziale Bedürfnisse und soziales Verständnis
- Einheit von Ort und Zeit ("Hier-und Jetzt")	- erweiterter Orts- und Zeitrahmen
- Einzeltherapie	- Einzeltherapien und Gruppentherapien
- Pflegegruppen	- Milieugruppen
- Affekte und Gefühle in Interaktionen Person-Umwelt	- Verhalten und Gefühle in sozialen Interaktionen, Krankheitsbewältigung

Abb. 18: Aspekte des therapeutischen Settings im Vergleich

Die Milieugruppentherapie selbst entstammt reformpsychiatrischen Bewegungen des vorigen Jahrhunderts und wurde in enger inhaltlicher Verwandschaft zur "therapeutischen Gemeinschaft" auch in modernen sozialpsychiatrischen Behandlungsmodellen z.B. in den USA, in Deutschland und in der Schweiz als integratives Setting eingesetzt. Als Vertreter der psychoanalytischen Milieutherapie, die als nonverbale Vorform stationärer Psychotherapie bei schweren psychiatrischen Krankheitsbildern entwickelt und angewandt wurde, sind u.a. Menninger (9) und Bettelheim (5) in den USA sowie Ammon (4) in Deutschland zu nennen.

Modellhaft in der Rehabilitation auch schwerer hirnverletzter Patienten im Rahmen eines als "kognitive Milieutherapie" bezeichneten Konzeptes wurde die Arbeit von George Prigatano und seinem Team in den USA, da hier erstmals psychiatrisch-milieutherapeutische und neuropsychologisch-kognitive Behandlungsansätze intergriert wurden (11,12).

4. Die Struktur des milieutherapeutischen Feldes

Die Struktur der Station wird gebildet durch die Milieugruppen, die Teil-Selbstversorgung, die spezifischen Einzeltherapien, die Milieugruppenbesprechungen und Teambesprechungen sowie durch die nicht-alltäglichen Aspekte in Form der weiteren Gruppentherapien, Außenaktivitäten, Feiern und Stationsprojekte im Jahreslauf.

Die Milieugruppe

Die Milieugruppe ist für die Dauer der stationären Behandlung die zentrale Bezugsgruppe für 7-9 Patienten. Sie hat ihren eigenen Gruppenbereich im Kommunikationsraum und gewährleistet die Teil-Selbstversorgung in eigener Verantwortung. Hierbei finden die Entwicklungsmöglichkeiten der Patienten besondere Beachtung. Bei der Zusammensetzung der Milieugruppen sollten sowohl die gestörten als auch die gesunden Fähigkeiten der Patienten ausgewogen berücksichtigt werden, damit die Gruppe als Ganzes die unterschiedlichen Aspekte der Selbstversorgung im Alltag bewältigen kann. Die Milieugruppe ist weiterhin ein zentraler Ort der Integration von Behandlung und sozialem Kontakt. Sie hilft den Patienten bei der Orientierung im Rehabilitationsverlauf (auch mit Einzelbetreuung im Rahmen der Gruppe) und stellt ein tragfähiges Netz an zwischenmenschlichen Beziehungen bereit, das der einzelne Patient in der Regel noch nicht wieder spontan und eigenaktiv knüpfen kann.

Die Teil-Selbstversorgung

Die Teil-Selbstversorgung als Übernahme von Versorgungsleistungen, die vorher von der Zentralküche, Hilfskräften oder Familienangehörigen bereitgestellt wurden, besteht aus der vollständigen Selbstversorgung beim Frühstück, der Zubereitung eines Mittagessens pro Woche in der Kochgruppe, dem Waschen persönlicher Wäsche, Bettenmachen und Aufräumen im Zimmer bis hin zur Gestaltung der Umwelt auf der Station oder im Gartenbereich.

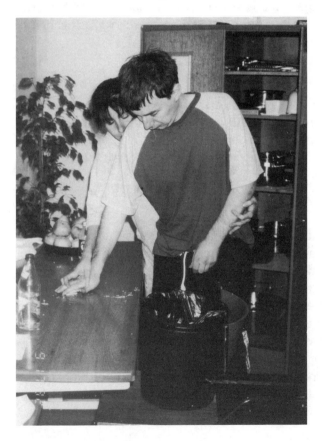

*Abb. 19:
Gruppendienst
"Tisch abwischen"*

Eingeschlossen sind hier Einkäufe in der Stadt, Vorplanungen und Entscheidungen in der Gruppe sowie Gruppendienste als verantwortliches Übernehmen von notwendigen Aufgaben im Alltag.

Der Umfang der Teil-Selbstversorgung, die immer als Therapie, d.h. gemeinsam von Patient und Mitarbeiter ausgeführt wird, entspricht nach unseren bisherigen Erfahrungen gerade dem Maß an Ausführungsleistungen, das von Patienten und Mitarbeitern im Verlauf eines Wochenplanes therapeutisch sinnvoll, d.h. mit Schwerpunkt auf dem "Wie" gewährleistet werden kann.

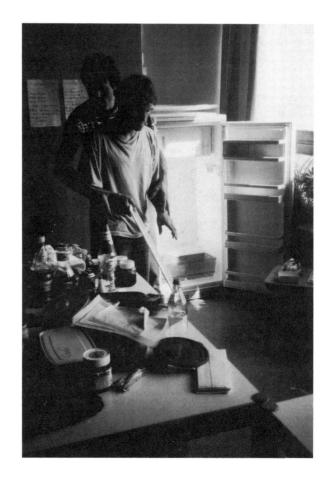

Abb. 20:
Gruppendienst
"Kühlschrank putzen"

Die Milieugruppenbesprechungen

In den Milieugruppenbesprechungen kommen zweimal in der Woche für eine Stunde Patienten und Mitarbeiter unter Leitung des Psychologen zusammen, um den Alltag, das "Was tun wir" in der Therapie, zu besprechen, vorzuplanen und Vorschläge und Anregungen abzustimmen. Die Milieugruppe bekommt hier die Funktion, alltagsrelevante Therapieinhalte gemeinsam zu kreieren, die dann im Laufe der Woche zum größten Teil in den Einzeltherapien durchgeführt werden. Dies ist einerseits von großer Bedeutung für die Motivierung der Patienten durch Mitbestimmung über die Inhalte (nicht Methoden) der Rehabilitation in der Gruppe, andererseits eine wertvolle Hilfe für die Therapeuten im Hinblick darauf, sinnvolle Geschehnisse für ihre Einzeltherapien zu planen.

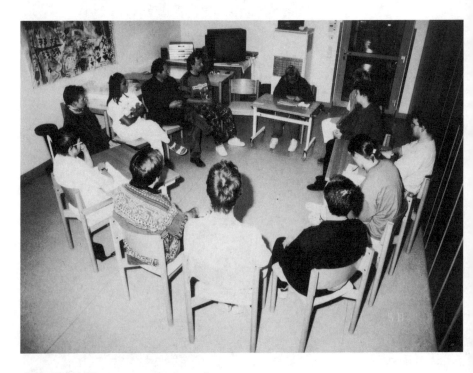

Abb. 21: Milieugruppenbesprechung

Regelmäßig wiederkehrende Themenpunkte in den Milieugruppenbesprechungen sind die Abstimmungen über den "Chefkoch" der nächsten Woche und das Gericht, das gekocht wird sowie die Aufteilung und der Wechsel der Frühstücksdienste unter Berücksichtigung des Anforderungscharakters, den der jeweilige Dienst für die therapeutische Weiterentwicklung des Patienten haben kann. Die Milieugruppenbesprechung trägt so auch dazu bei, die Re-Integration von Sprache und Alltagserleben auf der Grundlage gespürter Alltagsgeschehnisse zu fördern.

Zu Beginn einer Sitzung werden neue Patienten, Mitarbeiter oder Gäste begrüßt und vorgestellt, verbunden mit einer kurzen Vorstellung der Gruppe (Sinn und Teilnehmer). Diese Vorstellung der ganzen Gruppe übernehmen gerne auch einzelne Patienten, bei Gedächtnisproblemen unterstützt durch andere Patienten und Mitarbeiter. Bei Vorstellungsrunden, in denen sich jeder selbst vorstellt, ist es oftmals von diagnostischem Wert, was der einzelne über sich selbst, den Grund seines Krankenhausaufenthaltes und seine Ziele in der Rehabilitation äußert. Neben dem Aspekt der sozialen Orientierung spiegeln Vorstellungsrunden daher oftmals auch den Stand oder die Entwicklung von Krankheitsbewußtsein wider.

Ähnliche Bedeutung für die Krankheitsverarbeitung haben auch die Verabschiedungen von Patienten mit einem kurzen Rückblick über den Rehabilitationsverlauf. Jeder Patient denkt in solchen Situationen auch über sich selbst nach, sieht sich im Spiegel des anderen Patienten oder kann Störungen und Behinderungen nach Hirnverletzungen zunächst am anderen Mitpatienten wahrnehmen, bevor das eigene Krankheitsbewußtsein als komplexe kognitive Leistung sich entwickeln kann. In diesem Sinne wird die Gruppe ganz bewußt als Medium für die Förderung von Krankheitswahrnehmung (als anschauungsgebundene Unterscheidung zwischen gesunden und gestörten Funktionen und Fähigkeiten im erfahrenen Alltag) und Krankheitsbewußtsein (als komplexe kognitive Leistung des In-Beziehung-Setzens der Erkrankung zu den Lebensbereichen Familie, Beruf, Hobbys usw.) eingesetzt.

Die Krankheitsverarbeitung als Prozeß, d.h. als Integration des sich entwickelnden Krankheitsbewußtseins in die gewachsene Persönlichkeit des Patienten, ist ein gruppendynamisches Geschehen, an dem Patient, Therapeuten und Familienangehörige mit bewußten und unbewußten Anteilen beteiligt sind.

Wichtige Ereignisse auf der Station oder in der Klinik werden in der Gruppe angekündigt oder nachbesprochen, weiterhin können interessante Neuigkeiten aus dem gesellschaftlichen, kulturellen und politischen Leben von Mitarbeitern in die Gruppe getragen werden, oder es wird z.B. über den Sinn von bevorstehenden Feiertagen gesprochen. Diese Themen sollen mit dazu beitragen, die in der Regel noch eingeschränkte Wahrnehmungswelt der Patienten über den Rahmen des Alltags auf der Station zu erweitern, gespeichertes Wissen zu reaktivieren und den Alltag mit der Wirklichkeit "außerhalb" wieder zu verknüpfen.

Konflikte im sozialen Kontakt der Patienten untereinander oder zwischen Patient und Mitarbeiter können ebenso Themenpunkt in einer Besprechung werden wie Fragen der Zimmernachbarschaft oder der ärztlichen Erlaubnis zu Ausgang ohne Begleitung in die Stadt. Auch in der Milieugruppenbesprechung – und besonders hier – realisiert sich die Integration von Behandlung und sozialem Kontakt. Sprache und soziale Kommunikation bekommen hier auch rehabilitative Bedeutung.

Die Milieugruppenbesprechungen sind von einer logopädischen Gruppentherapie durch ihre Ziele und konkreten Arbeitsaufgaben (s.o.) abzugrenzen, auch wenn die alltagsbezogenen Aufgaben auf der Ebene und im Medium der Sprache vorbereitet bzw. nachbereitet werden. Das Wiedererlangen einer bedeutungstragenden Kommunikation, hier als semiotische Leistung durch symbolische Repräsentation bzw. sprachliche Formen (Zeichen) im engeren Sinn verstanden, ist insgesamt ein wichtiger Aspekt für die erfolgreiche Wiedereingliederung des Patienten in sein soziales Umfeld. In der Rehabilitation der Sprache kann dabei, wie auch in der Entwicklung der Sprache beim Kind, auf den Alltagsgeschehnissen als Wurzel der Entwicklung bzw. rehabilitativen Sprachtherapie aufgebaut werden (1). Neben den speziellen logopädischen Behandlungen werden mit sprachgestörten Patienten in der Einzeltherapie nonverbal geführte Alltagsgeschehnisse unmittelbar anschließend aufgearbeitet, wobei das sprachliche Aufarbeiten mithilfe von kurzen Sätzen, Bildern oder Zeichnungen zunächst auf der Verständnisstufe beginnt (der Therapeut bringt die sprachlichen Formen) und erst viel später sprachproduktive Leistungen des Patienten selbst dazukommen.

Innerhalb einer Milieugruppenbesprechung bietet sich neben der aktuellen Gruppensituation inhaltlich ein bereits vergangenes oder bevorstehendes konkretes Geschehnis auf der Grundlage des gemeinsam erlebten Alltags als Thema an. Die Verknüpfung von Sprache und Geschehnis (Form und Inhalt) ist daher in der Gruppenbesprechung nicht unmittelbar wie beim sprachlichen Aufarbeiten (s.o.), sondern mittelbar. Geschehnis und sprachliche Darstellung sind hier zeitlich getrennt und durch vielfältige andere Geschehnisse unterbrochen, inhaltlich komplexer und stellen für die Patienten höhere Anforderungen an Gedächtnisleistungen und das Sprachverständnis.

Therapeutisch liegt der Schwerpunkt in der Milieugruppenbesprechung für die Patienten auf dem sprachlichen Verständnis, nicht auf der sprachlichen Produktion. Zusätzlich zu der sprachlichen Darstellung muß das Team auch das Hervorholen aus der Speicherung beginnen und anstoßen (erinnern von Geschehnissen als Gedächtnisleistung), wobei Patienten dann wiedererkennen und evt. auch schon verbal weiterführen können.

Für die Mitarbeiter liegt der Schwerpunkt in der Milieugruppenbesprechung auf der sprachlichen Darstellung, um Wiedererkennen und Verständnis bei den Patienten zu ermöglichen. Der Leiter und die Mitarbeiter tragen hauptsächlich die Kommunikation durch das Einbringen von Besprechungspunkten, Berichten, Schilderungen und auch Planungsvorschlägen und Anregungen. Sie halten das Gruppengespräch im Fluß und strukturieren aktiv seinen Verlauf.

Die Patienten sind nach unseren Erfahrungen und Beobachtungen in den Milieugruppenbesprechungen mit Verständnis, Interesse und Wiedererkennen dabei und schalten sich in den Gesprächsverlauf ihren Möglichkeiten entsprechend ein. Natürlich werden Patienten auch angesprochen, werden gefragt und einbezogen. Dies geschieht aber dann in einem inhaltlich schon strukturierten Kontext. In diesem Sinne ist die Milieugruppenbesprechung keine Kommunikations- oder Sprachtrainingsgruppe. Sie ist eher eine Arbeitsgruppe mit regelmäßigen, aber auch nicht-alltäglichen Themenpunkten über sinntragende Inhalte der Rehabilitation, die sich des Mediums der Sprache bedient und dabei sekundär auch sprachfördernd wirkt.

Einzeltherapien

In den Einzeltherapien werden sowohl Alltagsgeschehnisse durchgeführt – wobei geführte, auf Spürinformation ausgerichtete Sequenzen sich fließend mit spontanen Ausführungen des Patienten abwechseln – als auch spezielle Therapien wie facio-orale Stimulation nach Coombes, Physiotherapie nach Bobath, logopädische Einzeltherapien, spezielle neuropsychologische Trainingsprogramme wie z.b. Sakkadentraining nach Hemianopsien oder rehapädagogische Förderung. Auch die therapeutische Pflege im Tagesverlauf sowie die Selbsthilfe beim morgendlichen Waschen und Anziehen geschieht in einzeltherapeutischen Situationen. In den Einzeltherapien wird auch ein wesentlicher Anteil der in den Milieugruppenbesprechungen geplanten Aktivitäten durchgeführt.

Gruppentherapien und nicht-alltägliche Geschehnisse

Gruppentherapien wie Backgruppe, Malgruppe, Zeitungsgruppe, Sportgruppe, Gymnastikgruppe, Entspannungsgruppe, Gartengruppe, kreative Bewegung, Musikgruppe, Werken und Basteln, Schwimmgruppe usw. werden in der Wochenstruktur milieugruppenübergreifend angeboten. Jeder Patient wählt sich zwei Gruppen zur fortlaufenden Teilnahme aus. Die Gruppen werden interdisziplinär von Teammitarbeitern geleitet und umfassen in der Regel 4-6 Patienten.

Zusammen mit den Außenaktivitäten zweimal in der Woche, den Festen und den Stationsprojekten wie Tagesausflüge oder Fasching gehören diese mehr projektartigen Gruppen zum Bereich der nicht-alltäglichen Geschehnisse. Da diese Aktivitäten und Ereignisse aber wiederum voll sind mit kleinen Alltagsgeschehnissen, die therapeutisch durchgeführt werden können, schließt sich der Kreis des Lernens im Alltag auch hier wieder. Die Förderung von kognitiven Leistungen wie Aufmerksamkeit und Konzentration, Gedächtnis und Planen, Lesen, Schreiben und Rechnen ist in den Gruppentherapien in die übergreifenden Geschehnisse eingebunden und wird nicht isoliert von den sinngebenden Projektinhalten als rein funktionelles Training durchgeführt.

Von der Frührehabilitation zur weiterführenden Rehabilitation

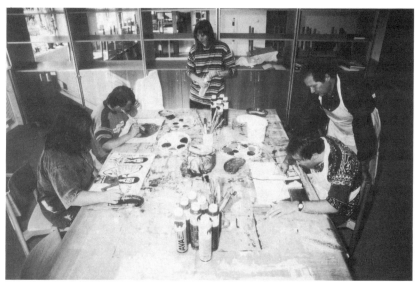

Abb. 22: In der Malgruppe

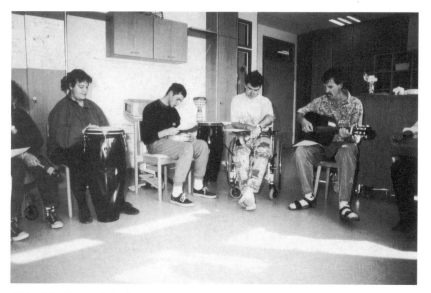

Abb. 23: In der Musikgruppe

Hauptthema V: „Wege von Anfang an"

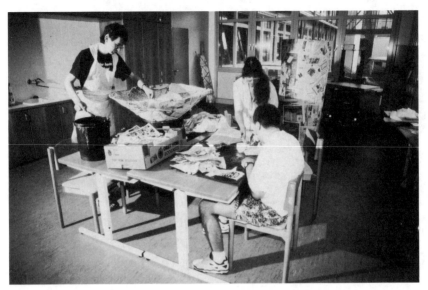

Abb. 24: In der Werkgruppe

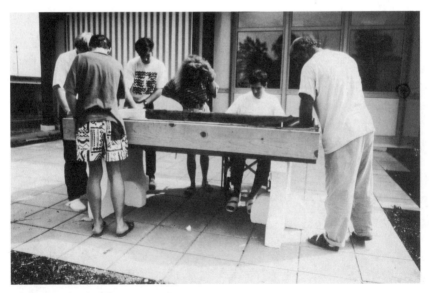

Abb. 25: In der Gartengruppe

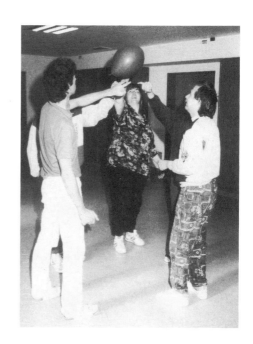

Abb. 26: In der Gruppe "kreative Bewegung"

Abb. 27: Gruppenausflug

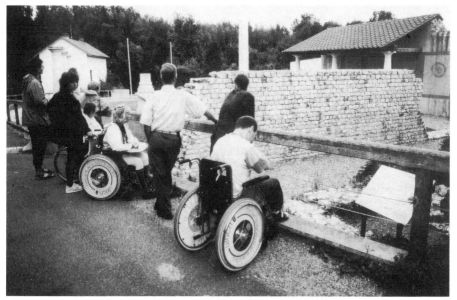

Hauptthema V: „Wege von Anfang an"

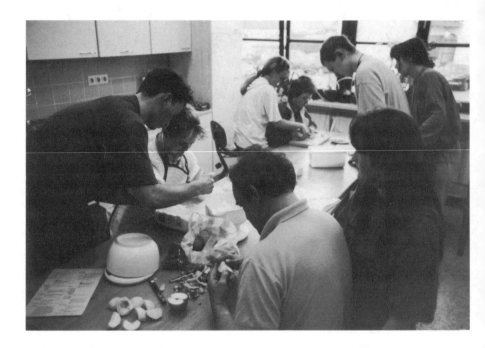

Abb. 28: In der Backgruppe

5. Zusammenfassung und Ausblick

Zusammenfassend sind unsere Erfahrungen mit diesem anspruchsvollen Setting trotz der oftmals noch massiven körperlichen und kognitiven Störungen unserer Patienten gut, gemessen an den Therapiefortschritten unserer Patienten. Es steht ein Lernfeld bereit, das Entwicklungsanreize auch für motorisch weniger behinderte Patienten bietet und von den Patienten motiviert angenommen wird. Das A und O der Arbeit in diesem Setting ist aber immer wieder das Eingreifen und Mitmachen des Teams in den Interaktionen und Planungen der Patienten durch helfendes oder intensives Führen. Ohne das Konzept des nonverbalen "Führens im Alltag" würden die Teil-Selbstversorgung und viele der erweiterten Alltagsgeschehnisse bei diesem Krankheitsbild der Wahrnehmungs- und Planungsstörungen nach schweren Hirnverletzungen mit unseren Patienten undurchführbar bzw.

therapeutisch sinnlos sein. Wir wollen ja nicht "für" unsere Patienten tätig werden, sondern "mit" ihnen, indem wir es ihnen ermöglichen, die Handlungsgeschehnisse gemeinsam und dann selbst auszuführen. Das erfordert auch vom Team ein hohes Maß an Bewußtsein und Hilfe durch ständige Supervision, angesichts der reichhaltigen Inhalte nicht die Produktion und die hergestellten Ergebnisse in den Vordergrund zu stellen, sondern den therapeutisch wertvollen Weg dorthin, auch wenn ein Geschehnis dann in einer Therapieeinheit nicht abgeschlossen werden kann.

Ausblick:

Wo finden unsere Patienten nach Abschluß der stationären Behandlung in Burgau weiterhin Hilfe und Betreuung bei der Bewältigung eines sinnvollen und lebendigen Alltags mit zwischenmenschlichen Kontakten, wenn Familienangehörige und ambulante Dienste nicht verfügbar oder überlastet sind?

Betreutes Wohnen in einer Wohn- und Lebensgemeinschaft, die sich selbst versorgt und ihren Alltag selbstbestimmt organisiert, gehört eigenlich aus innerer Logik mit zu der Behandlungskette nach schweren Hirnverletzungen. Auch hier gibt es noch wenig Vorbilder und hauptsächlich Neuland zu betreten. Wir sind froh, daß auf Initiative von und in Zusammenarbeit mit dem Therapiezentrum Burgau 6 Wohngemeinschaften für 36 Bewohner in einer Übergangseinrichtung für betreutes Wohnen mit Tagesförderstätte in Augsburg in absehbarer Zeit entstehen. Aus dem Therapiesetting "Lernen im Alltag" kann für viele Patienten schrittweise wieder der natürliche, spontane Alltag werden – so wie wir ihn alle kennen.

Literaturverzeichnis

(1) Affolter, F. Wahrnehmung, Wirklichkeit und Sprache. Villingen-Schwenningen, Neckar-Verlag, 1987.

(2) Affolter, F. & Bischofberger, W. Wenn die Organisation des zentralen Nervensystems zerfällt und es an gespürter Information mangelt. Villingen-Schwenningen, Neckar-Verlag, 1993.

(3) Almond, R. Issues in milieu treatment. Schizophr. Bull. 13, 12-26.

(4) Ammon, G. Psychoanalytische Milieutherapie. In: Handbuch der Dynamischen Psychiatrie, Bd. 1. München, E. Reinhardt, 1979.

(5) Bettelheim, B. Der Weg aus dem Labyrinth. Leben lernen als Therapie. Frankfurt, Ullstein, 1978.

(6) Carrol, J., Huber, M., Peschke, V., Schlaegel, W., Söll, J., Strathoff, S. Integration geführter problemlösender Alltagsgeschehnisse in ein stationäres milieutherapeutisches Setting. Poster zum Symposium Neurorehabilitation. Eine Perspektive für die Zukunft. Schaufling, Klinik Bavaria, 1993.

(7) Heim, E. (Hrsg.) Milieu-Therapie. Bern, Huber, 1978.

(8) Heim, E. Praxis der Milieutherapie. Berlin, Springer, 1985.

(9) Menninger, W. S. Psychoanalytic Principles Applied to the Treatment of Hospitalized and Mental Patients. Bull. Menninger Clin. 1, 35-43, 1936.

(10) Ploeger, A. Die Abteilung als therapeutische Einheit im Sinne der therapeutischen Gemeinschaft. In: Heim, E. (Hrsg.) Milieu-Therapie. Bern, Huber, 1978.

(11) Prigatano, G. P. Neuropsychological rehabilitation after brain injury. Baltimore, John Hopkins University Press, 1986.

(12) Prigatano, G. P. Bring it up in milieu. Towards effective traumatic brain injury rehabilitation interaction. Rehabilitation Psychology, 34, 2, 135-144, 1989.

Ergebnisse und Erfahrungen aus 5 Jahren Frührehabilitation

W. Schlaegel

Vom 01.04.1989, dem Tag der Eröffnung des Therapiezentrums Burgau, bis zum 31.03.1994 wurden in diesen 5 Jahren auf der Frührehabilitation 179 Patienten aufgenommen, behandelt und entlassen. Nicht berücksichtigt sind Mehrfachaufnahmen sowie 5 Patienten, die während der stationären Behandlung verstorben sind. Ebensowenig wurden Patienten, die sich nur kurzfristig zur Begutachtung in unserer stationären Behandlung befanden, in dieser Statistik erfaßt.

Aussagen über Komadauer und Komatiefe sowie Ergebnisse intrakranieller Druckmessungen waren aus den Vorberichten der erstbehandelnden Klinik nicht oder nur ungenügend ersichtlich, so daß diese Parameter in die Statistik nicht mit einfließen konnten. Verkehrsmedizinisch und sozialmedizinisch relevante Daten wurden zwar miterfaßt, sind aber bei der geringen Fallzahl nicht repräsentativ. Ausgewertet wurde nach Diagnose, Alter sowie dem Zeitintervall zwischen Schädigungsereignis und Beginn der Frührehabilitation. Am eindrücklichsten konnte der Rehabilitationsverlauf mittels Video dokumentiert werden. Dieses für das klinische Team wichtigste Dokumentationswerkzeug erlaubt naturgemäß keine statistische Aussage. Folgende ausgewählte Assessments (siehe Literatur 1 - 5) können in der Frührehabilitation angewendet werden und geben den Wachheitsgrad, die kognitive Funktion und die Selbständigkeit wieder:

1. BI = Barthel-Index (1)

2. KRS = Koma-Remissions-Skala (5)

3. Rancho Los Amigos Scale (3)

4. FIM = Functional Independence Measure (2)

5. SSP = Sensorisches Stimulations-Profil (4)

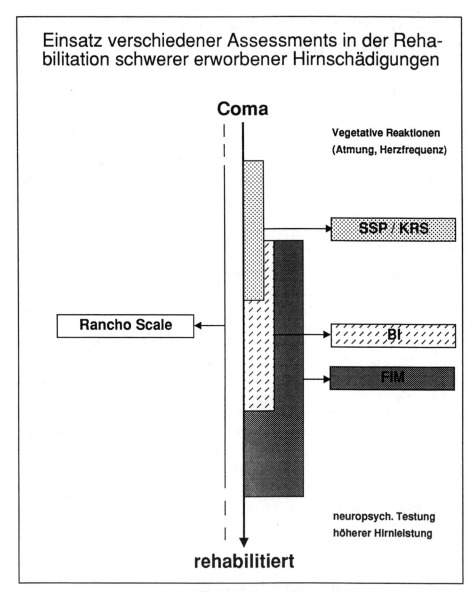

Abb. 1: Einsatz verschiedener Assessments in der Rehabilitation schwerer erworbener Hirnschädigungen

Ein großes Problem stellt die Tatsache dar, daß ein allen Stufen der Frührehabilitation gerechtwerdender Bewertungsmaßstab fehlt.

Anhand der *Abb. 1* wird deutlich, daß beispielsweise bei einem apallischen und postapallischen Patienten, die durch FIM und Barthel-Index erfaßte Selbständigkeit auf dem Minimalstand unverändert bleibt, während sich der Wachheitsgrad, die Konzentration und die Vigilanz deutlich verbessern können, was beispielsweise in der Koma-Remissions-Skala bzw. im SSP zum Ausdruck kommt. Andererseits kann ein hohes Maß an Selbständigkeit in den Alltagsaktivitäten erreicht sein und weitere Veränderungen weder durch den BI, noch durch das FIM erfaßt werden. Ein einzelnes Assessment kann also nie allen Rehabilitationsphasen gerecht werden.

Im folgenden wird auf drei Skalierungen eingegangen, die kurz besprochen werden sollen:

1. Rancho Los Amigos Scale:

Diese vorwiegend deskriptive Form der Skalierung hat 8 Graduierungen, wobei ein Patient oft Charakteristika von zwei verschiedenen Stufen aufzeigt und so eine eindeutige Zuordnung nur nach der Gewichtung erfolgen kann.

Level 1   Keine Reaktion

Level 2   Allgemeine Reaktion: Pat. unspezifisch, verspätet, stereotyp

Level 3   Lokalisierte Reaktion: Pat. reagiert zeitweise spezifisch, dreht Kopf nach Geräuschen, folgt zeitweise Anforderungen

---

Abb. 2:   Rancho Los Amigos Scale (verkürzte Form)

> Level 4   Durcheinander agitiert, Pat. ist aggressiv, weint, schreit
>
> Level 5   Durcheinander unangepaßt, nicht agitiert: Pat. folgt häufig einfachen Aufforderungen, ist leicht ablenkbar, bringt Gegenwart und Vergangenheit durcheinander
>
> Level 6   Durcheinander angepaßt: Pat. braucht Hinweise zum zielgerechten Handeln, folgt regelmäßig einfachen Aufforderungen
>
> Level 7   Automatisch angepaßt: Pat. findet sich in vertrauter Umgebung zurecht, ist unabhängig in der Selbstversorgung, hat noch mangelndes Sicherheitsbewußtsein
>
> Level 8   Absichtsvoll angepaßt: Pat. erinnert sich an frühere und kurz zurückliegende Ereignisse, behält Neuerlerntes und kommt in der Gesellschaft zurecht

(Fortsetzung) Abb. 2: Rancho Los Amigos Scale (verkürzte Form)

2. SSP (Sensorisches Stimulations-Profil)

Scoring zur objektiven Beurteilung von Verhalten und Reaktion bei Patienten mit niedrigem kognitivem Level, wobei v.a. Aufmerksamkeit, Verständnis und entsprechende Sinnesreaktionen (auditiv, visuell, taktil, olfaktorisch) sowie die Ausdrucksfähigkeit (Kommunikation, Mimik) geprüft werden.

3. FIM (Functional Independence Measure)

Im Gegensatz zum Barthel-Index erfaßt der FIM auch Parameter, die die kognitive Funktion evaluieren, wie Gedächtnis, Kommunikation und soziale Interaktion. Durch die Punktvergabe von 1 (völlig auf fremde Hilfe angewiesen) bis 7 (völlig selbständig) sind im Gegensatz zum Barthel-Index genauere Nuancierungsmöglichkeiten bezüglich des Unterstützungsgrades möglich.

FIM - FUNCTIONAL INDEPENDENCE MEASURE
Bewertete Parameter
(minimal 18 Punkte, maximal 126 Punkte)

Selbstversorgung
1 Essen
2 Körperpflege
3 Baden / Duschen
4 Kleiden oben
5 Kleiden unten
6 Toilettenhygiene

Kontinenz
7 Blase
8 Darm

Transfer
9 Bett - Stuhl/Rollstuhl
10 Toilette
11 Bad oder Dusche

Fortbewegung
12 zu Fuß = "F", R-Stuhl = "R"
13 Treppe

Kommunikation
14 Verstehen (a / v)
15 Ausdruck (v / n)

Sozialkognitive Fähigkeiten
16 Soziale Interaktion
17 Problemlösung
18 Gedächtnis

Abb. 3: FIM-Parameter (18 Items und 6 Subscores)

FIM - FUNCTIONAL INDEPENDENCE MEASURE

Gradeinteilung der Hilfsbedürftigkeit nach Punkten:

1 Totale Hilfestellung (P. < 25%) oder "nicht beurteilbar"

2 Erhebliche Hilfestellung (P. 25% - 49%)

3 Mäßige Hilfestellung (P. 50% - 74%)

4 Hilfestellung bei min. körperl. Kontakt: (P. 75% - 99%)

5 Hilfestellung ohne körperl. Kontakt oder nur zur Vorbereitung

6 Unabhängigkeit nur bei Gebrauch von Hilfsmitteln oder erhöhtem Zeitaufwand

7 Vollständige Unabhängigkeit

Abb. 4: Graduierung der Hilfsbedürftigkeit bzw. Selbständigkeit

Unter Berücksichtigung aller Schwächen und Nachteile der genannten Skalen halten wir den FIM als das derzeit am besten geeignete Assessment, den Rehabilitationsverlauf zu evaluieren. Die Differenz der Punkte bei Aufnahme und bei Entlassung wollen wir im folgenden als "Rehabilitationserfolg" definieren.

In der amerikanischen Literatur (6) wird diese Punktedifferenz im Verhältnis zu einem festgelegten Evaluationsintervall als Rehabilitationseffizienz definiert. Als 1989 im Therapiezentrum Burgau mit dem routinemäßigen Einsatz des FIM begonnen wurde, gab es im deutschsprachigen Raum noch wenig Vergleichsmöglichkeiten. In der Zwischenzeit hat sich dies durch die weite Verbreitung des FIM jedoch günstig verändert. Eine standardisierte Anwendung des FIM muß natürlich nicht nur innerhalb eines Hauses, sondern national bzw. international gewährleistet sein. Bestrebungen hierfür sind im Gange.

Im Zeitraum vom 01.04.89 bis zum 31.03.94 gab es durch den Auf- und Ausbau des TZB bedingt verschiedene Veränderungen, die die Ergebnisse mit beeinflußt haben.

Wurden zunächst 20 Patienten ausschließlich mit der Diagnose Schädel-Hirn-Trauma behandelt, konnten 1 Jahr später weitere 20 Patienten in die Frühreha aufgenommen werden. Ab 1991 wurde die Aufnahmeindikation auf alle schweren erworbenen cerebralen Schädigungen erweitert. Gleichzeitig standen ab diesem Jahr weiterführende Betten zur Verfügung. Dieser schrittweise Ausbau führte natürlich zu einer Veränderung der Verweildauer und somit der Patientenfallzahlen auf der Frühreha, was in *Abb. 5* veranschaulicht werden soll:

Die Verkürzung der Behandlungsdauer hatte zur Folge, daß auch die Wartezeiten der ersten beiden Jahre von damals durchschnittlich 3-4 Monaten auf aktuell ca. 2-3 Wochen verkürzt werden konnten. Um Ergebnisse der Frührehabilitation interpretieren zu können, müssen zunächst die Aufnahmekriterien klar definiert sein *(Abb. 6)*.

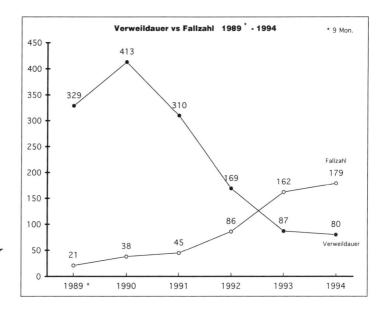

Abb. 5:
Verweildauer
und Fallzahl

---

1. Erworbene schwere cerebrale Läsion
2. Regionaler Aspekt (Bezirk Schwaben)
3. Ausschluß: Beatmungspflicht, akuter Hirndruck
4. Patientenalter (keine pädiatrischen, keine geriatrischen Fälle)

Erläuterungen der Aufnahmekriterien:

ad 2): Versorgungsauftrag des Bayer. StMAFS im Rahmen der Bedarfsplanung. Die regionale Nähe ist auch für den Angehörigenkontakt wichtig und wünschenswert.

ad 4): Keine absolute Altersgrenze, entscheidend ist biologisches Alter unter Berücksichtigung der zu erwartenden Lebensdauer (Multimorbidität?).

Abb. 6:   Aufnahmekriterien TZB

Wünschenswert ist in jedem Fall ein möglichst früher Rehabilitationsbeginn, da hierdurch Sekundärschäden, welche wiederum einen protrahierten und erschwerten Rehaverlauf nach sich ziehen, u.U. vermieden werden können. An zwei Beispielen sei dies verdeutlicht:
1. Ein Dekubitus ist schmerzbedingt ein tonuserhöhender Faktor.
2. Eine Kniebeugekontraktur macht Stehen unmöglich.

Wie wir wissen, ist das Stehen über die Propriozeption eine wichtige Stimulation zur Verbesserung der Vigilanz, ebenso wird durch das Stehen die meist fehlende Rumpfextension verbessert, auch wissen wir um den günstigen prophylaktischen und therapeutischen Einfluß zur Behandlung und Prophylaxe von Spitzfüßen durch das Stehen (7). Bevor wir aber mit der Stehtherapie beginnen können, müssen die Kniekontrakturen beseitigt werden, was durch die relativ aufwendige Behandlung der redressierenden seriellen Gipse (8, 9) geschieht. Die folgenden Abbildungen 7, 8 und 9 sollen veranschaulichen, wie häufig solche Behandlungen notwendig sind und mit welchem Erfolg sie durchgeführt werden. Von Januar 1993 bis Juni 1994 wurden 33 Patienten protokolliert, wobei wir uns vor allem für die durchschnittlichen Verbesserungen der Gelenkfehlstellungen sowie für die durchschnittliche Behandlungsdauer der jeweiligen Gipsserie interessierten.

Spitzfußstellungen gefolgt von Kniebeugekontrakturen waren die häufigsten Indikationen zur Redressionsbehandlung mittels seriellen circulären Gipsverbänden *(Abb. 7)*.

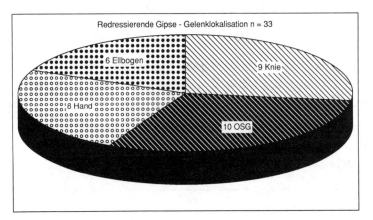

Abb. 7: Redressierte Gelenke

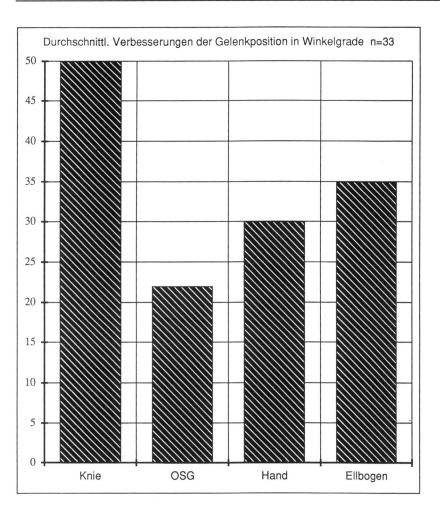

Abb. 8: Durchschnittliche Verbesserungen in Winkelgraden

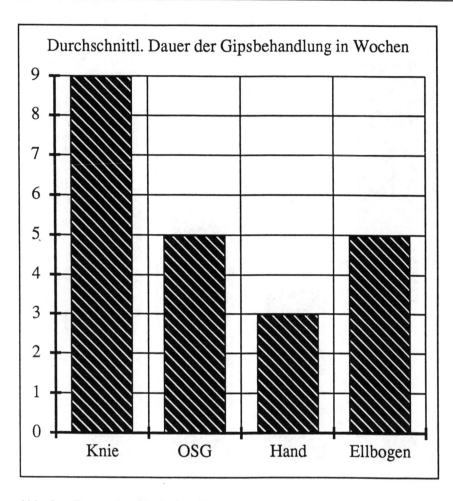

Abb. 9: Dauer der Gipsbehandlung

Ergebnisse:

In den folgenden Abbildungen 10, 11 und 12 ist der Rehabilitationsverlauf unserer Patienten durch drei Assessments dokumentiert:

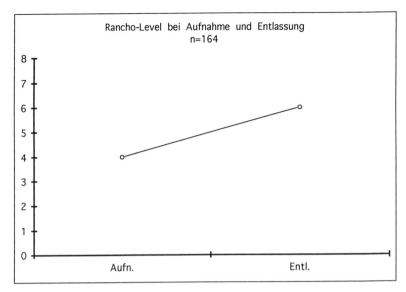

Abb. 10: Rancho Los Amigos Scale

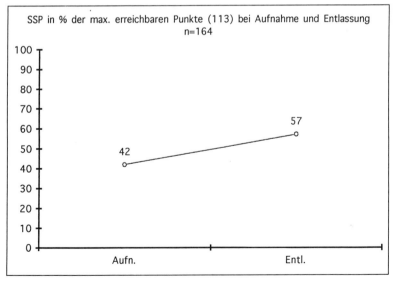

Abb. 11: SSP (Sensorisches Stimulations-Profil)

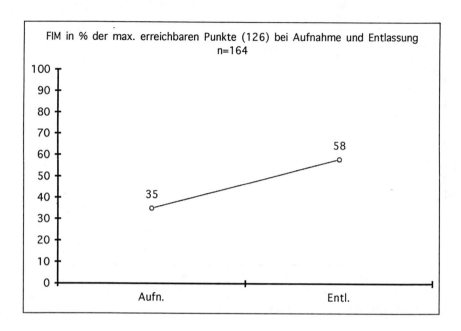

Abb. 12: FIM (Functional Independence Measure)

Die insgesamt 18 Items des FIM lassen sich in 6 Subscores (Selbstversorgung, Kontinenz, Transfer, Fortbewegung, Kommunikation, soziale Interaktion) zusammenfassen.

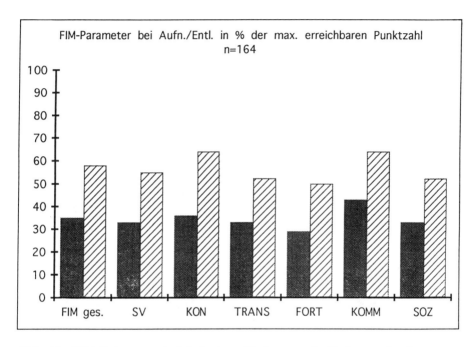

Abb. 13: FIM-Subscores bei Aufnahme/Entlassung in % der maximal erreichbaren Punktzahl

Wie aus Abbildung 13 ersichtlich, waren Verbesserungen in allen aus mehreren Parametern zusammengesetzten Gruppen in etwa gleich groß.

Analysiert man beispelsweise den Subscore "Kontinenz", so bedeutet dies, daß 35% aller anfangs inkontinenten Patienten am Ende der Frührehabilitation zuverlässig darm- und blasenkontinent waren. Konsequentes Darmtraining und der Verzicht auf Blasenkatheter jeglicher Art sind für den Erfolg verantwortlich.

In der Abb. 14 ist der "Erfolg" (FIM-Differenz bei Aufnahme und Entlassung) nach Diagnosen aufgeschlüsselt:

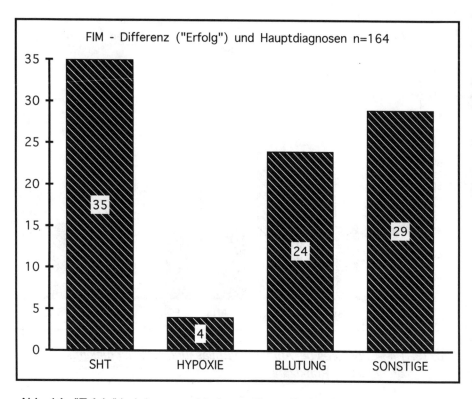

Abb. 14: "Erfolg" bei den verschiedenen Hauptdiagnosen

Unter "Sonstige" sind Ischämien, Enzephalitiden, Intoxikationen, z.n. Tumor-OP und Systemkrankheiten (Lupus e.) zusammengefaßt, deren einzelne Darstellung wegen der geringen Fallzahl wenig Sinn machen würde.

Hierbei zeigen sich die besten Resultate bei den traumatisch bedingten Schädigungen im Gegensatz zu den hypoxischen Patienten. Dies deckt sich auch mit den Erfahrungen anderer Einrichtungen.

Das Durchschnittsalter der Patienten lag bei 31,4 Jahren.

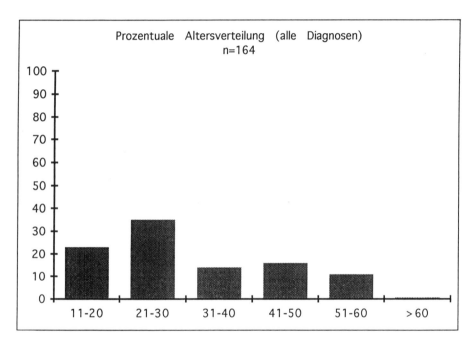

Abb. 15: Altersverteilung

Die zahlenmäßig stärkste Gruppe ist hier mit den 21- bis 30jährigen vertreten.

In der *Abb. 16* sind "Alter" und "Behandlungserfolg" anhand der FIM-Differenz gegenübergestellt:

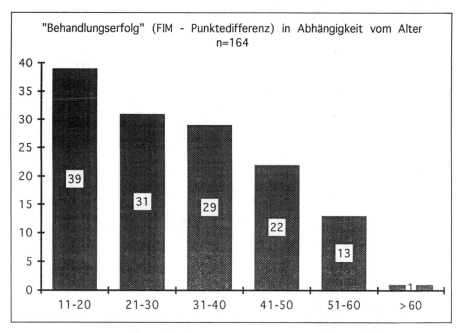

Abb. 16: Alter – "Behandlungserfolg"

Nach der Abbildung zu urteilen, scheint zwar ein direkter Zusammenhang zwischen dem Patientenalter und dem "Behandlungserfolg" zu bestehen, gewisse Faktoren wie z.B. der Erfolg in Abhängigkeit von der Diagnose müssen aber in die Überlegungen mit einbezogen werden.

Die jungen Patienten (bis 30 Jahre) rekrutierten sich überwiegend aus der Diagnose Schädel-Hirn-Trauma, während die hypoxischen Patienten in unserem Patientengut meist älter als 40 Jahre waren. Unter diesen Voraussetzungen läßt sich keine direkte Alter – "Erfolg" Korrelation beweisen.

Beginn der Frührehabilitation und Behandlungserfolg

Im folgenden soll ein möglicher Zusammenhang zwischen dem Zeitintervall Schädigungsereignis – Beginn der Frühreha einerseits und dem "Behandlungserfolg" untersucht werden. Zu diesem Zweck sind 3 Gruppen gebildet worden: 0 bis 8 Wochen, 8 Wochen bis 26 Wochen, mehr als 26 Wochen (zwischen Schädigungsereignis und Beginn der Frührehabilitation, identisch mit der stationären Aufnahme im TZB). Im Mittel sind 27 Wochen zwischen Ereignis und stationärer Aufnahme zur Frührehabilitation vergangen. Dieses lange durchschnittliche Zeitintervall scheint auf den ersten Blick sicher unbefriedigend, läßt sich aber aus der Tatsache erklären, daß bewußt auch die Patienten aufgenommen wurden und werden, deren Schädigung meist schon mehrere Jahre zurückliegt und die noch nie eine Chance zu einem Reha-Versuch bekamen.

Wollen wir nun diese Aufnahme-Intervall-Gruppen einzeln analysieren, erkennen wir beachtliche Unterschiede in allen Bewertungsskalen; stellvertretend sei hier der Rancho-Level sowie wiederum der FIM aufgezeigt *(Abb. 17 und 18)*.

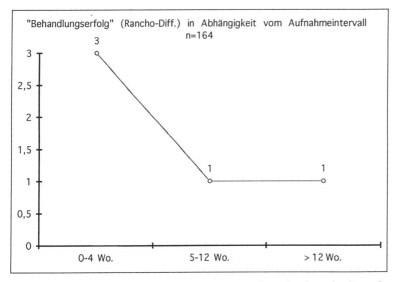

Abb. 17: Beginn der Frührehabilitation und Rancho Los Amigos Scale

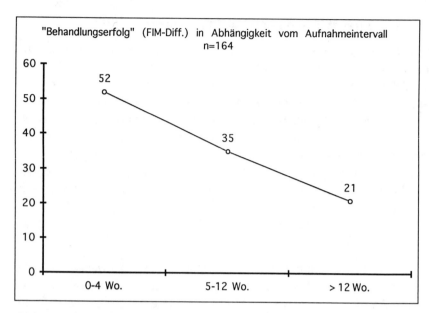

Abb. 18: Beginn der Frühreha und FIM

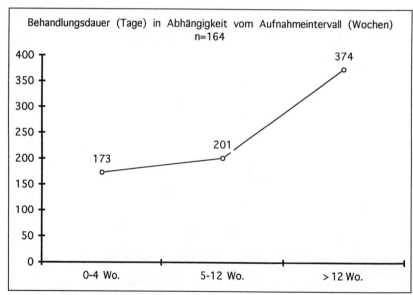

Abb. 19: Beginn der Frühreha und Behandlungsdauer

In *Abb. 19* werden diese Ergebnisse mit der Behandlungsdauer der Frührehabilitation verglichen.

Dieses Ergebnis scheint für das Patientenkollektiv zu sprechen, das möglichst früh zur stationären Aufnahme in der Frührehabilitation kommt. Versuchen wir nun im Umkehrschluß diejenigen Patienten zu beobachten, die "überdurchschnittliche Behandlungserfolge" verzeichnen konnten. Die Definition wurde von uns wie folgt festgelegt:

FIM-Punktedifferenz zwischen Aufnahme und Entlassung 50 und mehr bei gleichzeitigem Rancho-Level-Anstieg um mindestens 3 Punkte.

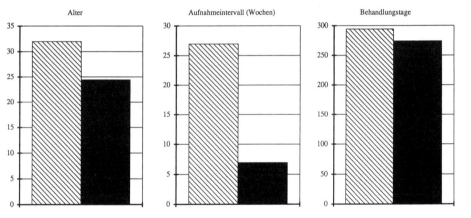

Vergleich: Gesamtkollektiv (hell) und Patienten mit "überdurchschnittl. Behandlungserfolg*" (dunkel)   n = 25

* Definition : FIM Diff.> 50 Punkte bei gleichzeit. RL Anstieg von mind. 3

Abb. 20: Patientenkollektiv mit "überdurchschnittlichen Behandlungserfolgen"

25 von 164 Patienten (15%) sind diesem Teilkollektiv zuzuordnen. Vergleichen wir das Gesamtkollektiv mit diesem Teilkollektiv bezüglich des Alters und bezüglich der Behandlungstage in der Frührehabilitation, so läßt sich keine Signifikanz feststellen. Signifikant aber unterscheiden sich diese beiden Gruppen in der Zeit, die vergangen ist zwischen Ereignis und Beginn der Frührehabilitation.

23 dieser Patienten hatten ein Schädel-Hirn-Trauma erlitten, 1 eine Aneurysmablutung, 1 nach Tumor-OP. Natürlich muß man sich im klaren sein, daß durch die Selektionierung (keine Beatmungspflicht, abgeschlossene intensivanästhesiologische Behandlung) vor allem die Patienten früh zur Aufnahme kommen, die sich schon im Akutkrankenhaus zumindest von den vitalen Funktionen her rasch stabilisiert hatten. Eine eindeutige Aussage, der Verlauf werde durch einen möglichst frühen Rehabilitationsbeginn verbessert, ist zwar wahrscheinlich, aus dieser Statistik heraus jedoch nicht beweisbar.

Die Bedeutung der klinischen Verlaufsbeurteilung ist sicher unumstritten. Hat man früher den technisch-apparativen Untersuchungen gerade bezüglich der Prognose zuviel Wert beigemessen, hat sich in den letzten 5 bis 7 Jahren die prognostische Aussagekraft doch erheblich relativiert. Es gilt nun zu untersuchen, inwieweit technisch-apparative Untersuchungen und klinische Verläufe korrelieren. So wurden neuerdings in die Datenerhebung auch Resultate der akustisch evozierten Potentiale und EEG-Untersuchungen mit aufgenommen. Wegen der noch zu geringen Fallzahl läßt sich eine eindeutige Aussage noch nicht formulieren, sicher zeichnen sich aber sehr interessante Trends ab. So scheint ein deutlicher Zusammenhang zu bestehen zwischen EEG-Veränderungen auf sensorische Stimulation oder aber Niederspannungs-EEGs oder auch topographischer Gliederung der Grundaktivität und dem klinischen Verlauf, evaluiert anhand der FIM-Skalierung bzw. des SSP.

Zusammenfassung:

Die diffuse Hirnschädigung, vor allem durch Sauerstoffmangel, aber auch durch Entzündungen, zeigt anhand der Skalen einen ungünstigeren Verlauf als eine lokalisierte Hirnschädigung etwa durch Blutung oder Trauma.

Es scheint so zu sein, daß der Verlauf um so günstiger ist, je früher mit der Rehabilitation begonnen werden kann, wobei, wie anfangs schon hingewiesen, zwei Dinge berücksichtigt werden müssen:

1. Bei möglichst frühem Rehabilitationsbeginn werden die Patienten mitbehandelt, die ein hohes Potential an sogenannter Spontanremission haben und

2. sind bei einem frühen Rehabilitationsbeginn Sekundärschäden deutlich seltener und gezielte therapeutische Maßnahmen können so frühzeitiger eingesetzt werden.

Eine sichere prognostische Aussage bezüglich des Patientenalters allein ohne Diagnosezuordnung kann anhand der vorliegenden Zahlen nicht gemacht werden.

Jeder Patient mit erworbenem Hirnschaden sollte die Chance auf einen Rehabilitationsplatz haben, zeigen die Ergebnisse doch, daß rund dreiviertel dieser primär 100%ig pflegebedürftigen Patienten rehabilitierbar sind und daß sich daher in jedem Fall ein Rehabilitationsversuch lohnt.

Ein wichtiges Ziel ist es, daß alle an der Neurorehabilitation beteiligten Kliniken zu einheitlichen, vergleichbaren Bewertungsmaßstäben kommen. Durch die verschiedenen Arbeitsgemeinschaften u.a. zur Qualitätssicherung sind die ersten Schritte in die richtige Richtung getan.

Hinter den bloßen Zahlen und Statistiken verbergen sich Patienten, Schicksale und eine Vielzahl individueller Probleme, die sich Tag für Tag dem behandelnden Team stellen. So stehen häufig nicht nur motorische oder kognitive Defizite den Zielen entgegen, sondern auch einer Hirnschädigung typische komplexe Verhaltensstörungen mit Antriebsarmut oder psychomotorischer Entgleisung. Oft müssen kliniküblich Abläufe völlig geändert werden, um eine individuelle patientenorientierte Behandlung und Rehabilitation zu ermöglichen. So dürfen sich beispielsweise Zeiten, in denen der Patient abgeführt oder gewaschen werden soll, niemals nach dem Schichtdienst des Pflegepersonals oder anderen Klinikstrukturen richten. Diese erforderliche Flexibilität bedeutet oft ein Mehr an Organisation und nicht selten ein Mehr an Personal.

Sicher ist aber nicht nur die Quantität, sondern auch die Qualität des Personals für die Güte der Rehabilitation von entscheidender Bedeutung. Die intensive Schulung des gesamten Rehateams an einem durchgehenden Konzept ist ein Fundament unserer Arbeit, welches kurzfristig zwar mühevoll, aufwendig und kostenintensiv ist, langfristig aber ein qualitativ hochstehendes kontinuierliches Niveau garantiert. Für ein Nebeneinander von kunterbunten verschiedensten Therapiemethoden ohne eine Durchgängigkeit ist hier ebensowenig Platz wie für eine Therapieplanung, die an den tatsächlichen Bedürfnissen und Möglichkeiten des Patienten vorbeizielt. Denken wir bei unserer Arbeit immer daran, daß nicht einige Patienten zu uns kommen, weil wir hier versammelt sind, sondern daß wir uns als Behandlungsteam treffen (10), weil wir eine gemeinsame Aufgabe für unsere Patienten zu lösen haben.

Literaturverzeichnis

(1) Ansell & Keenan. Western Neuro Stimulation Profile 1989

(2) Bundesarbeitsgemeinschaft med.-beruflicher Rehabilitationszentren Koma Remissionsskala. In: Phase II, Heft 8, März 1993

(3) Davies, P. Starting again. Springer-Verlag 1994

(4) Granger, Carl, Version 3.1 March 1990. Center for Functional Assessment Research Foundation. State University of N.Y., Buffalo

(5) Granger, Carl. Measuring Rehabilitation Progress. In: Symposion Neurorehabilitation: Eine Perspektive für die Zukunft. Klinik Bavaria, S. 40, 41; May 1993

(6) Hagan, Malkmus et al. Levels of Cognitive Functions. In: Rehabilitation of Head Injuries Adults. Comprehensive physical management 1979

(7) Hessen, S. Assessment, Outcome und prognostische Kriterien von Rehabilitationsverläufen. In: Mauritz: Rehabilitation nach Schlaganfall. Kohlhammer-Verlag Stuttgart 1994

(8) Kool, Jan. Seriengipse zur Kontrakturbehandlung in der neurologischen Rehabilitation. Physiotherapeut (Schweiz), 3/92

(9) Kool, Jan. Technik der Seriengipse. Physiotherapeut (Schweiz) 5/92

(10) Nielsen, K. Die Koordination zwischen Pflege und Therapie, sowie Mitarbeit der Angehörigen. In: Affolter, Bischofberger: "Wenn die Organisation des ZNS zerfällt" Neckar-Verlag, 1993

ABBILDUNGS- UND TABELLENVERZEICHNIS

AUTORENVERZEICHNIS

ABBILDUNGS- UND TABELLENVERZEICHNIS

I - 1: Einleitung: Die neurologische Frührehabilitation – Konzeptionelle und spezifische Grundlagen

Graphik I: Hierarchie in der neurologischen Frührehabilitation 19

I - 2: Das Gründungskonzept Burgau

Abb. 1: Grundkonzeption 23
Abb. 2: Grundgedanken 25
Abb. 3: Teamarbeit 28
Abb. 4: Grundlagen der Therapie 30
Abb. 5: Konzeption 31
Abb. 6: Durchgängigkeit 33
Abb. 7: Weiterbildung 34
Abb. 8: Integration der Angehörigen 36
Abb. 9: Qualitätssicherung 38

I - 3: Frührehabilitation aus medizinischer Sicht: Hauptstörungen, Komplikationen und therapeutische Möglichkeiten

Abb. 1: Ursachen erworbener Hirnschädigungen 41
Abb. 2: Diagnosespezifische Verteilung 42
Abb. 3: Die vier Komplexe der Ausfälle bei Hirnschädigungen 43
Abb. 4: Vom gestörten Input zum sichtbaren Symptom 46
Abb. 5: Kaskade Wahrnehmung – von der Reizaufnahme bis zum sichtbaren Symptom 48
Abb 6: Medizinische Hauptprobleme bei Patienten mit schweren erworbenen Hirnschäden 51
Abb. 7: Aufschlüsselung der Krampfanfälle nach Anfallstypen in % 53
Abb. 8: Epilepsien und Diagnosen 54
Abb. 8a: Aufschlüsselung der Anfallspatienten und Diagnosen in % 54

Abbildungsverzeichnis

Abb. 9: *Tonuserhöhende Faktoren* 56

Abb. 10: *Grundprinzipien der Behandlung von Patienten mit schweren Hirnschäden* 58

I - 4: Das interdisziplinäre Behandlungsteam aus Sicht der Pflege

Abb. 1: *Horizontale und vertikale Aufbaustruktur* 64

Abb. 2: *Operative und strukturelle Elemente des interdisziplinären Behandlungsteams* 66

I - 7: Spastik und Kontrakturen

Abb. 1: *E. S. mit ausgeprägten Kontrakturen der oberen und unteren Extremitäten* 101

Abb. 2: *T. B. mit ausgeprägten Kontrakturen seines Rumpfes und seiner Extremitäten* 102

Abb. 3: *Schon auf der Intensivstation liegt die Patientin in Seitlage* 105

Abb. 4: *Ein Kissen unter dem Brustkorb ermöglicht die Bauchlage trotz Tracheostoma und eingeschränkter Schulterbeweglichkeit* 106

Abb. 5: *Vom proximalen Hebelarm her werden die Hüftgelenke flektiert* 108

Abb. 6: *Prinzip der seriellen Gipsbehandlung* 110

Abb. 7: *Patient mit Fußgips beginnt zu stehen. Der untere Teil des Fußgipses wird durch eine rutschfeste Gummisohle bedeckt* ... 111

Abb. 8: *E. S. nach Überwindung ihrer Kontrakturen* 115

II - 3: Enterale Ernährung bei Patienten mit zentral bedingten Schluckstörungen

Graphik: *Endoskopien wegen PEG* 135

Tabelle 1: PEG-Komplikationen 135

II - 4: Von der Ernährungssonde zum Essen am Tisch – Aspekte der Problematik, Richtlinien für die Behandlung

Abb. 1: *Phasenüberblick* 142

Abb. 2: Normale Sitzhaltung (präorale Phase)
Optimale Haltung für die präorale Phase
Kopf- und Rumpfposition sind grundvoraussetzend
für orale, pharyngeale und ösophageale Phase 144

Abb. 3: Patient mit typischen Problemen nach einer schweren Hirnschädigung: Hypertonus, Hypersensibilität, Aspirationsgefahr (geblockte Trachealkanüle schützt die Luftwege, die Ernährung erfolgt über PEG). Rückenlage verstärkt das spastische Muster! 145

Abb. 4: Hypersensibilität bei bestehendem Beißreflex. Wenig hilfreiche Behandlungsposition. Orale Therapie erfordert Vorbereitung: gute Rumpfunterstützung, Flektion des Nackens, Berühren der Hände und des Gesichtes. 146

Abb. 5a: Hyperextension von Rumpf und Nacken. Dieses Muster verstärkt Probleme der Atem- und Schluckkoordination. Der Ablauf der pharyngealen Phase ist unsicher und der Gesichtsausdruck stark beeinträchtigt. 147

Abb. 5b: Korrigierte Sitzposition mit Unterstützung des Kopfes und des Nackens: Dies fördert eine normale präorale Phase, hemmt Hyperextension des Kiefers und facilitiert die orale Phase sowie sicheres Schlucken. 147

Abb. 6: Patient mit Ataxie: Hypotoner Rumpf mit kompensatorischer vorgestreckter Kopfposition erschwert den Ablauf aller am Schluckakt beteiligten Phasen. 148

Abb. 7: Normale Atmung trägt zu normalem und sicherem Schlucken bei. Das Stehen ist eine hilfreiche Position für die Atemarbeit. 149

Abb. 8: Therapeutisches Essen: Wenn Patienten in der Lage sind, ihren eigenen Speichel zu schlucken, fördert das Kauen eines Apfelstückes in Gaze eingewickelt orale Bewegungen, Sensibilität und den Schluckakt. 150

II - 5: Bedeutung und Aspekte der Mundhygiene

Abb. 1 : "Ich kann meinen Kopf nicht aufrecht halten" 153
Abb. 2 : "Speichel fließt ständig unkontrolliert aus meinem Mund" 153

Abbildungsverzeichnis

Abb. 3: Somatotope Gliederung der sensorischen und motorischen Rindenfelder (Penfield und Rasmussen: The Cerebral Cortex of Man: A Clinical Study of Localisation of Function. Macmillan, 1950) . 154
Abb. 4: "Ich kann meinen Mund nicht schließen" 155
Abb. 5: "Es ist mir nicht möglich zu schlucken" 155
Abb. 6: Zentrale Rolle der Mundhygiene 157
Abb. 7: Gute Position schaffen 159
Abb. 8: Erster Mundkontakt mit dem Finger des Patienten 160
Abb. 9 Einsatz einer elektrischen Zahnbürste, zunächst auf der Wange 161
Abb. 10 Nach entsprechender Vorbereitung kann die Zahnbürste in den Mund gebracht werden 162
Abb. 11: Bedeutung der Mundhygiene 163

II -6: Essen und Trinken als geführtes Alltagsgeschehnis

Abb. 1: "Essen und Trinken sind Bestandteil eines Zyklus, der mit der Planung dessen, was ich essen will beginnt und mit dem Verräumen des abgewaschenen Geschirres endet." 166

III - 2: Pflegerisches Führen bei der Lagerung

Abb. 1: Umlagerung eines Patienten mit Hilfe des pflegerischen Führens (Ausgangsposition) 175
Abb. 2: Umlagerung eines Patienten mit Hilfe des pflegerischen Führens (Zwischenposition) 176
Abb. 3: Umlagerung eines Patienten mit Hilfe des pflegerischen Führens (Zielposition) 177

III - 3: Stehen mit bewußtlosen Patienten

Abb. 1: E. S. mit ausgeprägten Kontrakturen der oberen und unteren Extremitäten 179
Abb. 2: T. B. mit ausgeprägten Kontrakturen seines Rumpfes und seiner Extremitäten 180

Abb. 3:	Verschiedene Knieextensionsschienen aus hartem Material 182
Abb. 4:	Während der Patient zum Stehen gebracht wird, stabilisiert eine Assistentin seine Füße 183
Abb. 5:	Ein fester Tisch vor dem Patienten gibt ihm Sicherheit und Orientierung 184
Abb. 6:	Auf dem Kipptisch kann die Therapeutin die Plantarflexion der Füße korrigieren 185
Abb. 7:	Der Patient sollte nie in einem Stehgerät alleine gelassen werden 186
Abb. 8:	Eine geführte Aufgabe stimuliert die aufrechte Haltung 187

IV - 1: Einleitung: Rehabilitation von Kommunikation und Sprache

Abb. 1:	Verhaltens- und Wahrnehmungskategorien der Kommunikation aus: H.-J. Motsch, Sprach- oder Kommunikationstherapie (Handbuch der Sprachtherapie Bd.1, Hg. M. Grohnfeld) 199

IV - 2: Dialogaufbau in der Frühphase mit komatösen Schädel-Hirn-Verletzten

Abb. 1:	Menschenbild und Entwicklung 204
Abb. 2:	Subjektentwicklung als Aufbau sinnbildender Strukturen 205
Abb. 3:	"Pathologie des Komas": aktive Zurücknahme und Kompetenz zur Selbstbewegung und Neuentwicklung 206
Abb. 4:	Indentität/Körperselbst als dynamische, integrale Einheit 207
Abb 5:	Coma-Imagery: bizarres Körperselbstbild (Johnson) 213
Abb 6:	Evozierte kognitive Spätpotentiale (P300) im Koma 214
Abb. 7:	Evozierte Spätpotentiale für das Wort "Mama" bei appallischen Patienten 215
Abb. 8:	Musiktherapeutische Wirkung im EEG bei SHT-Patienten im Koma 216
Abb. 9:	Grenzzyklus-Oszillationsverhalten und nicht-lineare Modulationsdynamik neuronaler Strukturen (Thatcher) 217
Abb. 10:	Vigilanzdynamik und Modulationseinflüsse 218
Abb. 11:	Integratives Gehirn-Geist-Modell (Hobson) 219

Abb. 12: *Basale dialogische Mutter-Kind-Situation (Miltner)* 221

Abb. 13: *Polychrone Aktivitätsdynamik und Synchronisation* 223

Abb. 14: *Time-Sequence-Plot polygraphischer erfaßter psychophysiologischer Paramater im Koma (endogene Rhythmik und Synchronisation)* 224

Abb. 15: *Struktur (Phasen) des Dialogaufbaus* 225

Abb. 16: *Tagesnormaler Aktivitäts- und Ruhezyklus beim frühen Dialogaufbau* 235

Abb. 17: *Dialogspirale (Milani Comparetti)* 236

Tabelle 1: *Verfahren zur sogenannten Komastimulation* 202

Tabelle 2a: *Bewußtwerden eigener Ängste* 208

Tabelle 2b: *Abwehrformen und Verarbeitung/Integration* 209

Tabelle 3: *Allgemeine Hinweise zur Kommunikation* 210

Tabelle 4: *Formen der Selbstaktualisierung und Dialogangebote in verschiedenen Komastadien (Entwicklungslogik)* 211

Tabelle 5: *Frühe Wahrnehmungsformen und frühes Erleben* 227

Tabelle 6: *Dialogangebote zu "Frühe Wahrnehmung"* 228

Tabelle 7: *Kommunizierbare Sinnesbereiche* 229

Tabelle 8: *Dialogangebote* 229

Tabelle 9a: *Zeichen für Wohlbefinden, sich öffnen* 231

Tabelle 9b: *Zeichen für Unwohlsein, sich verschließen* 232

IV - 3: Wo sind die Worte? – Wie kommen wir zu unseren sprachlichen Begriffen?

Abb. 1: *Sprachform – Semantik – Pragmatik* 247

V - 1: Einleitung: 5 Jahre Frührehabilitation am Therapiezentrum Burgau – Erfahrungen, Ergebnisse und Perspektiven

Abb. 1: *Rehakette* 276

Abb. 2: *Fragebogen zur Überprüfung der Aufnahmeindikation Weiterführende Rehabilitation* 280

V - 2: **Von der Frührehabilitation zur weiterführenden Rehabilitation – erweiterte Alltagsgeschehnisse in der neuropsychologischen Milieutherapie**

Abb. 1: *Aspekte des therapeutischen Milieus* 285

Abb 2: *Schirmstruktur der Aktionen im Geschehnis "Flasche öffnen"* ... 287

Abb. 3: *Heranholen der Flasche* 288

Abb. 4: *Umfassen des Verschlusses* 288

Abb. 5: *Abschrauben des Verschlusses* 289

Abb. 6: *Übernehmen des Abschraubens und Abnehmen des Verschlusses* 289

Abb. 7: *Ablegen des Verschlusses auf der Tischunterlage* 290

Abb. 8: *Verlegungskriterien* 291

Abb. 9: *Komplexe Schirmstrukrur des erweiterten Alltagsgeschehnisses "Mittagessen kochen"* 293

Abb. 10: Abstimmung" Mittagessen" in der Milieugruppe 294

Abb. 11: Einkauf in der Kochgruppe im Supermarkt 295

Abb. 12: In der Kochgruppe 296

Abb. 13: In der Kochgruppe: Krankenschwester und Patient 296

Abb. 14: In der Kochgruppe: Ergotherapeut und Patient 297

Abb. 15: In der Kochgruppe: Physiotherapeut und Patient 297

Abb. 16: Orts- und Zeitrahmen des Settings 298

Abb. 17: Struktur des milieutherapeutischen Settings (Poster 1993) 300

Abb. 18: Aspekte des therapeutischen Settings im Vergleich 302

Abb. 19: Gruppendienst "Tisch abwischen" 304

Abb. 20: Gruppendienst "Kühlschrank putzen" 305

Abb. 21: Milieugruppenbesprechung 306

Abb. 22: In der Malgruppe 311

Abb. 23: In der Musikgruppe 311

Abb. 24: In der Werkgruppe 312

Abb. 25: In der Gartengruppe 312

Abb. 26: In der Gruppe "kreative Bewegung" 313

Abb. 27: Gruppenausflug 313

Abb. 28: In der Backgruppe 314

V - 3: Ergebnisse und Erfahrungen aus 5 Jahren Frührehabilitation

Abb. 1: Einsatz verschiedener Assessments in der Rehabilitation schwerer erworbener Hirnschädigungen 318

Abb. 2: Rancho Los Amigos Scale (verkürzte Form) 319

Abb. 3: FIM-Parameter (18 Items und 6 Subscores) 321

Abb. 4: Graduierung der Hilfsbedürftigkeit bzw. Selbständigkeit 321

Abb. 5: Verweildauer und Fallzahl 323

Abb. 6: Aufnahmekriterien TZB 323

Abb. 7: Redressierte Gelenke 324

Abb. 8: Durchschnittliche Verbesserungen in Winkelgraden 325

Abb. 9: Dauer der Gipsbehandlung 326

Abb. 10: Rancho Los Amigos Scale 327

Abb. 11: SSP (Sensorisches Stimulations-Profil) 327

Abb. 12: FIM (Functional Independence Measure) 328

Abb. 13: FIM-Subscores bei Aufnahme/Entlassung in % der maximal erreichbaren Punktzahl 329

Abb. 14: "Erfolg" bei den verschiedenen Hauptdiagnosen 330

Abb. 15: Altersverteilung 331

Abb. 16: Alter – "Behandlungserfolg" 332

Abb. 17: Beginn der Frührehabilitation und Rancho Los Amigos Scale .. 333

Abb.18: Beginn der Frühreha und FIM 334

Abb. 19: Beginn der Frühreha und Behandlungsdauer 334

Abb. 20: Patientenkollektiv mit "überdurchschnittlichen Behandlungserfolgen" 335

AUTORINNEN UND AUTOREN

Affolter, Felicie, Dr.phil.	Verein f. Wahrnehmung, Lernen und Kommunikation	Via Clavaniev, CH-7180 Disentis
Bihlmayr, Marita	Stationsleiterin	Dr. Friedl Str. 1, 89331 Burgau
Bischofberger, Walter, Dr. phil.	Verein für Wahrnehmung, Lernen und Kommunikation	Ob.Bendlehn 28, CH- Speicher
Caroll, Josephine	Abteilungsleiterin Ergo	Dr. Friedl Str. 1, 89331 Burgau
Coombes, Kay	MCST Dip. CST	Malvern, Worcestershire, 209B Worcester Rd.
Davies, Patricia	MCSP Dip.Phys. Ed.	Via de Vicente 8, I - 21020 Barasso
Gratz, Claudia	Abteilungsleiterin Ergo	Dr. Friedl Str. 1, 89331 Burgau
Hofmann, Walter	Abteilungsleiter Recreation	Dr. Friedl Str. 1, 89331 Burgau
Lipp, Berthold, Dr. med.	Chefarzt TZB	Dr. Friedl Str. 1, 89331 Burgau
Meißner, Peter, Dr. med.	Koordinator TZB	Dr. Friedl Str. 1, 89331 Burgau
Mohr, Susanne	Abteilungsleiterin Sprachtherapie	Dr. Friedl Str. 1, 89331 Burgau
Nielsen, Karen	Therapieleitung, KG/Ergo TZB	Dr. Friedl Str. 1, 89331 Burgau
Pahl, Helga	Sprachtherapeutin	Dr. Friedl Str. 1, 89331 Burgau
Paul, Dorothee	Sprachtherapeutin	Dr. Friedl Str. 1, 89331 Burgau
Peschke, Volker	Abteilungsleiter Neuropsychologie	Dr. Friedl Str. 1, 89331 Burgau
Prosiegel, Mario, Dr. med.	Chefarzt Neurologische Klinik Tristanstraße	Tristanstr.20, 80804 München
Rolf, Gisela	MCSP Dip.Phys.	Ed. Via de Vicente 8, I - 21020 Barasso
Schlaegel, Wolfgang, Dr. med.	Chefarzt TZB	Dr. Friedl Str. 1, 89331 Burgau
Schuhmacher, Modesta	Klin. Linguistin	Dr. Friedl Str. 1, 89331 Burgau
Seitz, Sabine	Lehrerin f. Pflegeberufe	Dr. Friedl Str. 1, 89331 Burgau
Streubelt, Monika	Pflegedienstleitung TZB	Dr. Friedl Str. 1, 89331 Burgau
Stockman, Ida J., Prof. Ph. D.	Michigan Stae University	E. Lansing, Michigan, U.S.A.
Zieger, Andreas, Dr. med.	Lehrbeauftragter Uni Oldenburg	Neurochirurgische Klinik Sandersbusch, 26452 Sande

Wissenschaftliche Beiträge aus Forschung, Lehre und Praxis
zur Rehabilitation behinderter Kinder und Jugendlicher

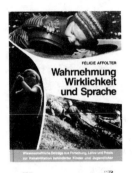

Das Standardwerk der wissenschaftlichen Beiträge bereits in der 6. Auflage

Félice Affolter:

Wahrnehmung, Wirklichkeit und Sprache

WB IV, 336 Seiten, ca. 320 Abbildungen

Best.-Nr. 255   **DM 87,–**

Dieses Buch enthält *Überlegungen, die den jetzigen Stand unseres Wissens darstellen.* Die hier aufgezeichneten Probleme sind in der praktischen Arbeit mit gesunden und behinderten Kindern und mit Erwachsenen entstanden. Sie betreffen die Entwicklung, deren Störungen und deren Abbau. All dies hängt zusammen; ich kann Störungen und den Abbau der Entwicklung nur dann erfassen, wenn ich über die gesunde Entwicklung Bescheid weiß; das Wissen über gestörte und über abgebaute Entwicklung vervollständigt andererseits das Wissen über die gesunde Entwicklung.

Wir werden deshalb immer wieder gesunde und behinderte Kindern miteinander vergleichen und eigenes Verhalten demjenigen hirngeschädigter Erwachsener gegenüberstellen.

Der Text schließt sehr viele Beispiele ein. Sie sind aus einer mannigfaltigen Fülle sorgfältig ausgewählt worden; sie sind für das Verständnis des Ursprungs der Entwicklung und deren Störungen sowie für die Beschreibung des Lernvorgangs besonders wichtig. Sie sollen Gesichtspunkte vertreten, die in der bestehenden Literatur nicht oder kaum berücksichtigt werden.

Sie sollen ferner dem Leser die Wichtigkeit des Beobachtens nahelegen. In Anbetracht der verwirrenden Vielfalt von Entwicklungstheorien, vor allem auch der Ratlosigkeit ob der Folgen der sogenannten „liberalen", beziehungsweise „antiautoritären" Erziehungsmethoden, ist unseres Erachtens die Beobachtung und deren Schulung mehr denn je gefordert.

Die Überlegungen und Feststellungen, die in diesem Buch enthalten sind, rufen nach sozialen, sozialpolitischen, schul- und heimorganisatorischen, versicherungstechnischen und anderen Folgerungen – einige wenige werden gegen den Schluß dieses Buches angedeutet.

 Neckar-Verlag GmbH · 78008 Villingen-Schwenningen
Postfach 1820 · Tel. 0 77 21/89 87-46 · Fax 0 77 21/89 87-50

Wissenschaftliche Beiträge aus Forschung, Lehre und Praxis
zur Rehabilitation behinderter Kinder und Jugendlicher

Walter Bischofberger
Aspekte der Entwicklung Taktil-Kinaesthetischer Wahrnehmung
WB XXXIII, 120 Seiten, ISBN 3-7883-0256-9 **DM 28,-**

Eine Vergleichsuntersuchung zwischen einer Gruppe sehender und blinder Kinder im Altern von 10 bis 16 Jahren im Taktilen Formerkennen und im Vibrotaktilen Sukzessiven Mustererkennen.

Ergebnis der Untersuchung:

Blinde Kinder entwickeln sich in Bezug auf die untersuchten Leistungen langsamer als die sehenden, gelangen aber zu gleichen Leistungen.

Dies erlaubt die Folgerung: Visuelle Wahrnehmung scheint zwar für die Entwicklung des Erkennens taktiler Formen und vibrotaktiler sukzessiver Muster nicht wesentlich zu sein, sich aber stimulierend auf die Interaktion auszuwirken. Das Fehlen des Sehens wirkt sich als ein Mangel an Stimulation für die Interaktion aus. Die führt zu einer verminderten Interaktionserfahrung bei den blinden Kindern.

Die gespürte Interaktionserfahrung beim Lösen alltäglicher Probleme bildet die „gemeinsame Grundlage" für die Entwicklung verschiedener Leistungen, so jene des Erkennens taktiler Formen und vibrotaktiler sukzessiver Muster und der Organisation der Informationsgewinnung.

Félice Affolter / Walter Bischofberger
Wenn die Organisation des zentralen Nervensystems zerfällt – und es an gespürter Information mangelt
WB XXXIX, 94 Seiten, zahlreiche Abbildungen, ISBN 3-7883-0275-5 **DM 25,-**

Das Buch enthält die überarbeiteten Beiträge zur Tagung der Schweizerischen Vereinigung für hirnverletzte Menschen am 16. Januar 1991 in Zürich.
- Taktil-kinaesthetische Wahrnehmung und Aspekte der Entwicklung des zentralen Nervensystems
- Die Organisation der Wahrnehmung und Aspekte der Entwicklung des Abbaus
- Arbeit mit Patienten zu Hause oder in der Institution
- Arbeits- und Therapiebeispiele aus dem Therapiezentrum Burgau: Was geschieht mit den Patienten im Koma?
- Koordination zwischen Pflege und Therapien, Mitarbeit der Angehörigen

Neckar-Verlag GmbH · 78008 Villingen-Schwenningen
Postfach 1820 · Tel. 0 77 21/89 87-46 · Fax 0 77 21/89 87-50

Wissenschaftliche Beiträge aus Forschung, Lehre und Praxis
zur Rehabilitation behinderter Kinder und Jugendlicher

Die Wissenschaftlichen Beiträge befassen sich mit den verschiedenen Behinderungen, ihren Folgen und deren Behebung. Sie informieren über Durchführung und Ergebnisse der Forschung, geben Kenntnis von Lehrmeinungen und stellen wissenschaftlich begründbare Praxis zur Diskussion.

Klaus Schulte
Der Sinnbezirk
WB I, 160 Seiten, zahlr. Abb., ISBN 3-7883-0223-2 **DM 38,-**

K.-B. Günther / H.-Ch. Strauß / K. Schulte
Soziale und personale Merkmale gehörloser und schwerhöriger Jugendlicher
WB XXXI, 240 Seiten, zahlr. Tabellen und Graphiken
ISBN 3-7883-0251-8 **DM 39,-**

Klaus Schulte
**Fragen in Fachunterricht · Ausbildung · Prüfung
Warum? Weshalb? Weswegen? Wozu? Wofür?**
WB XL, 64 Seiten, ISBN 3-7883-0279-8 **DM 10,-**
Besonders Hauptschullehrer, Sonderpädagogen der Sekundarstufe 1, Berufspädagogen, Eltern, Ausbilder und Meister werden das Erscheinen dieses Buches begrüßen.

Klaus Schulte
Gehörlosenbildung mit DGS!? Ansprüche · Widersprüche
WB XLI, 64 Seiten, ISBN 3-7883-0280-1 **DM 10,-**

Hajo H. Frerichs / Joachim M. H. Neppert
Grundlagen und Modelle für den Hörgerichteten Spracherwerb
WB XLII, 124 Seiten, ISBN 3-7883-0281-X **DM 38,-**

Klaus Schulte
Standortbestimmungen
für Forschung, Lehre und Praxis der Gehörlosenpädagogik und der Schwerhörigenpädagogik
WB XLIII, 400 Seiten, ISBN 3-7883-0282-8 **DM 40,-**

Neckar-Verlag GmbH · 78008 Villingen-Schwenningen
Postfach 1820 · Tel. 0 77 21/89 87-46 · Fax 0 77 21/89 87-50